医 学 统 计 学

主　编　刘　理　安胜利

苏州大学出版社

图书在版编目(CIP)数据

医学统计学/刘理，安胜利主编．—苏州：苏州大学出版社，2021.11
百校千课共享联盟护理学专业融媒体教材
ISBN 978-7-5672-2997-6

Ⅰ.①医… Ⅱ.①刘…②安… Ⅲ.①医学统计—统计学—成人教育—教材 Ⅳ.①R195.1

中国版本图书馆 CIP 数据核字(2020)第 241727 号

医学统计学
刘　理　安胜利　主编
责任编辑　倪　青

苏 州 大 学 出 版 社 出 版 发 行
(地址:苏州市十梓街 1 号　邮编:215006)
常州市武进第三印刷有限公司印装
(地址：常州市武进区湟里镇村前街　邮编：213154)

开本 787mm×1 092mm　1/16　印张 15.75　字数 384 千
2021 年 11 月第 1 版　2021 年 11 月第 1 次印刷
ISBN 978-7-5672-2997-6　定价:56.00 元

图书若有印装错误，本社负责调换
苏州大学出版社营销部　电话:0512-67481020
苏州大学出版社网址　http://www.sudapress.com
苏州大学出版社邮箱　sdcbs@suda.edu.cn

百校千课共享联盟护理学专业融媒体教材

《医学统计学》编写人员名单

主　　编　刘　理　安胜利

副 主 编　欧春泉　汤在祥

编　　者　（按姓氏拼音排序）

安胜利（南方医科大学）

陈　征（南方医科大学）

郜艳晖（广东药科大学）

关　颖（南方医科大学）

侯　艳（哈尔滨医科大学）

刘　理（南方医科大学）

欧春泉（南方医科大学）

秦国友（复旦大学）

史静琤（中南大学）

谭旭辉（南方医科大学）

汤在祥（苏州大学）

王炳顺（上海交通大学）

吴　莹（南方医科大学）

肖烈虹（南方医科大学）

杨　铮（广东医科大学）

赵华硕（徐州医科大学）

序

教材是学生学习一门功课最基本,也是最权威的学习资源。过去如此,“互联网+”时代的今天也不例外。国家教材委员会认为,课程教材是学校教育工作的核心内容,集中体现了教育思想和理念、人才培养的目标和内容。习近平总书记在2016年全国高校思想政治工作会议上明确提出教材建设是育人育才的重要依托,在2018年全国教育大会上更是明确地指出:要把立德树人融入思想道德教育、文化知识教育、社会实践教育各环节,贯穿基础教育、职业教育、高等教育各领域,学科体系、教学体系、教材体系、管理体系要围绕这个目标来设计。足见教材在回答教育“培养什么人”“如何培养人”“为谁培养人”这一根本问题中的重要根本价值。

教材之于高等教育(无论是全日制高等教育,还是非全日制高等教育,即高等学历继续教育)同样意义重大。2016年10月15日,陈宝生部长在武汉高等学校工作座谈会上首次提出高等教育要实现“四个回归”,分别是“回归常识、回归本分、回归初心、回归梦想”。当谈到“回归常识”时,他首先阐述的内涵就是“教育的常识就是读书”。当然,这里的“书”不仅仅是教材,还包括其他学习之“书”,甚至“社会书”“国情书”“基层书”,但首先是“教材”!这是毫无疑问的。

在高等学历继续教育领域,特别是师生多处于分离状态的远程高等教育领域,教材肩负着更加重要的使命——它不仅要呈现教的内容,而且要承担部分教师教的职能。也就是让学习者通过阅读教材产生“对话”,就仿佛学习者在与教师(编者)进行双向交流。这在远程教育领域叫作“有指导的教学会谈”。过去,由于教材受到表现形式的束缚,要实现这类“对话”,只能通过编写指导性文字的方式来实现。但伴随以互联网为主的现代信息技术发展,传统印刷教材可以通过二维码、配套学习卡等方式,与网络上的在线学习平台、微信小程序、多媒体资源、在线学习服务等建立链接,从而打破了传统图书内容封闭、无法更新的不足,使学习者通过教材获得相应的资源、服务更加便捷，获取知识更加高效、个性化，且更有深度。我们称这样的教材为“融媒体教材”。

显然，融媒体教材的编写不是一件简单的事情，编者既需要掌握扎实的学科专业知识，做到深入浅出；又需要丰富的媒体技术运用能力，尤其是要掌握在线学习资源的设计能力。由于融媒体教材已经不是简单的图文著述，而变成了一个相对完整的教学资源系统的开发。除了传统教材所需要的文字、图表等内容外，还需要作者配套相应的授课微视频、测试题、学习活动(如投票、讨论等)、拓展学习资料。根据课程特点，还可以有动画、音频、VR(AR、MR)等更加富有表现力的资源。因此，高质量融媒体教材的开发，需要专业化的团队合作。

2018 年，为贯彻落实党的十九大提出的“办好继续教育”要求，推动我国远程与继续教育事业健康、可持续发展，由全国高校现代远程教育协作组发起，在全国范围力邀了一大批志同道合的高水平大学、出版社，与北京网梯(技术支持)共同组建了“百校千课共享联盟”。很荣幸，我任联盟理事长。成立这个联盟，我们的初心就是以开发融媒体教材为突破口，加强高校优质课程资源的共建共享，避免低水平重复建设，打破高校、出版社、企业的合作壁垒，实现优势互补，共建共享高质量课程，推动我国在线教育质量的提升。可喜的是，联盟得到了会员单位，以及各方面的大力支持，迅速发展壮大，已经有不少学科专业组建了专业编委会，成立了教材研发团队，启动了相关教材编写、资源制作工作，一本本将印刷图书与网络资源相融合的新型立体化融媒体教材相继面世。这套丛书有如下特点：

一是立德树人，育人为本。丛书注重知识、技能与价值观的综合，将学科知识与人文知识、人文精神有效融合，坚持以文化人、以文育人。丛书编写注重增进文化自信，在具体内容的取舍上，既瞄准世界前沿，又紧密结合国情实际，坚持古为今用，推陈出新。

二是语言活泼，对话风格。丛书改变传统教科书刻板、艰涩的语言风格，倡导使用轻松活泼的语言，以对话的方式，深入浅出地将要教给学生的知识点、技能点呈现出来，帮助图书使用者更好地学习。

三是既有内容，也有活动。丛书绝不是知识点的简单罗列，而是将要教的内容与教学的活动在技术的支持下有机组合，以实现印刷教材与网络资源、学习平台的有效结合，实现学习者“学—练—测—评”一体化。

四是版面活泼，模块设计。丛书版面设计活泼，在适应学习者阅读习惯基础上，注重提升读者的阅读舒适度和使用教材的便捷度(如可以方便地做笔记、扫码等)。此外，模块化的栏目设计让读者更容易区分不同内容的价值，有利于提升更有效的阅读。

五是链接资源，开放灵活。丛书通过二维码、学习卡等方式。实现了印刷教材与在线学习课程、微信学习小程序的无缝连接。通过扫描教材内页的资源码，学习者能够轻松地访问配套学习资源。

丛书是多方面共同努力的结果和集体智慧的结晶。每一本融媒体教材的诞生，都有着至少四支队伍的共同贡献。第一支队伍是由主编带领的学科专业编写团队，这支团队往往由国内同领域多所大学的同行老师组成，共同编写、共同审校；第二支队伍是协助完成图书配套视频、动画、测试等资源建设的多媒体资源开发团队和北京网梯科技发展有限公司的平台、小程序研发团队，他们是立体化资源的建设者和技术研发者；第三支队伍是负责教材设计、图文资源审校的出版社工作团队，他们从出版的专业角度，为丛书的每一个细节进行把关；第四支队伍是“百校千课联盟”的所有成员单位及专家委员会，他们参与了需求研判、丛书设计、标准拟定、制作开发、推广应用等全过程。在此，一并表示衷心的感谢！

尽管我们力图使本套丛书无论从内容上，还是技术上、体例上都站在时代前沿，都体现最新的发展，但由于编者水平有限，加之时间仓促，书中的疏漏之处在所难免。在此真诚地期盼各位专家、同行和广大读者朋友不吝赐教，多提宝贵意见，对此我们不胜感激，并将即时更正。

是以为序。

严继昌

2018 年 12 月于清华园

前　言

为加强高校优质课程资源共享，实现优势互补，共建共享高质量融媒体课程，由“百校千课共享联盟”发起，成立了融媒体教材建设委员会。在该委员会和国内医学统计学同人的支持下，我们编写了这部《医学统计学》融媒体教材。所谓融媒体教材，是指以纸质教材为载体和服务入口，综合利用数字化技术，将纸质图书与数字内容（文本、图像、声音等内容）相融合的新型立体化教材。融媒体教材采取封底“一书一码”＋正文资源码＋手机端自学小程序＋PC 端网络课程形式连接线上和线下，可帮助学生充分利用碎片化时间进行学习。此外，学生还可通过扫描教材内页的资源码（如二维码）打开教材配套的视频、动画、课件、习题等内容进行学习，而且不同类型的教材还可以根据用户特点，提供独具特色的数字内容和产品。随着技术的发展，还可能将增强现实（AR）、虚拟现实（VR）等技术应用于教材。融媒体教材的以上优点将枯燥的教材焕然一新，变得更加具有立体性、实用性、趣味性和互动性，将会促进学生更想学、更爱学、更易学。

本书共有 14 章。第一章为绪论，介绍了医学统计学的基本概念。第二章至第五章主要是统计描述有关内容，包括针对定量资料的参考值范围估计。第六章是参数估计，包括定量资料和定性资料的参数估计方法。第七章至第十一章为常用的假设检验方法。第十二章对常见的科研设计进行了介绍。第十三章为生存分析，包括常见的单因素生存分析 log-rank 检验和多因素 Cox 回归分析方法。第十四章为多元回归分析简介，对多重线性回归分析与 logistic 回归分析进行了介绍。各章章末均对该章的知识点进行了总结，并附有若干练习题。本书除可作为本、专科医学相关专业的医学统计学教材外，还适合作为广大医学科技工作者的参考书或工具书使用。

在本书的编写过程中，我们得到了南方医科大学继续教育学院、南方医科大学公共卫生学院有关领导的高度重视和支持；来自国内 9 所知名高等医药院校的编写人员为本教材的编写付出了艰辛劳动；南方医科大学应用统计学专业在读研究生周世煜、梁绮红、余晓琳等同学分别为书稿的审核、复核、校对等做了大量深入细致的工作；本教材学术秘书吴莹在编写教材各附表、联系各位编委、筹备与组织会议和定稿方面付出了辛勤的劳动。谨在此一并向他们表示感谢。限于编者能力与水平，本书中如存在不足或疏漏之处，敬请广大师生批评指正。

刘　理　安胜利

2019 年 7 月于广州

目 录

第一章　绪　论

第一节　统计学与医学统计学

一、统计学的基本内容

统计作为一种社会实践活动已有漫长的历史。“统计学”和“统计数字”两个词在英语中是同一个单词——statistics。它作为复数名词指“统计数字”，作为单数名词表示“统计学”。该词来源于“state”，可见早期的统计数字是指官方所要求的信息。现在已不限于此，各行各业都有大量的统计数字，其中蕴含着丰富的信息。权威词典 *Webster's International Dictionary* 是这样定义统计学的：“A science dealing with the collection, analysis, interpretation, and presentation of masses of numerical data.”还有这样的定义：“The science and art of dealing with variation in data through collection, classification, and analysis in such a way as to obtain reliable results.”（John M. Last, *A dictionary of Epidemiology*）。由统计学的定义可以看出：第一，统计学是从统计数字中挖掘提取信息，特别是处理资料中变异性的科学和艺术。将“科学”和“艺术”同时授予一门学问，并不多见，可能缘于资料中变异性是普遍存在并且是难以处理的。第二，运用统计学的目的在于取得可靠的结果，其求实性毫不含糊，既不为装点门面，也不为自欺欺人。第三，统计学是在收集、归类、分析和解释等一系列活动过程中完成其使命的。到了数据分析阶段才想起统计学，无异于请统计学家为该研究进行“尸体解剖”，统计学家或许只能告诉你失败的原因（Ronald A. Fisher, 1938）。

统计数据的收集是进行统计分析的基础。离开了统计数据，统计方法就是“巧妇难为无米之炊”。如何取得所需的统计数据是统计学的研究内容之一；统计数据的整理是对原始统计数据的加工处理过程，目的是使统计数据系统化、条理化，符合统计分析的需要。数据整理是介于数据收集与数据分析之间的一个必要环节；统计数据的分析是统计学的核心内容，它是通过选择合适的统计描述和统计推断的方法来探索数据内在规律的过程。

统计学从构成上可以分为统计描述和统计推断。

统计描述（descriptive statistics）研究的是如何通过数据来反映客观现象，并通过图表形式对所收集的数据进行加工处理和显示，进而通过综合、概括与分析得出反映客观现象的规律性数量特征。其内容包括统计数据的收集方法、数据的加工处理方法、数据的显示方法、数据分布特征的概括与分析方法等。

统计推断(inferential statistics)则是指研究如何根据样本数据(统计量)去推断总体数量特征(参数)的方法。它是在对样本数据进行描述的基础上，对统计总体的未知数量特征做出以概率形式表述的推断。

统计描述是整个统计学的基础，是统计推断的必经之路；统计推断则是现代统计学的核心内容。由于在对现实问题的研究中，所获得的数据主要是样本数据，因此，统计推断在现代统计学中的地位和作用越来越重要，已成为统计学的核心内容。

二、统计学与医学

统计学是一门应用性很强的学科。现在，生物医学实验、临床试验、流行病学调查都要寻求与统计学家的合作。医学科研基金申请要求有统计学家的参与合作，计划书必须包含详尽的统计设计与分析；新药开发和报批必须依法执行统计学准则，递交统计分析报告；医学杂志的稿约均包含统计学方面的要求，并邀请统计学家审稿，严控论文中的统计学缺陷。总之，统计学的思维和应用已经渗透到医学研究和卫生决策之中。

医学统计学是统计学理论与方法在生物医学领域的具体应用。医学统计学自形成以来就一直保持着强大的生命力。医学科研设计(medical research design)、设计-测量-评价(design-measure-evaluation, DME)、遗传统计学(genetical statistics)、循证医学(evidenced based medicine, EBM)均是统计学基本原理与医学中的特定亚领域相结合而形成的子学科。医学统计学是预防医学、医学信息、临床、口腔、法医、影像、护理等专业的一门专业基础课。现代医学统计学已不仅仅是对观察、测定和记录情况做一些简单的整理归纳，更重要的是提取信息，做出科学的推断与决策。怎样从这些资料中获取所需信息，帮助医学研究者对表现各自特征的数据进行分析，并对分析结果做出恰如其分的评价与解释，这正是医学统计学所要解决的问题，也是医学工作者客观、准确地评价研究管理工作所必备的技术。

学习医学统计学的原理和方法，有助于正确地进行医学研究设计，合理地选择统计方法，恰当地解释研究结果，以独特的统计思维方式，不断地调整我们对生物医学现象的认识，科学地揭示大量数据中所蕴藏的内在规律。学习这门课程主要可以为学习者带来三个方面的培训：① 严谨的科研工作作风和科研精神；② 医学统计学基础知识，包括统计描述(统计指标、统计图和统计表)和统计推断(置信区间与假设检验)；③ 常用统计学检验方法，如 t 检验、方差分析、χ^2 检验、相关分析、回归分析、非参数检验、多重线性回归、logistic 回归等及其在医学、护理学中的应用。不管是哪个层次、哪个方向的医学相关专业学生，医学统计学都是一门必须学习的工具性学科。医学院校学生在接受医学教育期间都必须掌握这门科学。

第二节　基本概念

一、总体与样本

总体(population)是指根据研究目的所确定的同质观察单位的全体，更确切地说，是同质的所有观察单位某种变量值的集合。例如，调查某地 2018 年正常成年男子的身高时，该地 2018 年全部正常成年男子的身高值构成一个总体。

根据总体所含观察单位的个数是否可以清点，总体分为有限总体(finite population)和无限总体(infinite population)。有限总体是指由有限个观察单位组成的总体，上述成年男子身高总体就可以看作是一个有限总体。无限总体没有确定的时间和空间范围的限制，观察单位的个数不可数或难以计数。例如，研究某种药物对冠心病的治疗效果时，总体应包括接受这种药物治疗的所有冠心病患者，但在研究开始之前，具体有多少患者接受治疗，是一个不能确定的数目，所以称为无限总体。

在实际工作中，对于无限总体或有限总体多采用随机化抽样进行研究，目的是通过样本信息推断总体特征。

按照随机化抽样原则，从总体中抽取出的部分观察单位的某变量值的集合被称为样本(sample)，这时的样本对总体具有较好的代表性。

样本所包含的个体数量被称为样本含量(sample size)，用符号 n 表示。例如，在 2018 年某地正常成年男子中随机抽取 120 人，这 120 人的身高值即为一份样本，120 为样本含量，即 $n=120$。

二、变量与资料

确定总体之后，研究者应对每个观察单位的某项特征进行观察或测量，这种特征能表现观察单位的变异性，称为变量(variable)。变量的观测值称为变量值(value of variable)或观察值(observed value)，由变量值构成资料(data)。例如，以人为观察单位调查某地某年 7 岁正常儿童的生长发育状况，性别、身高、体重等都可视为变量。变量的观察结果可以是定量的，例如身高的厘米数；也可以是定性的，例如新生儿性别。按变量是定量或定性，可将资料分为以下几种类型。

（一）定量资料(quantitative data)

定量资料又称计量资料(measurement data)或数值变量(numerical variable)资料，为观测每个观察单位某项指标的大小而获得的资料。其变量值是定量的，表现为数值的大小，一般有度量衡单位。根据其观测值是否连续，又可分为连续型(continuous)和离散型(discrete)两类。前者可在实数范围内任意取值，如身高、体重、血压等；后者只取整数值，如某医院每年的病死人数等。

（二）定性资料(qualitative data)

定性资料又称计数资料(enumeration data)或无序分类变量(unordered categorical variable)资料,亦称名义变量(nominal variable)资料,是将观察单位按某种属性或类别分组计数,分组汇总各组观察单位数后而得到的资料。其变量值是定性的,表现为互不相容的属性或类别,如试验结果的阳性或阴性、家族史的有无等。定性资料的类别分以下两种情形。

1. 二分类

例如,检查某小学学生大便中的蛔虫时,以每个学生为观察单位,结果可报告为蛔虫卵阴性与阳性两类;观察某药治疗某病患者的疗效时,以每个患者为观察单位,结果可归纳为治愈与未愈两类。两类间相互对立,互不相容。

2. 多分类

例如,观察某人群的血型分布时,以人为观察单位,结果可分为A型、B型、AB型与O型,为互不相容的四个类别。

（三）等级资料(ranked data)

等级资料又称半定量资料(semi-quantitative data)或有序分类变量(ordinal categorical variable)资料,是将观察单位按某种属性的不同程度分成等级后分组计数,再分类汇总各组观察单位数后而得到的资料。其变量值具有半定量性质,表现为等级大小或属性程度。例如,观察某人群某血清反应时,以人为观察单位,根据反应强度,结果可分“－”“±”“+”“++”“+++”“++++”六级;又如,观察用某药治疗某病患者的疗效时,以每名患者为观察单位,结果可分为“治愈”“显效”“好转”“无效”四级。

统计分析方法的选用是与资料类型密切联系的。在资料分析过程中,根据需要,在有关专业理论指导下,各类资料间可以互相转化,以满足不同统计分析方法的要求。例如,以人为观察单位观察某人群脉搏数(次/分),属计量资料;若根据医学专业理论,定义脉搏数在60~100次/分为“正常”,<60次/分或>100次/分为“异常”,然后按“正常”与“异常”两种属性分别清点人数,汇总后可转化为计数资料;若进一步定义脉搏数<60次/分为“缓脉”,>100次/分为“速脉”,按“缓脉”“正常”“速脉”三个等级分别清点人数,汇总后可转化为等级资料。以上例子是先获取计量资料,然后向计数资料或等级资料转化。只要能在专业理论的支持下,确定不同属性或不同等级的数量界限,这种转化就是不难实现的。这提示我们:在研究设计中,对于能测量的指标,尽可能收集定量资料,这将为分析中的资料转化带来方便;另外,对于那些原本属计数或等级的资料,在资料分析过程中,为满足某些统计分析方法的要求(如各类回归分析的要求),有时要在有关理论和实践的指导下设法转化为计量资料,称为资料或指标的量化。

三、同质与变异

同质(homogeneity)是指所研究事物具有相同或相近的性质、条件或影响因素。客观上,完全同质是做不到或难以做到的,所以统计学中的同质是指对观察指标影响较大且可以控制的主要因素是相同的。例如,研究某药物对肺结核病的治疗效果时,要求结核病人诊断明确,其病情、病程、年龄、性别相同或相似,等等。

变异(variation)是指同质基础上的个体间的差异。个体差异主要来源于一些已知的或未知的,甚至是某些不可控制的因素所导致的随机误差。例如,将对身高影响较大的因素控制在相同条件下,测试一批大学生的身高,每个人的测得值并不完全相同,这种差异称为身高的变异。统计研究的任务就是在同质分组的基础上,通过对个体变异的研究,透过偶然现象,反映同质事物的本质特征与规律。

四、参数与统计量

参数(parameter)是相对于总体而言的,其大小是客观存在的,然而往往是未知的,需要通过样本资料来估计参数。通过观察样本中的个体,我们获得一批数据,计算它们的均数,得到样本均数。这种由观察资料计算出来的量被称为统计量(statistic)。我们用“样本均数”这个统计量来近似地反映“总体均数”这个参数。总之,统计学关心的常常是总体参数的大小,其依据却是统计量及其性质。

五、随机化

随机化(randomization)是指从总体中抽取观察单位时,每个观察单位都有同等被抽取的机会。各个观察单位都有同等机会被抽取的抽样被称为随机抽样。“随机”一词不同于我们通常意义的“随意”“随便”两个词。例如,一个笼子里有 10 只小老鼠,要求均分到对照组和实验组中去,如果研究者规定将短尾巴老鼠分到对照组,长尾巴老鼠分到实验组,这就属于“随意”分组,包含有主观选择;如果研究者规定,闭上眼睛捉老鼠,先捉住的作为对照组,后捉住的作为实验组,这则属于“随便”分组,包含有客观选择。因此,随机抽样可以理解为“既没有主观选择,也没有客观选择”的一种抽样方法。

从研究对象的总体中随机抽取样本进行研究,是为了使样本对总体有较好的代表性,并使其抽样误差可用统计学方法来估计。只有这样,才能避免人为因素所造成的偏差。随机化的具体方法有抽签法和随机数字表法两种,还可利用计算机产生的随机数进行随机化。

六、误差

误差(error)泛指测量值与真实值之差。根据其产生的原因和性质,误差可以分为随机误差(random error)和非随机误差(nonrandom error)。

随机误差是由许多无法控制的因素引起的一类不恒定的误差,包括随机测量误差(random error of measurement)和抽样误差(sampling error)。前者是指在同一条件下对同一对象进行测量,虽极力控制或消除系统误差,但测量结果之间仍然存在差别,呈随机的变化;后者是指由于随机抽样的原因引起的样本指标(统计量)与总体指标(参数)之间的差别,或者从同一总体抽取的不同样本指标之间的差别。抽样误差产生的根本原因是总体中的个体间存在变异,又因为生物个体之间的差异总是客观存在的,所以抽样误差不可避免,但它的大小是有规律可循的。一般认为,个体间的变异程度越大,抽样误差越大;样本例数越多,抽样误差越小,此时以样本推断总体的精确度越高。

随机误差虽然是不可避免的,但随机误差呈正态分布,可以用统计学方法加以分析。

非随机误差又可以分为系统误差(systematic error)和非系统误差(nonsystematic error)。系统误差是一类恒定的由可知或可控制的因素引起的误差。例如,测量仪器如果未经校准就进行测量,测量结果会固定地偏大或偏小。系统误差可以通过周密的设计和严格的技术措施加以消除或控制。非系统误差又称过失误差(gross error),是指由研究者的偶然过失而造成的误差,如抄错数字、点错小数点等。非系统误差可通过认真核查加以消除。

七、频率与概率

一个随机试验有几种可能结果,在重复进行试验时,个别结果看来是偶然发生的,但当重复试验次数相当多时,总有某种规律出现。例如,投掷一枚硬币,结果不外乎出现"正面"与"反面"两种,历史上有些人对此做过试验并得到如表 1-1 所示的结果。

表 1-1 掷币试验结果

实验者	投掷次数	出现"正面"次数	频率
Buffon	4040	2048	0.5069
K. Pearson	12000	6019	0.5016
K. Pearson	24000	12012	0.5005

可见,在相同条件下重复试验,试验结果为"正面"或"反面"虽不能事先断定,但我们知道试验的所有可能结果只有两种。在重复多次后,出现"正面"或"反面"这个结果的比例被称为频率(relative frequency)。

概率(probability)是描述随机事件发生可能性大小的一个度量。设在相同条件下,独立地重复 n 次试验,随机事件 A 出现 f 次,则称 f/n 为随机事件 A 出现的频率。当 n 逐渐增大时,频率 f/n 始终在一个常数左右做微小变动,则称该常数为随机事件 A 的概率,可记为 $P(\mathrm{A})$,简记为 P。在实际工作中,当概率不易求得时,只要观察次数足够多,可将频率作为概率的估计值。但在观察次数较少时,频率的波动性很大,用于估计概率是不可靠的。随机事件概率的大小介于 0 与 1 之间,即 $0 \leqslant P \leqslant 1$,常用小数或百分数表示。$P$ 越接近 1,事件发生的可能性越大;P 越接近 0,事件发生的可能性越小。$P=1$ 表示事件必然发生,称为必然事件;$P=0$ 表示事件不可能发生,称为不可能事件。这两类事件具有确定性,不是随机事件,但可视为随机事件的特例。统计分析中的很多结论都是基于一定可信程度下的概率推断,习惯上将 $P \leqslant 0.05$ 称为小概率事件,表示在一次试验或观察中该事件发生的可能性很小,可视为几乎不可能发生。

第三节 学习目标与方法

一、基本概念、方法与技能

统计学基本概念已经频繁地出现在医学文献中。例如,为了说明人群中某个参数的大小,一般应报告一个置信区间(confidence interval,CI)及其置信水平(confidence level);为了说明两种药物的疗效不同,应进行统计检验(statistical test),并报告检验统计量(例如 t 值)及其相应的 P 值(P value);为了说明两种药物的疗效差别不大,应说明等效性界值,并进行等效性检验(equivalence test),否则,“等效”就没有根据;为了申请科研基金,应报告所需样本量(sample size)及其估算依据,否则申请书便属不合格。统计学的许多基本概念已经成为医药卫生专业人员基本素质的标志,读者必须正确理解。常用的设计方法和经典的统计方法,诸如 t 检验(t test)、χ^2 检验(chi square test)、秩和检验(nonparametric test)、简单回归(regression)与相关(correlation)、logistic 回归等,都是分析医学数据的基本方法。单纯知道它们为何物还不足,必须了解这些方法所需的设计、适用的条件和结果的解释,尤其应知道当经典方法适用条件不满足时该怎么办。

关于与概念有关的简单计算,读者需要具体实践一番,以加深理解。但各计算公式并不用死记硬背,能够通过查阅课本或文献来解决实际问题即可。至于较复杂的统计方法,对读者的要求是:会通过统计软件完成所学统计方法的计算;会阅读输出结果,并结合专业背景解释、表述结果。

二、教与学的方法

统计学不是数学,既不能像教数学那样着重讲证明和推导,也不能像学数学那样单纯钻理论、做习题。应用是学习医学统计学的根本目的,学了不会应用是最大的失败。另外,统计学也不是医学,既不能像教医学那样要求记忆许多细节,也不能像学医学那样事事眼见为实。统计学没有太多的内容需要背诵,理解基本概念并能够具体应用才是根本。

统计学概念与原理并非神秘莫测,它来源于现实生活,要结合生活经验、医学实际来教与学。例如,摸球实验就是二项分布的实例:把黑球和白球看作是“有病”和“没病”;在同一个口袋里摸球,有人摸到黑球,有人摸到白球,就好像在相同的条件下,有人得病,有人不得病;摸到黑球的总人数和得病的总人数是不确定的,但其分布却是有规律的,即属于二项分布。对于每一个重要的概念和原理,教师和学生都要尽量与实例联系起来,借助实例来理解一般规律。

近几十年,国内外经常有人调查公开发表的医药卫生论文中的统计学错误。有趣的是,出现错误的频繁程度并不随时间变化而下降。粗略地估计,70% 左右的文章里有统计学错误;其中,70% 的错误属初等的、基本的统计学方法错误,30% 的错误属高等的、复杂的统计学方法错误。论文中的统计学错误是学习统计学极好的反面教材。教师应利用实际案例帮助学生了解容易出错的方面,鼓励和组织学生到公开发表的医学论文中去寻找统计学方面的缺陷与错误,自行点评,从正反两个方面学习和运用所学的统计学理论与知识。

学习本课程,并不要求学生都成为统计学专家,而是希望他们了解统计学的重要性,让他们既懂得运用统计学和咨询统计学家为各自的工作服务,又能看懂、理解和正确解释统计分析结果。我们相信,只要有恰如其分的目标和适宜的教学方法,学生一定能学好医学统计学这门课程。

【知识点】

(1) 统计学不是数学。医学统计学是统计学在生物医学领域的应用,是一门交叉学科。

(2) 理解掌握各基本概念。

练　习　题

简述题

1. 统计学资料一般有哪几种类型?
2. 不同资料类型之间有何关系?
3. 什么是参数?什么是统计量?
4. 什么是总体?什么是样本?

第二章　定量资料的统计描述

统计分析的核心是数据。然而，原始数据往往纷繁复杂，很难一眼从中发现重要的信息和规律。为了快速且有效地认识数据所蕴含的有效信息，通常的策略是采用几个具有代表性的统计指标来概括性地反映整个原始数据的基本特征。本章介绍描述定量资料分布特征的常用方法和统计指标。

第一节　频数分布表与直方图

一、频数分布表

当观察一组数据时，我们往往期望迅速了解整个数据的分布信息，如数据在哪个区间出现较多，在哪个区间出现较少等。例 2-1 展示了 118 个原始数据，如何认识这些原始数据通常是进一步分析数据的基础。

例 2-1　为了解慢性鼻窦炎对患者生命质量的影响，在广州市的一项调查中，研究人员采用 SF-36 自测健康量表测得 118 名慢性鼻窦炎患者的生命质量评估总分如下：

72	30	80	57	72	72	72	30	65	25	10	52	75	82
52	60	65	72	35	62	45	35	30	66	81	65	55	65
67	80	62	62	45	52	47	45	57	52	67	52	57	40
66	55	62	45	45	52	72	57	57	57	45	55	50	77
55	72	45	50	35	72	60	47	57	52	60	40	45	45
67	60	40	45	35	50	72	25	60	40	62	40	55	55
92	65	61	35	35	15	65	87	92	40	85	65	57	72
72	72	40	30	52	45	53	50	52	57	45	45	30	25
65	40	25	45	65	45								

对于以上数据，我们的第一反应可能是将数据整理为具有一定规律的形式。一个简单的办法是将数据划分成若干个组段，这样就可看出数据在哪个组段出现较多，在哪个组段出现较少等。例如，将排序后的数据分为 9 个组并列出每组内的数据个数（这被称为频数，

frequency)，如此便可以初步发现数据的规律。这个简单想法的结果见表 2-1。

表 2-1　广州市 118 名慢性鼻窦炎患者生命质量评估总分的频数分布表

组段 (1)	频数 (2)	频率/% (3)	累计频数 (4)	累计频率/% (5)
10 ~	2	1.69	2	1.69
20 ~	4	3.39	6	5.08
30 ~	11	9.33	17	14.41
40 ~	25	21.19	42	35.59
50 ~	29	24.58	71	60.17
60 ~	25	21.19	96	81.36
70 ~	14	11.86	110	93.22
80 ~	6	5.08	116	98.31
90 ~ 100	2	1.69	118	100.00
合计	118	100.00	—	—

表 2-1 被称为频数分布表(frequency table)。从该表的第(3)栏可初步发现，118 名慢性鼻窦炎患者的生命质量评估总分主要集中在 40 ~、50 ~、60 ~ 这 3 个组段，且在这 3 个组段两边的数据频数逐渐减少。频数表的制作步骤如下：

① 找出最大值和最小值。可先将数据按从小到大排序，然后找出最大值和最小值。本例最大值和最小值分别为 92 和 10。

② 计算全距。全距(range，R)为最大值与最小值之差，也称极差。本例全距 $R = 92 - 10 = 82$。

③ 确定组距。组距是指相邻两组之间的距离。组距究竟取多大，主要取决于全距和组段数，即组距 = 全距/组段数。分组不宜过多或过少。组段数太少过于笼统，会掩盖数据的分布规律；如果组段分得太细，组段数过多，则会使得每个组段的频数都很少，失去了制作频数分布表和直方图的意义。通常组段数取 8 ~ 12 组，这样既可呈现出数据分布的规律又使结果不致过于烦琐。本例共设 9 个组段，组距 = 82/9，考虑编制方便，组距取 10。

④ 确定组段的上、下限。每个组段的起点称为下限(lower limit)，终点称为上限(upper limit)。为计算方便，下限和上限一般取整数。分组时，第一组应包括数据中的最小值，最末一组则须包括最大值，各组段要连续但不能重叠。本例最小值为 10，若组距定为 10，则第一个组段为 10 ~，第二个组段为 20 ~，其余类推。每一个组段的下限值即为前一个组段的上限值，见表 2-1 第(1)栏。除最后一组外，每个组段均包含组段的下限值，为半闭半开区间(下限为闭区间，上限为开区间)。最后一组的组段要求写出上限，如表 2-1 第(1)栏中的"90 ~ 100"。

⑤ 列表整理。计数各组段的例数，即频数，见表 2-1 第(2)栏。随后进一步用各组的频数除以总频数，得到各组的频率，见表 2-1 第(3)栏；各组的累计频数即该组与之前各组频数之和，见表 2-1 的第(4)栏；累计频率即累计频数除以总频数所得到的值，见表 2-1 第(5)栏。

二、直方图

频数分布表的编制虽操作简单，但其对数据的呈现仍不是非常直观。为更直观地反映数据的分布特点，可将频数分布表绘制成图形。图 2-1 是根据表 2-1 的数据绘制而成的图形结果，该图被称为直方图（histogram）。

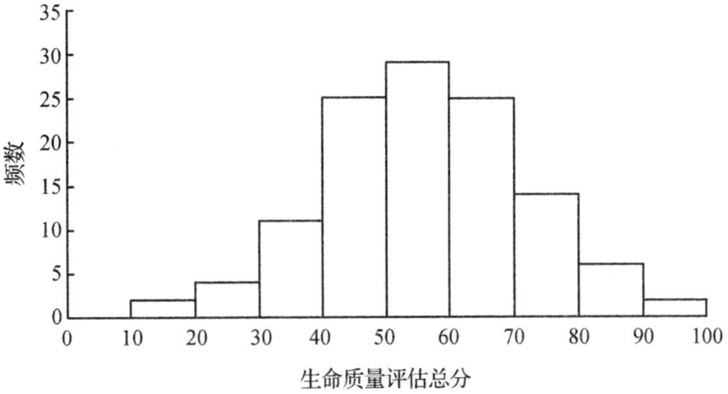

图 2-1　慢性鼻窦炎患者生命质量评估总分布直方图（等距分组）

直方图是频数分布表的图形表达，其制作步骤如下：① 横轴上标出各组段；② 用直条的高度表示各组段的频数，频数越大，则直条越高。当然，也可以用频率作为直条的高度绘制直方图，得到的图形的形态与使用频数绘得的图形相同。

由图 2-1 可发现，生命质量评估总分的高峰位于 40 ~ 70 这个区间，越靠两端，频数越少；高峰两侧的频数分布基本对称。这种分布类型被称为对称分布。以上信息与频数分布表的结论一致，但图形表达结果比表格更加直观。

频数分布表或直方图的分组方式有等距分组与非等距分组两种方式，由于后者得到的各组频数往往不具备可比性，故较常使用前者。例如，图 2-1 中组距均为 10，频数最高的组为"50 ~ "这一组段。如果在该组段以后组距设为 20，则得到图 2-2，其形态与图 2-1 有较大差别。将原来"60 ~ "与"70 ~ "这两个组段合并为一个组段后，频数为 39，高于图 2-1 中的

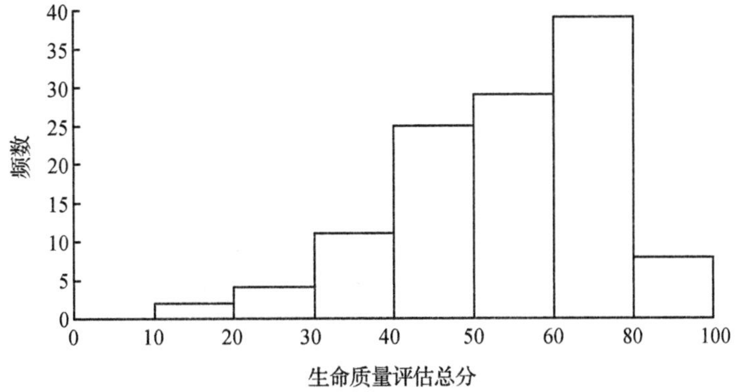

图 2-2　慢性鼻窦炎患者生命质量评估总分分布直方图（非等距分组）

最大值，此时新产生的直条最高，造成大部分数据分布在该区间的错觉。通过前面的分析，我们知道这种做法并不恰当，而等距分组往往可避免这一问题。

从频数分布表和直方图可大致看出数据是否呈对称分布。由图 2-1 可见，慢性鼻窦炎患者生命质量评估总分呈对称分布。正常人的很多生理、生化指标，如身高、体重、胸围、血红蛋白含量、白细胞数等都服从或近似服从对称分布，但有些指标可能呈偏态分布（skewed distribution）。例如，由图 2-3 可见人体发汞含量的分布明显不对称，这种有小部分数据偏大、直方图呈现右侧拖尾的非对称分布为正偏态（positive skewness）或右偏态（right skewness）。正偏态数据在现实生活中很常见，如大多数重金属和微量元素在人体内的含量、个人经济收入等。正偏态数据经对数转换后往往可呈对称分布。图 2-4 所示冠心病患者的年龄呈偏态分布，年龄多数在 70 ~ 80 岁，其右侧只有 1 个组段，而左侧有 6 个组段，且越靠左侧的组段频率越小。这种有小部分数据偏小、直方图呈现左侧拖尾的非对称分布被称为负偏态（negative skewness）或左偏态（left skewness）。

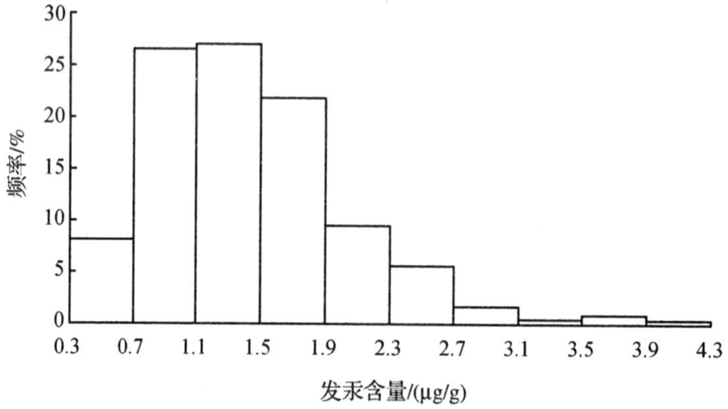

图 2-3 成都市 238 名正常居民发汞含量分布直方图

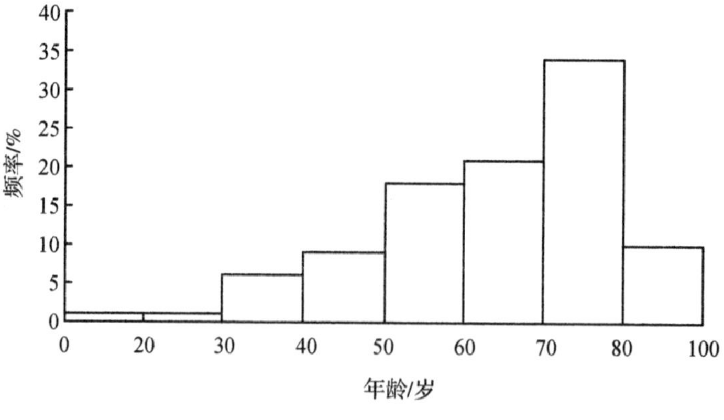

图 2-4 冠心病患者的年龄分布直方图

第二节　描述集中位置的统计指标

频数分布表和直方图可以反映数据分布的整体形态，但较为笼统。此外，若数据例数太少，则难以判断分布形态。因此，有必要采用具体指标定量地描述数据分布的重要特征，一则表达更为简洁，二则为进一步的统计分析提供必要的信息。首先需要量化的是数据的集中位置（center），其表示大多数观测值所在的中心位置。描述集中位置的常用指标有算术均数、几何均数和中位数，它们也被称为位置测量指标。

一、算术均数

算术均数（arithmetic mean）是日常生活中大家最为熟悉的平均数指标。一个变量所有观测值的和除以观测值的个数，可反映一个变量所有观测值的平均水平，简称为均数（mean）。样本均数用符号 $\bar{x}$ 表示，其计算公式如下：

$$\bar{x}=\frac{x_1+x_2+\cdots+x_n}{n} \tag{2-1}$$

或者写为 $\bar{x}=\frac{1}{n}\sum_{i=1}^{n}x_i$，其中 $\sum$ 是求和符号，其上下标表示求和范围，x_i 表示每个观测值，n 表示观测值个数。一般地，省略上下标表示对所有观测值求和。

例 2-2　现测得西藏某地 15 名大骨节病患者的白细胞计数（10^9/L）水平为：3.46，10.15，7.29，9.42，9.61，10.72，7.34，9.96，7.32，6.49，8.99，7.11，9.96，9.29，13.27。试计算这 15 名患者白细胞计数的均数。

按公式（2-1）可得

$$\bar{x}=\frac{3.46+10.15+7.29+\cdots+9.96+9.29+13.27}{15}=8.69(10^9/\text{L})$$

这表明这一组数据的集中位置或平均水平是 8.69×10^9/L。可以发现，均数并不一定等于这一组数据中的某个观测值。如果我们没有收集到个体观测值数据，而只是获得了汇总的频数分布表数据，则可用每个组段的组中值作为该组段中各个观测值的估计值，并用下式计算均数的近似值：

$$\bar{x}=\frac{\sum f_i x_{Mi}}{\sum f_i}=\frac{\sum f_i x_{Mi}}{n} \tag{2-2}$$

上式中，f_i 为第 i 组段的频数，x_{Mi} 为对应组段的组中值，x_{Mi} =（第 i 组段上限 + 第 i 组段下限）/2。

例 2-3　根据例 2-1 得到的频数分布表 2-1，试计算 118 名慢性鼻窦炎患者生命质量评估总分的均数。

先计算各组的组中值 x_{Mi}，结果见表 2-2 第(3)栏；再计算各组的频数和组中值的乘积，即表 2-2 第(2)栏和第(3) 栏之积，结果列在第(4)栏。

表 2-2 基于频数分布表数据计算慢性鼻窦炎患者生命质量评估总分的均数

组段 (1)	频数(f_i) (2)	组中值(x_{Mi}) (3)	$f_i x_{Mi}$ (4) = (2) × (3)
10 ~	2	15	30
20 ~	4	25	100
30 ~	11	35	385
40 ~	25	45	1125
50 ~	29	55	1595
60 ~	25	65	1625
70 ~	14	75	1050
80 ~	6	85	510
90 ~ 100	2	95	190
合计	118	—	6610

计算得

$$\bar{x} = \frac{(2 \times 15 + 4 \times 25 + 11 \times 35 + \cdots + 14 \times 75 + 6 \times 85 + 2 \times 95)}{118} = 56.02$$

基于频数分布表数据计算得到慢性鼻窦炎患者评估总分均数为 56.02，这是一个近似值，与基于例 2-1 的原始数据计算的均数 54.42 稍有差异。在可以获得原始的个体数据时，应基于个体数据计算均数的大小，而不用频数分布表数据求其近似值。

均数计算简便，易于理解，是应用最为广泛的平均数指标，但是均数对于特大或特小的观测值十分敏感。对于偏态分布数据，均数也会偏向拖尾一侧，不能很好地反映全部观测值的平均水平。因此，均数主要适用于描述不含极端值的对称分布变量的平均水平，这时均数位于分布的中心位置。

二、几何均数

实际上很多变量的数据并不呈对称分布。例如，抗体滴度数据往往呈偏态分布，故不宜采用均数反映其平均水平，但这样的数据取对数后往往呈近似对称分布，此时该变量对数值的平均水平可以用均数来反映。

$$\overline{\ln x} = \frac{1}{n} \sum \ln x_i \tag{2-3}$$

对 $\overline{\ln x}$ 取反对数(即指数运算)后，可得到原始观测值的集中位置，该值就是几何均数(geometric mean, G)，为所有 n 个观测值乘积的 n 次方根：

$$G = \ln^{-1} \overline{\ln x} = \ln^{-1}\left(\frac{1}{n} \sum \ln x_i\right) = \sqrt[n]{x_1 x_2 \cdots x_n} \tag{2-4}$$

公式中对数转换可进行适当选择，通常采用以 e(2.71828…)为底数的自然对数(记为

ln)或者以 10 为底数的常用对数(记为 lg),但需注意对数和反对数的底必须相同。当观测值中有小于或等于零的数据时,不能计算几何均数。因此,几何均数常用于描述存在少数偏大的极端值的正偏态分布或观测值之间呈倍数关系或近似倍数关系数据的集中位置。

例 2-4　广州市 6 名 3 岁以上儿童接种麻疹疫苗后,麻疹 IgG 抗体滴度水平如下:1∶200,1∶800,1∶800,1∶800,1∶3200,1∶12800。计算 6 名儿童麻疹 IgG 抗体滴度的几何均数。

按公式(2-4)计算滴度倒数的几何均数:

$$G=\sqrt[6]{200\times800\times800\times800\times3200\times12800}=1270$$

求 G 的倒数,得到 6 名儿童接种麻疹疫苗后麻疹 IgG 抗体滴度的几何均数为 1∶1270。本例数据的算术均数为 1∶3100,不能很好地反映 6 名儿童的平均抗体滴度水平。

例 2-5　表 2-3 是 262 名肺炎支原体感染患儿体内肺炎支原体抗体滴度水平,试计算其平均抗体滴度。

表 2-3　262 名肺炎支原体感染患儿体内肺炎支原体抗体滴度水平

抗体滴度 (1)	频数 (2)	抗体滴度倒数 (3)	抗体滴度倒数的对数 (4)	抗体滴度倒数的对数和 (5)=(2)×(4)
1∶80	97	80	4.38	424.86
1∶160	56	160	5.08	284.48
1∶320	42	320	5.77	242.34
1∶640	21	640	6.46	135.66
1∶1280	46	1280	7.15	328.90
合计	262	—	—	1416.24

$$G=\ln^{-1}\left[\frac{\sum f_i\ln x_{Mi}}{n}\right]=\ln^{-1}\frac{1416.24}{262}=223$$

即 262 名肺炎支原体感染患儿体内肺炎支原体抗体平均滴度水平为 1∶223。

一般而言,几何均数适合于原始数据呈正偏态分布但对数转换后呈近似对称分布的数据,尤其是医学研究中遇到的呈现等比例变化的数据,如抗体滴度、血清凝集效价等。

三、中位数

描述集中位置的另一个常用指标是中位数(median,M)。它是一组数据中位于正中位置的数。将所有观测值按由小到大的顺序排列,中位数将数据一分为二,所有数据中有一半数据比它大,一半数据比它小。

n 为奇数时,中位数是位于正中间的那个观测值,即第 $(n+1)/2$ 个观测值,中位数 $M=x_{(n+1)/2}$。

n 为偶数时,中位数是位于中间的两个观测值(即第 $n/2$ 和第 $n/2+1$ 个观测值)的均数,即 $M=\frac{1}{2}(x_{n/2}+x_{n/2+1})$。

中位数又称为第 50 百分位数(P_{50})。百分位数(percentile,P_x)是指将所有 n 个观测值按由小到大的顺序排列后，对应于 $x\%$ 位的数值。P_x 将原始数据分成两部分，有 $x\%$ 的观测值小于等于它，$(100-x)\%$ 的观测值大于它。

对于频数分布表数据，P_x 的计算公式如下：

$$P_x = L + \frac{i}{f_x}\left(n \cdot x\% - \sum f_L\right) \tag{2-5}$$

其中 L 为百分位数所在组段的下限，i 为该组段的组距，f_x 为该组段的频数，n 为总频数，$\sum f_L$ 为该组段之前的累计频数。

例 2-6 根据例 2-2 数据，计算 15 名大骨节病患者白细胞计数的中位数（P_{50}）和 P_{90}。

将 15 个观测值由小到大排列得：3.46，6.49，7.11，7.29，7.32，7.34，8.99，9.29，9.42，9.61，9.96，9.96，10.15，10.72，13.27。

因为 $n=15$ 是奇数，故正中间的数据为第 8 个观测值，即 9.29。

例 2-7 表 2-4 是成都市 238 名正常居民发汞含量测量结果，求 238 名居民发汞含量的中位数。

表 2-4　成都市 238 名居民发汞含量（μg/g）的频数分布表

组段 (1)	频数 (2)	频率/% (3)	累计频数 (4)	累计频率/% (5)
0.3 ~	19	7.98	19	7.98
0.7 ~	62	26.05	81	34.03
1.1 ~	63	26.47	144	60.50
1.5 ~	51	21.43	195	81.93
1.9 ~	22	9.24	217	91.18
2.3 ~	13	5.46	230	96.64
2.7 ~	4	1.69	234	98.32
3.1 ~	1	0.42	235	98.74
3.5 ~	2	0.84	237	99.58
3.9 ~ 4.3	1	0.42	238	100.00
合计	238	100.00	238	—

从第（5）栏累计频率可知，累计有 34.03% 的观测值小于 1.1，有 60.50% 的观测值小于 1.5，因此可以判断 P_{50} 在 1.1 ~ 这个组段，代入公式得

$$P_{50} = 1.1 + \frac{0.4}{63} \times (238 \times 50\% - 81) = 1.34$$

计算得到 238 名居民发汞含量的中位数为 1.34 μg/g。

与均数相比，中位数存在一些不足：① 中位数没有考虑大部分观测值的实际大小，而均数充分利用了全部数据的信息。② 两组数据合并时，合并后的中位数不能用原来两组的中位数表达，而均数可基于两组的均数和例数用下式求得：$\bar{x} = (n_1\bar{x}_1 + n_2\bar{x}_2)/(n_1+n_2)$。相比于中位数，均数更常用于较为复杂的统计分析。

尽管中位数有其不足，但仍然是描述数据集中位置的常用指标。中位数的大小取决于中间位置的观测值，不易受两端极端值的影响。因此，中位数广泛应用于对称分布和偏态分

布数据平均水平的描述。尤其当数据中有极端值、不确定值、数据呈偏态分布或分布形态未知时，常用中位数描述数据的集中位置。

如图 2-5 所示，当数据呈对称分布时，均数和中位数接近；当数据呈偏态分布时，均数比中位数更偏向于拖尾一侧。具体而言，右偏态分布数据的均数大于中位数；左偏态分布数据的均数小于中位数。因此，可通过比较中位数和均数的大小来粗略判断数据的分布类型。

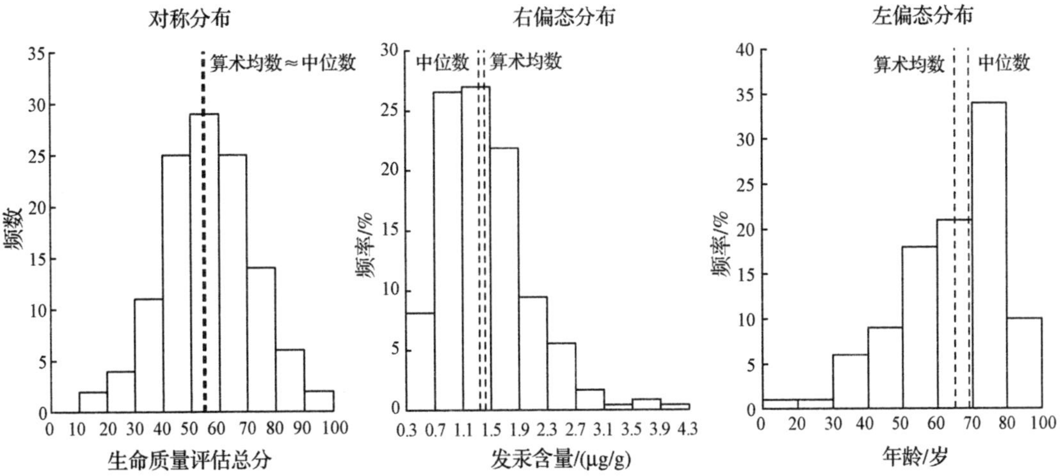

图 2-5　对称分布和偏态分布数据中位数和均数的大小

第三节　描述变异程度的统计指标

仅仅描述数据的集中位置还不足以反映数据的完整分布特征，现以下面例子加以说明。

例 2-8　A、B、C 三组儿童的身高(cm)如下：

A 组：92，96，100，104，108；B 组：96，97，100，103，104；C 组：96，99，100，101，104。三组儿童的平均身高均为 100 cm，我们能否说这三组儿童的身高分布一致？

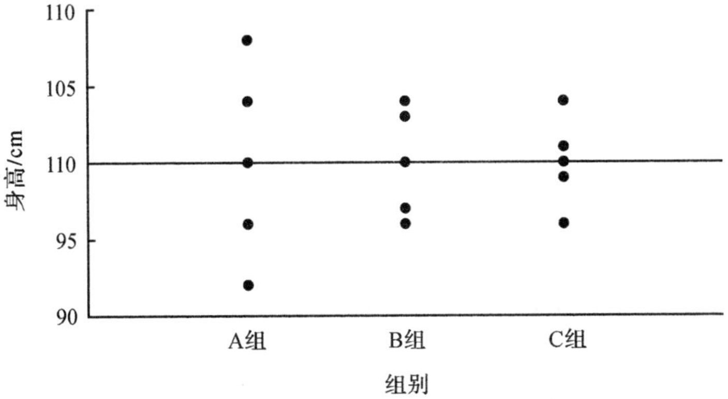

图 2-6　三组儿童身高特征的比较示意图

由图 2-6 可见，虽然三组儿童身高的平均值完全一致，但三组数据的分布仍然存在明显差异：A 组儿童身高的个体差异程度最大（即数据最离散），其次是 B 组，C 组儿童身高个体差异程度最小。这个例子说明，为了全面把握数据的分布特征，不仅需要了解数据的平均水平，还需要了解数据的变异程度。

一组数据中个体值之间的差异被称为变异（variation）。如果每个值都相同，则无变异存在；个体值相差越大，则变异程度越大。描述变异程度的常用指标有极差、四分位数间距、方差、标准差和变异系数，它们也被称为离散度测量指标。

一、极差

对于数据的变异程度，我们首先关注的是一组数据的整个变化范围，这可以通过极差（range，R）来反映。极差也称全距，为所有观测值中最大值与最小值的差值。极差越大说明数据变异程度越大，或者说数据越离散。

根据例 2-8 数据，可得到三组数据的极差如下：

A 组：108 cm − 92 cm = 16 cm；

B 组：104 cm − 96 cm = 8 cm；

C 组：104 cm − 96 cm = 8 cm。

A 组数据的变化范围是 92 ~ 108 cm，极差是 16 cm，B 组和 C 组数据的变化范围均为 96 ~ 104 cm，极差为 8 cm。A 组极差较 B 组和 C 组大，说明 A 组数据的变异程度更大。

用极差来描述数据变异程度的大小，简单明了，可用来反映传染病、食物中毒的最短和最长潜伏期等。但极差有其局限性：① 仅仅用到最大值和最小值的信息，不能反映组内其他数据的变异情况。例 2-8 中，由图 2-6 可知，B、C 两组数据的最大值和最小值一样，故极差相同，但从其他三个观测值来看，两组数据的变异程度并不相同，B 组数据更为离散，而极差并不能反映出该差别。② 极差与样本例数有关。一般地，样本量越大，得到较大或较小变量值的可能性越大，因而极差就可能越大，故样本量相差较大时，不宜采用极差进行比较。

二、四分位数间距

计算极差时，两端的极值不稳定导致极差的结果不够可靠。为解决这一问题，一种简单的思路就是把两端的部分数据去掉，再求剩下数据的极差，这就是四分位数间距（inter-quartile range，IQR），它是位于中间一半数据的极差。IQR 越大说明数据的变异程度越大。IQR = $P_{75} - P_{25}$，P_{25} 和 P_{75} 分别为第 25 和第 75 百分位数。P_{25} 为前面一半数据的中位数，P_{75} 为后面一半数据的中位数。可见，P_{25}、P_{50} 和 P_{75} 将数据进行四等分，每一等分各占四分之一，因此这 3 个百分位数又称为四分位数（quartile），可分别记为 Q_1、Q_2 和 Q_3。Q_2 即中位数，Q_1 和 Q_3 又分别称为下四分位数（lower quartile，Q_L）和上四分位数（upper quartile，Q_U）。

由于不受两端极大或极小数据的影响，故四分位数间距比极差更为稳定。实际应用中，四分位数间距和中位数一起使用，综合反映数据的平均水平和变异程度，写成 $M(P_{25}, P_{75})$。

例 2-9 请根据例 2-2 数据，计算 15 名大骨节病患者白细胞计数的四分位数间距。

将 15 个观测值由小到大排列为:3.46,6.49,7.11,7.29,7.32,7.34,8.99,9.29,9.42,9.61,9.96,9.96,10.15,10.72,13.27。

中位数 9.29 将数据分成两部分,前面 7 个小的数据的中位数为 7.29,即 P_{25};后面 7 个大的数据的中位数为 9.96,即 P_{75}。因此这组数据的 IQR =9.96 −7.29 =2.67。故如需综合反映该数据的平均水平和变异程度,可表示为 9.29(7.29,9.96)。

三、方差与标准差

对于对称分布数据,在获得反映集中位置的均数后,我们会想是否可用各观测值与均数的偏离程度来表达数据的变异情况。如果各个观测值都等于均数,则没有个体变异;各观测值与均数的偏离程度越大,则个体变异越大。因此,对于每个观测值 x_i,可计算其离均差 $x_i - \bar{x}$,所有观测值的离均差之和 $\sum(x_i - \bar{x})$ 似乎表示了整个数据的变异程度,但离均差有正有负,求和之后始终为 0,仍然没有任何价值。因此,将每个观测值的离均差平方后再求和,用离均差平方和 $\sum(x_i - \bar{x})^2$ 来反映所有观测值的变异大小。但离均差平方和的大小与观测值的个数有关,观测值个数越多,离均差平方和越大。为了消除观测值个数的影响,计算所有观测值的平均离均差平方和,即 $\sum(x_i - \bar{x})^2/n$。该指标被称为方差(variance),常用符号 s^2 表示。方差是指所有观测值的离均差平方和的平均值,可描述所有观测值与均数的平均偏离程度。方差越大说明数据越离散,变异程度越大。实际应用中,s^2 计算公式中的分母常常采用 $n-1$ 而非 n,即

$$s^2 = \sum(x_i - \bar{x})^2/(n-1) \tag{2-6}$$

方差的算术平方根 s 被称为标准差(standard deviation,SD)。对于定量单位相同的变量,标准差越大,数据的离散程度就越大。

例 2-10　请计算例 2-8 中 3 组数据的标准差。

A 组:$s = \sqrt{\dfrac{(92-100)^2+(96-100)^2+(100-100)^2+(104-100)^2+(108-100)^2}{5-1}}$

$=6.32$ cm

B 组:$s = \sqrt{\dfrac{(96-100)^2+(97-100)^2+(100-100)^2+(103-100)^2+(104-100)^2}{5-1}}$

$=3.54$ cm

C 组:$s = \sqrt{\dfrac{(96-100)^2+(99-100)^2+(100-100)^2+(101-100)^2+(104-100)^2}{5-1}}$

$=2.92$ cm

由上述计算结果可见,A 组标准差最大,B 组其次,C 组最小,结果说明 A 组数据的变异程度最大,C 组数据的变异程度最小。

方差和标准差是一对可以相互换算的指标。实际应用中,因为标准差的单位与原始观测值的单位一致,所以更多使用标准差而非方差来反映数据的离散程度。标准差一般与均

数结合使用，描述不含离群值的对称分布的分布特征，通常写成 $\bar{x} \pm s$，如例 2-8 中 A 组儿童身高分布特征可表示为 100 ±6. 32(cm)。

四、变异系数

无论标准差还是四分位数间距，其大小均依赖于测量指标的数量级。成年男性体重的标准差在数值上低于 0 ~3 岁婴幼儿体重的变异，但由常识可知真实的情况恰恰相反，造成这种相反情况的原因在于成年男性的体重量级远大于婴幼儿。为了解单位相同但均数相差悬殊的变量之间的变异程度，以及比较几个不同单位的变量的变异程度，可把标准差除以均数，所得到的指标被称为变异系数(coefficient of variation，CV)。CV 是一个度量相对离散程度的指标，是变异大小(s)相对于其平均水平($\bar{x}$)的百分比，故也有人把它称为相对标准差。

$$\mathrm{CV} = \frac{s}{\bar{x}} \times 100\% \qquad (2\text{-}7)$$

从定义可以看出，变异系数是一个无单位的相对指标。变异系数值越大，表示变量的变异程度越大。

例 2-11 根据 2013 年中国卫生统计年鉴数据，我国城市 6 ~7 岁男童的平均身高为 120. 0 cm，标准差为 4. 8 cm；平均体重为 22. 51 kg，标准差为 3. 21 kg。试比较我国城市 6 ~7 岁男童身高和体重的变异程度。

由于身高和体重的标准差单位不同，它们是无法直接比较的，因此只能通过计算变异系数来比较这两个变量的变异程度。体重和身高的变异系数分别为：体重 CV =(3. 21/22. 51) ×100% =14. 26%；身高 CV =(4. 8/120. 0) ×100% =4. 0%。

结果表明，我国城市 6 ~7 岁男童体重的变异程度大于身高的变异程度。

【知识点】

(1) 对于定量数据，可编制频数分布表并绘制直方图，以初步了解变量的分布特征，包括大致的集中趋势和离散趋势以及是否呈对称分布等。

(2) 描述定量数据的分布特征时，需要同时报告其集中位置和变异程度。反映集中位置的主要指标包括均数、几何均数、中位数等。均数计算简便，便于理解，主要用于描述不含离群值的对称分布数据的平均水平。中位数可用于描述对称分布和偏态分布数据的平均水平，尤其是当数据中有离群值、含不确定值及数据呈偏态分布或分布类型未知时，均宜采用中位数来描述数据的集中位置。几何均数常用于描述存在少数偏大的极端值的正偏态分布或近似倍数关系数据的集中位置。

(3) 描述定量数据变异程度的指标主要包括全距、四分位数间距、方差、标准差、变异系数等。全距只能粗略表示数据的变异程度。标准差常与均数结合起来使用。四分位数间距常与中位数结合使用。变异系数主要用于度量衡单位不同的变量变异程度的比较，或者度量衡单位相同但均数相差悬殊的几组数据变异程度的比较。

练 习 题

一、最佳选择题

1. 宜选用________来直观反映数据的分布特征。

A. 条图　　B. 直方图　　C. 饼图

D. 线图　　E. 散点图

2. 对称分布宜用________描述集中位置。

A. 方差　　B. 中位数　　C. 几何均数

D. 算术均数　　E. 四分位数间距

3. ________分布数据的均数比中位数大。

A. 正偏态　　B. 对称　　C. 负偏态

D. 偏态　　E. 左偏态

4. 比较某地儿童身高和体重的变异程度时，宜选用________。

A. 变异系数　　B. 极差　　C. 标准差

D. 方差　　E. 四分位数间距

5. 关于标准差，下面说法错误的是________。

A. 标准差越大，数据的变异程度越大

B. 标准差用于描述对称分布的离散程度

C. 标准差无单位

D. 标准差可与方差相互换算

E. 标准差一般与均数结合使用

6. 一组变量值分别为 3.83，1.06，3.03，3.45，2.36，2.67，其均数和标准差分别为________。

A. 2.73 和 3.83　　B. 2.73 和 0.91　　C. 2.85 和 0.91

D. 2.73 和 0.97　　E. 2.85 和 0.97

7. 一组 5 个人的身高分别为 1.60 m、1.75 m、1.81 m、1.68 m、1.80 m，宜用________来描述该组 5 个人身高分布的集中趋势。

A. 均数　　B. 变异系数　　C. 极差

D. 几何均数　　E. 中位数

二、简述题

1. 频数分布表和直方图的用途是什么？

2. 算术均数、几何均数和中位数的适用范围分别是什么？

3. 极差、四分位数间距、标准差和变异系数的适用范围分别是什么？

三、计算分析题

1. 某单位测得80名员工的血红蛋白含量,其频数表如下:

某单位80名员工的血红蛋白含量(g/L)频数表

组段	频数	组段	频数
70 ~	1	145 ~	18
85 ~	2	160 ~	6
100 ~	7	175 ~	3
115 ~	17	190 ~ 205	1
130 ~	25		

请根据上述资料完成下列任务:

(1) 选用合适的指标描述其集中趋势并计算指标值。

(2) 选用合适的指标描述其离散趋势。

(3) 计算四分位数。

2. 某学校测得该校男生体重的均数为63 kg,标准差为6 kg;女生体重的均数为51 kg,标准差为5 kg。请比较该校男生和女生的体重的变异程度。

3. 测得10名患者的抗体滴度为1:10,1:20,1:10,1:40,1:80,1:20,1:160,1:80,1:40,1:40,请计算这10名患者的平均抗体滴度。

第三章　正态分布与医学参考值范围

医学研究中通常需要通过对样本资料的研究来对总体的特征进行统计推断，而统计推断的理论基础是概率分布。本章主要介绍最常用的一种概率分布——正态分布，以及正态分布在医学研究中的应用。

第一节　正态分布

在医学研究中，很多观察指标（如身高、体重等）都是连续型随机变量。连续型随机变量与离散型随机变量不同，其取值无法用序列逐个列出。因此，连续型随机变量的取值规律一般用概率密度曲线来描述。利用概率密度曲线可以直观地研究随机变量可能的取值区间及在该区间内取值的概率。下面通过一个脉搏数的例子来介绍概率密度曲线。

一、概率密度曲线

例 3-1　从某地区正常成年男性中随机抽取 1000 名并测量他们每分钟的脉搏数，结果如表 3-1 所示。试描述该数据的分布特征。

表 3-1　1000 名正常成年男性每分钟脉搏数的频率分布

组段（次/分）	59 ~	62 ~	65 ~	68 ~	71 ~	74 ~	77 ~	80 ~	83 ~	86 ~	89 ~
频数	1	13	58	141	229	244	186	99	21	6	2
频率	0.002	0.026	0.116	0.282	0.458	0.488	0.372	0.192	0.042	0.012	0.004

通常可以采用频数分布直方图来描述资料的分布特征。当以横轴为组段、纵轴为频率/组距时，得到的直方图称为频率密度图。在等组距的情况下，频率密度直方图与频数分布直方图成比例相似。在频率密度图中，每一个直方条的面积等于该直方条顶点纵坐标与组距（频率）的乘积。所有组段的频率之和等于 1，所以直方图中所有直方条面积之和为 1。

在图 3-1 中，组距为 3（次/分），纵坐标 = 频率/组距，横坐标为每分钟脉搏数。由表 3-1 可知，$65 \leqslant$ 脉搏数 < 68（次/分）的频率为 0.282，这个频率就是图 3-1 中脉搏数（次/分）为 65 ~ 组段内的直方条面积。$68 \leqslant$ 脉搏数 < 74（次/分）的频率为 $0.458 + 0.488 = 0.946$，即

在 68≤脉搏数<74(次/分)组段内的直方条面积为 0.946。然而,我们无法由上述信息计算诸如区间 71～72(次/分)内的频率。但如果表 3-1 的组距为 1(次/分),则可以计算区间 71～72(次/分)内的频率。由此可知,对于频率密度图,组距越小,组段就越多,能计算频率的区间就越多,而计算每分钟脉搏数位于某区间内的频率仍等于该区间内各个直方条面积之和。

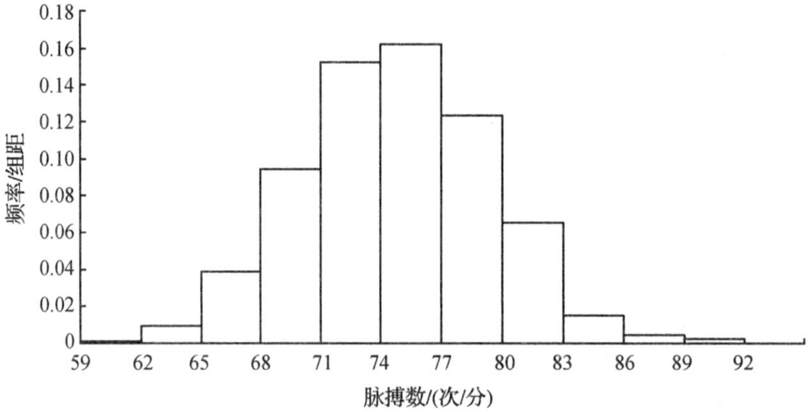

图 3-1　频率密度图

下面介绍如何由频率密度引出概率密度曲线。考虑以下情况:

(1) 如果该资料样本量不断增大,那么各组段的频率(直方条面积)都会越来越稳定地趋向于各自对应的概率,即该地区正常成年男子每分钟脉搏数在各个组段的概率分布。

(2) 当样本量为无穷大时,频率分布等同于概率分布,于是纵坐标等于概率/组距,此时某区间内的直方条面积等于相应区间内的取值概率。

(3) 当组距趋向于 0 时,直方条宽度趋向于 0,直方条接近垂直的直线,所有直方条顶点相连构成一条光滑曲线,该曲线就是概率密度曲线(图 3-2)。此时曲线下总面积仍为 1,任何一个区间内各个直方条面积之和趋向于该区间对应的概率密度曲线下面积。

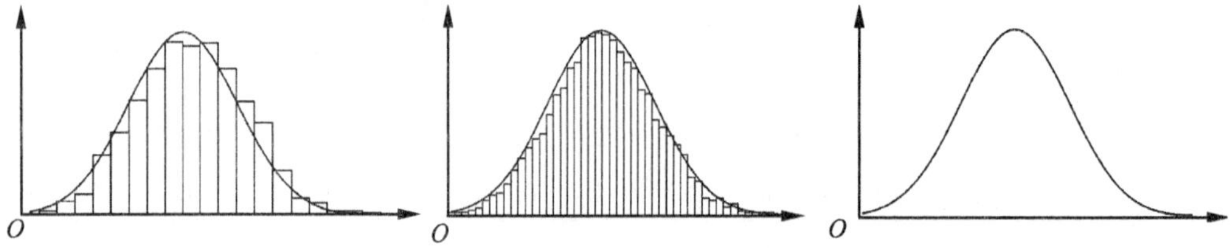

图 3-2　频率分布逐渐接近概率分布示意图

由上述可知,连续型随机变量 X 在任意区间内取值的概率等于该区间对应的概率密度曲线下的面积。而 X 取某一特定值 x_0 的概率为 0,因为 $X=x_0$ 是一条垂直的直线,面积为 0。

二、正态分布的概念

与概率密度曲线相对应的函数为概率密度函数。当一条概率密度曲线可以用函数式

(3-1)描述时,我们称其为正态概率密度曲线,该函数被称为正态概率密度函数。

$$f(x)=\frac{1}{\sigma\sqrt{2\pi}}e^{-\frac{(x-\mu)^2}{2\sigma^2}},\ -\infty<x<\infty \tag{3-1}$$

上式中,π 是圆周率,e 是自然常数,常数 μ、$\sigma(\sigma>0)$ 为两个重要参数。

正态分布的概率密度曲线是一条单峰、对称的钟形曲线(图 3-3)。

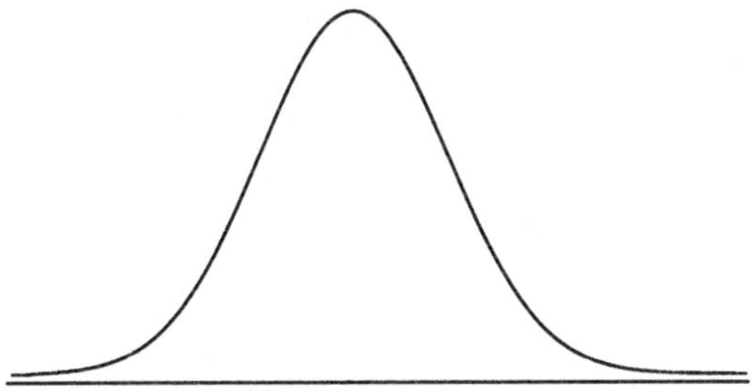

图 3-3 正态分布概率密度曲线

若连续型随机变量 X 的概率密度函数式为(3-1),则称 X 服从参数为 μ、σ 的正态分布(normal distribution),记为 $X\sim N(\mu,\sigma^2)$。其中,μ 为正态分布的均数,σ 为标准差。正态随机变量 X 的概率分布函数式为

$$F(x)=P(X<x)=\int_{-\infty}^{x}f(x)\mathrm{d}x \tag{3-2}$$

该函数式表示随机变量 X 取值小于 x 的概率,即正态概率密度曲线在区间$(-\infty,x)$范围内的曲线下面积。

正态分布由数学家高斯(Gauss)提出,故又称高斯分布(Gaussian distribution)。正态分布是一种重要的连续型概率分布,是很多统计分析方法的重要基础。

三、正态分布的特征

正态分布有以下特征:

(1) 集中性正态曲线的高峰位于均数所在位置,即在 $x=\mu$ 处取得最大值。对于横轴上相同长度的区间,靠近 $x=\mu$ 时,正态随机变量 X 在该区间内的取值概率较大;远离 $x=\mu$ 时,X 的取值位于该区间内的概率较小。

(2) 对称性正态分布曲线以 $x=\mu$ 为对称轴,左右对称。

(3) 正态分布有两个参数,即均数(μ)和标准差(σ)。均数(μ)描述随机变量的集中趋势位置,标准差(σ)体现随机变量分布的离散程度。σ 越小,分布越集中在 μ 附近,正态曲线越窄陡;σ 越大,分布越分散,正态曲线越宽平。若固定 σ 而改变 μ 的值,则曲线沿横轴平移而其形状不变。具体参见图 3-4。因此,μ 和 σ 也分别被称为位置参数和形状参数。

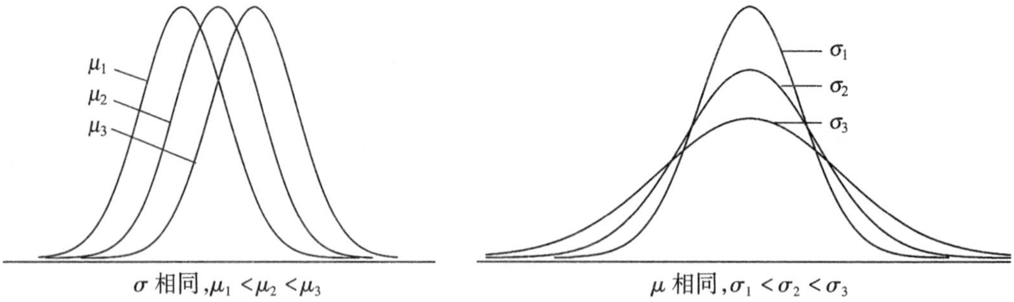

图 3-4　不同参数的正态分布示意图

（4）正态曲线下的面积分布有一定规律。对于服从正态分布的随机变量 X,只要知道总体均数 μ 和标准差 σ,就可用以下公式计算其落在某一区间内的概率(即曲线下面积,图 3-5)：

$$P(x_1 < X < x_2) = \int_{x_1}^{x_2} \frac{1}{\sigma\sqrt{2\pi}} e^{-\frac{(x-\mu)^2}{2\sigma^2}} dx \tag{3-3}$$

无论 μ、σ 取什么值,正态曲线下总面积恒等于 1。由于正态分布关于均数 μ 对称,故其概率密度曲线对应于 $x>\mu$ 和 $x<\mu$ 的曲线下面积相等,即 $P(X>\mu)=P(X<\mu)=0.5$。

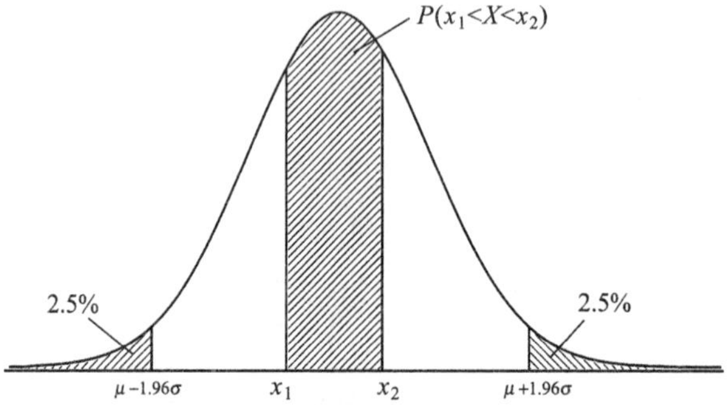

图 3-5　正态曲线下面积分布规律

常用的 3 个区间及其取值概率(概率密度曲线下面积)为:(1) 对应于区间($\mu-1.64\sigma$, $\mu+1.64\sigma$)的取值概率为 0.90,区间两侧概率密度曲线下的面积为 0.10,单侧为 0.05;(2) 对应于区间($\mu-1.96\sigma$,$\mu+1.96\sigma$)的取值概率为 0.95,区间两侧概率密度曲线下的面积为 0.05,单侧为 0.025(图 3-5);(3) 对应于区间($\mu-2.58\sigma$,$\mu+2.58\sigma$)的取值概率为 0.99,区间两侧概率密度曲线下的面积为 0.01。

四、标准正态分布

正态分布是一个分布族,不同的参数 μ 和 σ 产生不同位置、不同形状的正态分布。当$\mu=0$,$\sigma=1$ 时,称随机变量服从标准正态分布(standard normal distribution),常用 Z 或 U 表示标准正态随机变量,记为 $N(0,1)$,其概率密度函数式和分布函数式分别为

$$\phi(z) = \frac{1}{\sqrt{2\pi}} e^{-\frac{z^2}{2}},\ -\infty < z < \infty \tag{3-4}$$

$$P(Z < z_1) = \phi(z_1) = \int_{-\infty}^{z_1} \frac{1}{\sigma\sqrt{2\pi}} e^{-\frac{z^2}{2}} dz \tag{3-5}$$

公式(3-5)表示直线 $z = z_1$ 左侧的正态曲线下面积,即 $z < z_1$ 的概率。$\phi(z_2) - \phi(z_1)$ 可得到标准正态变量位于区间 (z_1, z_2) 内的概率(图 3-6)。

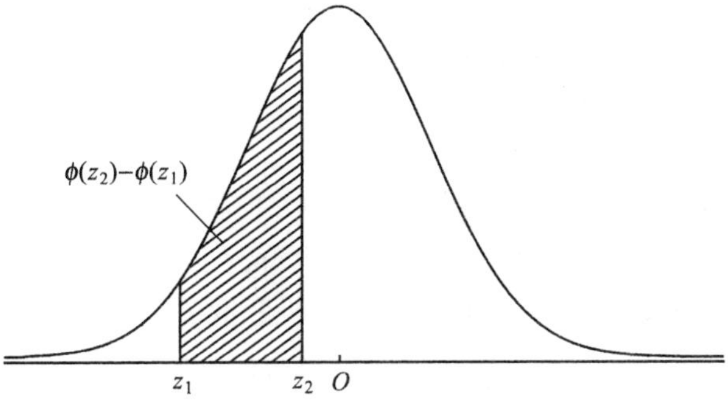

图 3-6　标准正态曲线下面积

为了便于应用,统计学家按公式(3-5)编制了附表 1(标准正态分布曲线下面积)。该表列出了标准正态曲线下从 $-\infty$ 到 z 范围内的面积值,即标准正态分布变量在范围 $(-\infty, z)$ 内取值的概率。

例 3-2　已知 $z_1 = -1.64$, $z_2 = -0.5$,求标准正态随机变量在区间 $(-1.64, -0.5)$ 内的取值概率。

(1) 标准正态随机变量在某区间内的取值概率,等于相应的标准正态概率密度曲线在该区间内的曲线下面积。查附表 1 可知,$(-\infty, -1.64)$ 范围内的曲线下面积为 $\phi(z_1) = 0.0505$,$(-\infty, -0.5)$ 范围内的曲线下面积为 $\phi(z_2) = 0.3085$。

(2) 标准正态分布概率密度曲线在 $(-1.64, -0.5)$ 范围内的曲线下面积为 $\phi(z_2) - \phi(z_1) = 0.3085 - 0.0505 = 0.258$,即标准正态随机变量在区间 $(-1.64, -0.5)$ 内的取值概率为 0.258。

附表 1 仅列出正态曲线下从 $-\infty$ 到 $z(z \leqslant 0)$ 范围内的面积。对于 $z > 0$,可利用正态曲线的对称性,即 $\phi(z) = 1 - \phi(-z)$ 求得任意范围内的面积。

例 3-3　已知 $z_1 = -1.32$, $z_2 = 2.55$,求标准正态曲线在区间 $(-1.32, 2.55)$ 内的曲线下面积。

(1) 查附表 1,得 $(-\infty, -1.32)$ 范围内的面积为 $\phi(z_1) = 0.0934$,$(-\infty, -2.55)$ 范围内的面积为 $\phi(-z_2) = 0.0054$。

(2) 根据正态分布的对称性,有 $\phi(2.55) = 1 - \phi(-2.55) = 1 - 0.0054 = 0.9946$,因此 $(-1.32, 2.55)$ 范围内的面积为 $\phi(2.55) - \phi(-1.32) = 0.9946 - 0.0934 = 0.9012$。

对于均数为 μ、标准差为 σ 的正态分布,直接按照公式(3-3)计算概率通常比较困难。在实际应用中,我们可以将正态随机变量进行标准化变换:

$$Z = \frac{X - \mu}{\sigma}$$

将其转换为标准正态分布。可以证明转换后的标准正态变量 Z 与 X 一一对应，且相应区间内的曲线下面积也一一对应。因此，一般正态分布的曲线下面积可以借助转化为标准正态分布曲线下面积进行计算。

例 3-4 求服从参数为 $\mu=4.2$、$\sigma=1.5$ 的正态分布的随机变量在区间(2.32,3.79)内的取值概率。

（1）对区间端点值进行标准化变换：

$$z_1=\frac{2.32-4.2}{1.5}=-1.25,z_2=\frac{3.79-4.2}{1.5}=-0.27$$

于是此题转换为求标准正态随机变量在区间(−1.25，−0.27)内的取值概率。

（2）查附表1得 $\phi(z_1)=0.1056$，$\phi(z_2)=0.3936$。

（3）于是 $\phi(z_2)-\phi(z_1)=0.288$，即该正态随机变量在(2.32,3.79)区间内的取值概率为0.288。

在计算中，如果 z 值的小数位数超出附表1的范围，可以用内插法来估计曲线下面积。例如，当 $z=-0.275$ 时，附表1给出 $\phi(-0.27)=0.3936$，$\phi(-0.28)=0.3807$，可以假定在 −0.27 到 −0.28 之间，正态曲线下面积和 z 的取值服从线性关系，则 $\phi(-0.275)=\frac{0.3936+0.3807}{10}\times5=0.38715$。

五、正态分布的应用

（一）估计总体变量值的频率分布

在客观现实中，有很多随机变量是大量独立的随机因素综合作用的结果，这种变量往往近似地服从正态分布。医疗卫生领域中很多观察指标及实验中的随机误差大多呈正态分布或近似正态分布。有些变量虽然不服从正态分布，但经过变量转换后也近似服从正态分布，如细菌密度、抗体滴度等。对于服从正态分布或近似服从正态分布的变量，只要求得其样本均数 $\overline{X}$ 和标准差 S，根据正态分布曲线下面积分布的规律，就能估计其频率分布。

例 3-5 已知某校200名18岁男生的身高，其均数 $\overline{X}=173.5$ cm，标准差 $S=4.6$ cm，试估计该校男生身高在170.0～175.0 cm范围内的比例。

本例可将男生的身高视为近似服从正态分布，用样本均数和标准差作为总体均数和标准差的估计值进行计算。解题步骤如下：

（1）对区间进行标准化变换：

$$z_1=\frac{170.0-173.5}{4.6}=-0.76,\ z_2=\frac{175.0-173.5}{4.6}=0.33$$

（2）查附表1得 $\phi(z_1)=0.2236$，$\phi(-z_2)=0.3707$，于是 $\phi(z_2)=1-\phi(-z_2)=0.6293$，$\phi(z_2)-\phi(z_1)=0.6293-0.2236=0.4057$，由此估计该校18岁男生的身高在170.0～175.0 cm范围内的比例为40.57%。

（二）质量控制

正态分布理论可用来评价和控制测量误差。一般情况下，实验中的测量误差服从正态分布，$\mu \pm 3\sigma$ 范围之外的观察值出现的概率不到 3‰，测量误差值在该范围内几乎是肯定的事，这就是质量控制领域的“3σ”法则。因此统计学规定，以 $\overline{X} \pm 2S$ 作为实验观测值的上警戒限（UWL）和下警戒限（LWL），以 $\overline{X} \pm 3S$ 作为实验观测的上控制限（UCL）和下控制限（LCL）。实验检测结果或产品质量控制示意图如图 3-7 所示。实验检测结果如果落在警戒限内，说明产品质量或测量误差在控制之中；如果超出控制限，则说明产品质量或测量有问题。

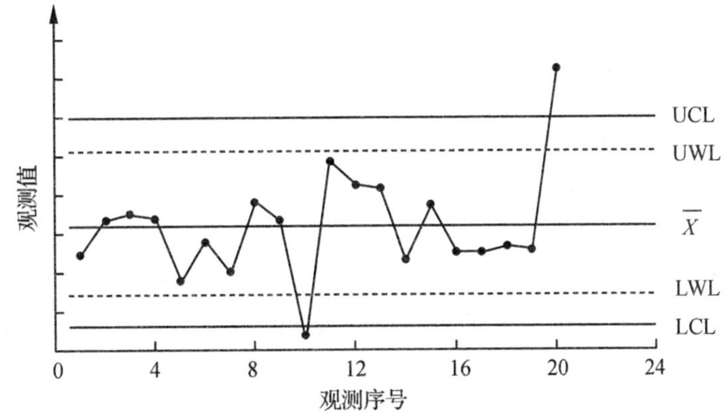

图 3-7 实验检测结果或产品质量控制示意图

（三）制定医学参考值范围

由于个体之间的差异性，生物医学指标一般都不是常数，而是在一定范围内波动。制定这些指标的参考值范围有助于判断某项指标是否正常。参考值的范围可以是 95% 正常个体的指标范围，也可以是 99% 正常个体的指标范围，但最常用的是 95% 参考值范围，即观察指标的 95% 正常值范围。医学参考值的定义及制定步骤详见本章第二节。

（四）其他统计方法的理论基础

很多统计方法是建立在正态分布基础上的，如 χ^2 分布、t 分布和 F 分布，都是在正态分布的基础上推导出来的。

（1）n 个相互独立的标准正态随机变量 X 的平方和服从自由度为 n 的 χ^2 分布，记为 $\chi^2 \sim \chi^2(n)$。

$$\chi^2 = X_1^2 + X_2^2 + \cdots + X_n^2 \tag{3-6}$$

χ^2 分布是 χ^2 检验的理论基础，χ^2 检验应用于定性资料的假设检验、拟合优度检验等，详见第九章。

（2）如果随机变量 $t = \dfrac{X}{\sqrt{Y/\nu}}$，其中 $X \sim N(0,1)$，$Y \sim \chi^2(\nu)$，且 X 与 Y 相互独立，则称随机变量 t 服从自由度为 ν 的 t 分布，记为 $t \sim t(\nu)$。t 分布应用于对呈正态分布的总体均数进行估计，也是两样本定量资料假设检验的理论基础。

（3）如果随机变量 $F = \dfrac{X/\nu_1}{Y/\nu_2}$，其中 $X \sim \chi^2(\nu_1)$，$Y \sim \chi^2(\nu_2)$，且 X，Y 相互独立，则称随机变

量 F 服从自由度为(ν_1,ν_2)的 F 分布,记为 $F\sim F(\nu_1,\nu_2)$,其中 ν_1,ν_2 分别为 F 分布的第一自由度和第二自由度。F 分布是方差分析和方差齐性检验的理论基础。

第二节　医学参考值范围

一、医学参考值的概念

由于正常人的形态、功能、生化等各种指标的值因人而异,而且同一个人的某些指标还会随着时间、机体内外环境的改变而变化,因此需要确定其波动范围。同时,人群在某项指标上的动态变化也能间接反应社会经济发展、人群营养状况等条件变化。随着现代医学的发展,参考值范围在医学各个领域中应用广泛,如卫生标准或有害物质容许浓度的制定、儿童少年生长发育及营养状况评价、环境污染的动态变化或环境保护效果评价等。

医学参考值是指具有明确背景资料的参考人群某项具体指标的测定值。参考值范围也称正常值范围,指包括大多数正常人的人体形态、功能和代谢产物等各种生理及生化指标观察值的波动范围,一般在临床上用作判定正常和异常的参考标准。上述“正常人”并非指没有任何疾病状态的人群,而是指排除了对研究指标有影响的疾病和有关因素的同质人群。

二、医学参考值范围的计算

制定医学参考值范围的一般步骤如下。

(一)确定观察对象和样本量

首先,根据观察指标的特点和使用背景,制定抽样的入选标准和排除标准,以保证研究对象的同质性。入选标准和排除标准不能对观察指标本身的范围进行限制,而应根据其他相关的指标都在相应的正常值范围内,从而确定样本人群。其次,要确定足够大的样本量。参考值范围的计算由样本数据决定,如果样本量太小,指标的频数分布尚不稳定,计算结果的代表性就较差;如果样本量过大,则会增加研究成本,有时还会影响数据的准确性。

(二)选取统一、准确的测量方法

应采用公认的或权威机构推荐的标准方法进行测量,且检测时用到的仪器、试剂及其他条件应相同,操作人员经过统一培训,严格控制各种误差。

(三)确定分组

根据实际情况确定是否需要分组。例如,当观察指标在不同年龄段、不同性别、不同地区、不同种族之间存在显著差异且差异存在临床意义时,应分组制定参考值范围。

（四）确定参考值范围的单双侧

根据专业知识和实际用途确定单双侧。某些指标的测量值过高或过低均为异常，如血压、白细胞计数等，其参考值范围应为双侧；有些指标的测量值仅仅过高或过低才为异常，如血铅含量过高、肺活量过低被认为属于异常，此时应采用单侧参考值范围。

（五）选定合适的百分界限

一般95%参考值范围最常用，也可根据需要确定90%或99%为百分界限。

（六）根据资料的分布选择合适的方法进行估计

常用方法有正态分布法和百分位数法（表3-2）。

表3-2　参考值范围的制定

百分界限	正态分布法			百分位数法		
	双侧	单侧		双侧	单侧	
		下限	上限		下限	上限
90%	$\overline{X}\pm1.64S$	$\overline{X}-1.28S$	$\overline{X}+1.28S$	$P_5 \sim P_{95}$	P_{10}	P_{90}
95%	$\overline{X}\pm1.96S$	$\overline{X}-1.64S$	$\overline{X}+1.64S$	$P_{2.5} \sim P_{97.5}$	P_5	P_{95}
99%	$\overline{X}\pm2.58S$	$\overline{X}-2.33S$	$\overline{X}+2.33S$	$P_{0.5} \sim P_{99.5}$	P_1	P_{99}

1. 正态分布法

对于服从或近似服从正态分布的指标，其参考值范围可以根据正态分布的概率密度曲线下面积分布规律制定。

例3-6　某市调查500名20～29岁正常成年男子的尿酸浓度，其均数$\overline{X}=306.8$ mmol/L，标准差$S=47.6$ mmol/L。试估计该市20～29岁成年男子的95%参考值范围。

尿酸浓度过高或过低均属异常，故此参考值范围应是双侧的。尿酸浓度近似呈正态分布，因此可以用$\mu\pm1.96\sigma$确定该市成年男子尿酸含量的95%参考值范围。本例可用样本均数$\overline{X}$和标准差S作为总体均数和标准差的估计值进行计算，则95%参考值范围的下、上限分别为：

下限：$\overline{X}-1.96S=306.8-1.96\times47.6=213.504$（mmol/L）

上限：$\overline{X}+1.96S=306.8+1.96\times47.6=400.096$（mmol/L）

因此该市20～29岁正常成年男子尿酸浓度的95%参考值范围为213.504～400.096mmol/L。

2. 百分位数法

对于不服从正态分布的资料，首先考虑进行变量变换，使之服从正态分布，再对变换后的资料运用上述正态分布法求参考值范围，最后逆变换回资料的原始测量尺度。如果变量变换后仍不服从正态分布，则采用百分位数法。此方法的缺点是样本信息利用不充分。

根据频数表，百分位数的计算公式如下：

$$P_x = L_x + \frac{i}{f_x}\left(n\cdot x\% - \sum f_L\right) \tag{3-7}$$

上式中，L_x 为百分位数所在组段的下限，i 为百分位数所在组段的组距，f_x 为百分位数所在组段的频数，n 为总例数，$\sum f_L$ 为百分位数所在组的上一组的累计频数。累计频率刚好大于 $x\%$ 的组即为第 x 百分位数所在组。

在没有频数表的情况下，可以将观察值按从小到大的顺序排列后直接按下式计算：

$$\text{当 } n \cdot x\% = \mathrm{INT}(n \cdot x\%) \text{ 时}, P_x = \frac{x_{\mathrm{INT}(n \cdot x\%)} + x_{\mathrm{INT}(n \cdot x\%)+1}}{2} \tag{3-8}$$

$$\text{当 } n \cdot x\% > \mathrm{INT}(n \cdot x\%) \text{ 时}, P_x = x_{\mathrm{INT}(n \cdot x\%)+1} \tag{3-9}$$

上两式中，$\mathrm{INT}(n \cdot x\%)$ 表示 n 与 $x\%$ 乘积的整数部分。

例 3-7 为了解居民正常发汞水平，某地区 2014 年调查了 240 名正常居民的发汞含量（μmol/kg），结果见表 3-3。请计算该地区正常居民发汞含量的 95% 参考值范围。

表 3-3 2014 年某地区 240 名正常居民发汞含量频数表

组段（μmol/kg）	频数	累计频数	累计频率
1.5 ~	20	20	0.083
3.5 ~	66	86	0.358
5.5 ~	60	146	0.608
7.5 ~	48	194	0.808
9.5 ~	19	213	0.888
11.5 ~	16	229	0.954
13.5 ~	8	237	0.988
15.5 ~	2	239	0.996
17.5 ~	0	239	0.996
19.5 ~	1	240	1.000

因发汞含量过高为异常，因此应计算 95% 参考值范围的单侧上限 P_{95}，由表 3-3 可知 P_{95} 在 11.5 ~ 组段，根据公式（3-7）可得

$$P_{95} = 11.5 + \frac{2}{16} \times (240 \times 95\% - 213) = 13.375 (\mu\text{mol/kg})$$

故该地区正常居民发汞含量的 95% 参考值范围为低于 13.375μmol/kg。

【知识点】

（1）正态分布的概率密度函数为：

$$f(x) = \frac{1}{\sigma\sqrt{2\pi}} e^{-\frac{(x-\mu)^2}{2\sigma^2}}, \quad -\infty < x < \infty$$

它的两个参数是均数 μ 和标准差 σ。

（2）正态分布的概率密度曲线是一条单峰、对称的钟形曲线，曲线下面积有一定的分布规律。在正态分布的应用中，常用的 3 个分布范围为 $\mu \pm 1.64\sigma$、$\mu \pm 1.96\sigma$ 和 $\mu \pm 2.58\sigma$，对应的取值概率分别为 0.90、0.95 和 0.99，对应的概率密度曲线下两侧阴影面积分别为 0.10、0.05 和 0.01。

(3) 标准正态分布是指均数为0、标准差为1的正态分布。服从一般正态分布的随机变量可通过线性变换 $Z=\frac{X-\mu}{\sigma}$ 转换为服从标准正态分布的变量。

(4) 正态分布可用于估计总体变量值的频率分布、质量控制和医学参考值范围的制定。

(5) 医学参考值范围可通过正态分布法和百分位数法进行制定。原则上医学参考值范围是指在特定人群中该指标的总体的参考值范围。但在实际研究中,总体百分数与正态分布的总体均数和标准差都是未知的,需要利用样本资料进行估计。对服从或近似服从正态分布的资料,用样本估计总体均数和标准差并据此计算参考值范围,其平均误差要小于用百分位数法估计的参考值范围。

练　习　题

一、最佳选择题

1. 对于正态分布的两个参数,________情况下对应的正态曲线越扁平。

A. μ 越大　　B. μ 越小　　C. σ 越大

D. σ 越小　　E. 不能确定

2. 随机变量 X 服从均数为 $\overline{X}$、标准差为 S 的正态分布,其取值小于 $\overline{X}+1.64S$ 的概率为________。

A. 0.90　　B. 0.95　　C. 0.10

D. 0.05　　E. 0.025

3. 已知 $z_1=-1.76$,$z_2=-0.25$,则标准正态曲线在区间(-1.76, -0.25)范围内的曲线下面积为________。

A. 0.3621　　B. 0.4013　　C. 0.3843

D. 0.3557　　E. 0.4325

4. 某地区200名10岁女孩体重的均数为35.6 kg,标准差为6.4 kg。据此估计该地区体重在30~40 kg范围内的10岁女童所占比例为________。

A. 55.95%　　B. 56.41%　　C. 56.32%

D. 56.58%　　E. 55.86%

5. 医学上认为血铅浓度偏高为不正常,若正常人的血铅值呈对数正态分布,$Y=\lg X$,G 为 X 的几何均数,则血铅浓度的95%参考值范围的界值计算公式是________。

A. $\lg^{-1}(\overline{Y}+1.96S_Y)$　　B. $\lg^{-1}(\overline{Y}+1.64S_Y)$　　C. $\lg^{-1}(\overline{X}+1.64S_X)$

D. $G+1.64S_X$　　E. $G+1.96S_X$

二、简述题

1. 简述概率密度与概率分布的关系。

2. 正态分布有什么特征?

3. 某地区需要制定正常成年女子血红蛋白含量的95%参考值范围,请简述制定步骤。

三、计算分析题

1. 若 $X \sim N(\mu,\sigma^2)$,试求 X 的取值在 $\mu \pm 2.58\sigma$ 范围内的概率。

2. 根据2017年某大学的体检资料,该校637名一年级女大学生的平均身高 $\overline{X}$ = 161.0 cm,标准差 S = 6 cm。

(1) 试估计该校一年级女大学生中身高在170 cm以上所占的比例。

(2) 试估计该校一年级女大学生身高在158~165 cm范围内的人数。

(3) 试计算该校一年级女大学生身高的95%参考值范围。

3. 某市随机抽样并测定了600名50~60岁健康男性的血清甘油三酯含量(mmol/L),结果统计资料如下表所示。为了给该市50~60岁男性高血脂的预防与诊断提供参考依据,请估计该市健康成年男性血清甘油三酯含量的95%参考值范围。

某市600名50~60岁健康男性血清甘油三酯含量的频数分布

组段(mmol/L)	频数	累计频数	累计频率/%
0.10 ~	26	26	4.33
0.40 ~	164	190	31.67
0.70 ~	159	349	58.17
1.00 ~	90	439	73.17
1.30 ~	77	516	86.00
1.60 ~	40	556	92.67
1.90 ~	25	581	96.83
2.20 ~	13	594	99.00
2.50 ~	3	597	99.50
2.80 ~	2	599	99.83
3.10 ~	1	600	100.00

第四章　定性资料的统计描述

定性资料是指根据变量的属性或类别进行分组后清点观察单位的个数。其数据基本形式表现为绝对数,如某病住院人数、治疗人数、有效人数、死亡人数等,用以说明某事物或现象发生的实际水平。定性资料在工作中是必不可少的。定性资料的描述通常需要计算相对数,可根据研究目的计算率、构成比、相对比等相对数来描述定性资料。

第一节　常用相对数

相对数(relative number)是两个有关联的指标之比。医学上常用的相对数有率、构成比、相对比。

一、率

率(rate)又称频率指标,是指某现象在一定的时间或空间范围内实际发生的观察单位数与同时期可能发生该现象的观察单位总数之比。率可用于说明某现象发生的频率或强度。其计算公式为

$$率=\frac{某时期实际发生某现象的观察单位数}{同时期可能发生某现象的观察单位总数}\times K \tag{4-1}$$

上式中,K为比例基数,常以百分率(%)、千分率(‰)、万分率(1/万)、十万分率(1/10万)表示。在医学资料的分析中,比例基数的选择通常依据习惯而定,如评价治疗效果的指标治愈率、有效率通常用百分率(%);人口统计中的死亡率、出生率、人口自然增长率、婴儿死亡率、新生儿死亡率等常用千分率(‰);描述恶性肿瘤的死亡率、发病率、患病率等常用十万分率(1/10万)。从统计学角度来看,选择比例基数的基本原则是使计算的率保留1~2位整数,以便于阅读或对比。总体率用π表示,样本率用p表示。

例4-1　某研究者为了了解2010—2015年全国孕产妇死亡率和地区差异情况,获得的资料见表4-1。表4-1中,第(2)、(3)栏是绝对数,表示2010—2015年全国不同地区孕产妇的人口数和死亡的实际水平,第(4)栏是率,表示孕产妇死亡发生的强度。东部地区孕产妇共2276680人,死亡326人,其死亡率为$\frac{326}{2276680}\times 100000/10万=14.32/10万$。同理可以计

算中部、西部地区孕产妇死亡率。

表 4-1 2010—2015 年全国不同地区孕产妇死亡情况

地区 (1)	人口数 (2)	死亡数 (3)	死亡率/(1/10 万) (4)
东部	2276680	326	14.32
中部	2950836	754	25.55
西部	2047872	879	42.92
合计	7275388	1959	26.93

二、构成比

构成比(proportion)是指事物内部某一组成部分的观察单位数与该事物各组成部分观察单位数总和之比。构成比可用于说明各组成部分在总体中所占的比重或分布,常以百分数表示。其计算公式为

$$\text{构成比}=\frac{\text{某事物内部某一组成部分的观察单位数}}{\text{同一事物各组成部分的观察单位总数}}\times 100\% \tag{4-2}$$

例 4-2 某省 2010—2015 年前十位恶性肿瘤死亡人数和构成比结果见表 4-2。该年该省前十位恶性肿瘤共死亡 16821 人,其中死于肺癌 4143 人,占前十位恶性肿瘤死亡总数的构成比为$\frac{4143}{16821}\times 100\% = 24.63\%$。同理可以计算出其他恶性肿瘤的构成比,结果见表 4-2 第(4)栏。

表 4-2 2010—2015 年某省前十位恶性肿瘤死亡人数和构成比

位次 (1)	恶性肿瘤 (2)	死亡人数 (3)	构成比/% (4)
1	肺癌	4143	24.63
2	胃癌	4089	24.31
3	食管癌	3016	17.93
4	肝癌	2909	17.29
5	结直肠癌	705	4.19
6	脑和神经系统肿瘤	581	3.45
7	白血病	466	2.77
8	乳腺癌	391	2.33
9	胰腺癌	292	1.74
10	骨肿瘤	229	1.36
合计	—	16821	100.00

构成比可以用来表示疾病或死亡的顺位、位次或所占比重。构成比具有两大特点:① 同一事物内部各构成比之和等于 100%。② 同一事物内部各构成比之间是相互影响的,

某一构成比增减会影响其他部分构成比的减小或增大。

从表 4-2 第(4)栏可以看出，该省前十位恶性肿瘤的构成比从上到下依次降低，可以应用构成比表示这些疾病的位次或顺位，将前十位恶性肿瘤的构成比相加后结果为 100%。

三、相对比

相对比简称比(ratio)，是指甲、乙两个相关指标值之比，可用于说明两指标间的比例关系，通常用倍数或百分数(%)表示。其计算公式为：

$$相对比 = \frac{甲指标值}{乙指标值}(\times 100\%) \tag{4-3}$$

两个比较指标可以性质相同，如同一时期某人群的不同性别人口数之比；也可以性质不同，如某医院的病床数与医务人员数之比。两个指标可以是绝对数、相对数或平均数等。

相对比根据两个指标的关系，常见的有以下两种形式。

1. 对比指标相对比

对比指标相对比是指同类事物的两个指标值之比。

例 4-3　2010 年 11 月 1 日零时第六次人口普查登记数据如下：大陆 31 个省、自治区、直辖市和现役军人的人口数共 1339724852 人，其中男性人口数为 686852572 人，女性人口数为 652872280 人，男女人数之比为

$$\frac{686852572}{652872280} = 1.052$$

即男性人口数是女性人口数的 1.052 倍。

例 4-4　某地某年男性吸烟者肺癌的发病率为 50.12/10 万人年，非吸烟者为 4.69/10 万人年，则该地男性吸烟者患肺癌的相对危险度为

$$RR = \frac{50.12}{4.69} = 10.69$$

即该地男性吸烟者的肺癌发病率是不吸烟者的 10.69 倍。

2. 关系指标相对比

关系指标相对比是指两个有关的但非同类事物的数量的比。

例 4-5　某医院 2016 年医护人员数为 976 人，同年平均开病床 1436 张，病床数与医护人员数之比为 1436/976 = 1.47，即每名医护人员平均负责 1.47 张病床。这里医护人员与病床是两个非同类事物，单位也不同，但二者关系密切。有时两个指标的位置可以交换，如本例，976/1436 = 0.68，表示该医院每张病床平均配备 0.68 名医护人员。

四、标准化率

在比较两个不同人群的治愈率、患病率、发病率、死亡率等相对数指标时，为消除其内部构成(如年龄、性别、疾病类型、病情轻重、病程长短等)对率的影响，可以使用标准化率(standardized rate)这个指标。

例 4-6　甲、乙两种疗法对某病治愈率的比较资料见表 4-3。

表 4-3　甲、乙两种疗法治疗某病治愈率的比较

组别	甲疗法			乙疗法		
	病例数	治愈例数	治愈率/%	病例数	治愈例数	治愈率/%
成人组	100	60	60.0	200	100	50.0
儿童组	200	30	15.0	100	10	10.0
合计	300	90	30.0	300	110	36.7

从表4-3的资料可以看出内部构成不同对合计率的影响。就任一组别来看，甲疗法中成人组和儿童组的治愈率均高于乙疗法，但合计治愈率却是甲疗法低于乙疗法。出现这种矛盾现象的原因是甲、乙两种疗法治疗的病人构成不同，甲疗法以治愈率低的儿童病例为主，而乙疗法以治愈率高的成人病例为主。甲、乙两种疗法治疗病例的内部构成不同，造成了乙疗法治愈总人数高于甲疗法，从而出现甲疗法总治愈率低于乙疗法的错误结论。因此，要正确比较两种疗法的合计率，必须先将两组研究对象的内部构成按统一标准进行校正，计算校正后的标准化治愈率，然后再做比较。这种用统一内部构成计算的率被称为标准化率。

从上述资料分析可见，标准化率的基本思想是：当两组或多组资料进行比较时，为了消除其内部构成不同对合计率的影响，采用统一的标准构成来计算标准化合计率，再对标准化合计率进行组间比较，这样可以使组间的标准化合计率具有可比性。

标准化率的计算通常包括以下三个步骤。

1. 选择标准化方法

计算标准化率的常用方法有直接法和间接法。直接法是指利用资料中各分组实际率（如死亡率、发病率、治愈率等），选择统一的标准人口数（或标准人口构成），直接计算出标准化率的方法。间接法是指利用资料中各组实际人数（如死亡数、发病数、治愈数等），应用选定的标准率（死亡率、发病率、治愈率等），先计算标准化死亡比（发病比或治愈比等），再计算标准化率的方法。例如，对死亡率进行标准化，如果已知年龄别实际死亡率，则可采用直接法；当缺少年龄别实际死亡率，只有总死亡数和年龄别人口数时，或者各年龄组人口数较少，年龄别死亡率不稳定时，均可采用间接法。

2. 标准构成的选取

进行标准化率计算时，关键是要选择比较标准，有以下三种选择方法：

（1）根据研究目的选择有代表性的、较稳定的、数量较大的人群作为两者共同的标准，例如，以世界的、全国的、全省的、本地区的或本单位历年累计的数据作为标准较为理想。这种选择方法可用于直接法或间接法。

（2）两组资料中任选一组资料的人口数（或人口构成）作为两者共同的标准。这种选择方法可用于直接法。

（3）以两组资料各部分人口数之和组成的人口数（或合并构成）作为两者共同的标准。这种选择方法可用于直接法。

3. 应用公式计算标准化率

按公式(4-4)、公式(4-5)或公式(4-6)计算标准化率。下面以死亡率的年龄构成标准化为例来说明标准化率的计算公式。

(1) 直接法的计算公式。

选择年龄别人口数作为标准时,计算标准化率的公式为

$$p' = \frac{\sum N_i p_i}{N} \tag{4-4}$$

选择年龄别人口构成比作为标准时,计算标准化率的公式为

$$p' = \sum \left(\frac{N_i p_i}{N}\right) p_i \tag{4-5}$$

公式(4-4)和公式(4-5)中 p' 为标准化率,N_i 为标准年龄别人口数,p_i 为实际年龄别死亡率,N 为标准人口总人数。公式(4-4)的分子 $\sum N_i p_i$ 为预期死亡数,它除以标准人口总数 N 就是标准化死亡率。公式(4-5)中 N_i/N 为标准年龄别人口构成比,乘以实际年龄别死亡率 p_i,其乘积之和也是标准化死亡率。

(2) 间接法的计算公式。

选择年龄别死亡率和总死亡率作为标准时,计算标准化率的公式为

$$p' = P \times \frac{r}{\sum n_i P_i} = P \times \text{SMR} \tag{4-6}$$

公式(4-6)中,P 为标准总死亡率,P_i 为标准年龄别死亡率,r 为实际总死亡数,n_i 为实际年龄别人口数,$\sum n_i P_i$ 是被标化组按标准年龄组死亡率算得的预期死亡数,$\frac{r}{\sum n_i P_i}$是被标化组实际死亡数与预期死亡数之比,称为标准化死亡比(standard mortality ratio,SMR),P 与 SMR 的乘积为间接标化法的标准化死亡率。SMR 在流行病学中的应用较多。SMR > 1,表示被标化人群的死亡率高于标准组;SMR < 1,表示被标化人群的死亡率低于标准组。但由于有抽样误差存在,样本 SMR 需做总体 SMR 是否为 1 的假设检验。

例 4-7　请对例 4-6 的资料计算标准化率。

因为已知各组甲、乙两种疗法的实际治愈率,可以采用直接法。下面按选定标准人口和标准人口构成两种情况来说明标准化治愈率的计算方法。

第一种情况,选择标准人口计算标准化率:① 本例选择甲、乙两种疗法的各组别治疗病例数之和作为“标准人口”,见表 4-4 第(2)栏;② 计算甲、乙两种疗法的预期治愈人数,见表 4-4 第(4)、(6)栏;③ 利用公式(4-4)直接计算甲、乙两种疗法的标准化治愈率。

表 4-4　甲、乙两种疗法治疗某病治愈率的比较

组别 (1)	标准治疗人数(N_i) (2)	甲疗法		乙疗法	
		原治愈率/% (p_i) (3)	预期治愈数 (N_ip_i) (4)=(2)×(3)	原治愈率/% (p_i) (5)	预期治愈数 (N_ip_i) (6)=(2)×(5)
成人组	300	60.0	180	50.0	150
儿童组	300	15.0	45	10.0	30
合计	600(N)	—	225	—	180

$$\text{甲疗法的标准化治愈率 } p'_{\text{甲}} = \frac{\sum N_ip_i}{N} = \frac{225}{600} = 37.5\%$$

$$\text{乙疗法的标准化治愈率 } p'_{\text{乙}} = \frac{\sum N_ip_i}{N} = \frac{180}{600} = 30.0\%$$

经标准化后，甲疗法的治愈率高于乙疗法，与分组比较的结果一致。可见通过标准化率的比较，排除了两种疗法病例数构成不同的影响，校正了标准化前乙疗法治愈率高于甲疗法的错误结论，使研究结果具有可比性。

第二种情况，选择标准人口构成计算标准化率：① 选择甲、乙两种疗法的各组别治疗病例数之和组成“标准人口”构成，见表 4-5 第(2)栏；② 计算出甲、乙两种疗法的分配治愈率，见表 4-5 第(4)、(6)栏；③按公式(4-5)分别将表 4-5 第(4)、(6)栏中各组别的分配治愈率直接相加，其合计值即标准化治愈率。此结果与第一种情况的计算结果相同。

表 4-5　甲、乙两种疗法治疗某病治愈率比较

组别 (1)	标准人口构成 (Ni/N) (2)	甲疗法		乙疗法	
		原治愈率/% (p_i) (3)	分配治愈率/% ($(Ni/N)p_i$) (4)=(2)×(3)	原治愈率/% (p_i) (5)	分配治愈率/% ($(N_i/N)p_i$) (6)=(2)×(5)
成人组	0.5	60.0	30.0	50.0	25.0
儿童组	0.5	15.0	7.5	10.0	5.0
合计	1.0	30.0	37.5	36.7	30.0

例 4-8　已知某年某病甲地死亡总数为 815 人，乙地为 655 人，两地各年龄组人口数见表 4-6 第(3)、(5)栏，试计算甲、乙两地该病的标准化死亡率。

表 4-6　某年甲、乙两地某病死亡人数

年龄组 (1)	标准死亡率/‰ (P_i) (2)	甲地		乙地	
		人口数 (n_i) (3)	预期死亡数 (n_iP_i) (4)=(2)×(3)	人口数 (n_i) (5)	预期死亡数 (n_iP_i) (6)=(2)×(5)
0 岁~	60.50	10000	605	8000	484
20 岁~	6.50	18000	117	16000	104

续表

年龄组 (1)	标准死亡率 /‰ (P_i) (2)	甲地 人口数 (n_i) (3)	甲地 预期死亡数 (n_iP_i) (4)=(2)×(3)	乙地 人口数 (n_i) (5)	乙地 预期死亡数 (n_iP_i) (6)=(2)×(5)
40 岁~	12.50	8000	100	4000	50
60 岁~	41.50	4000	166	2000	83
合计	13.45 (P)	40000	988 ($\sum n_iP_i$)	40000	721 ($\sum n_iP_i$)

本例已知甲、乙两地各年龄组人口数(n_i)和总的死亡人数(r),无法计算年龄别死亡率,不能用直接标化法,可以选择间接标化法。首先选择标准组各年龄组死亡率 P_i 及总的死亡率 P 作为标准,见表 4-6 第(2)栏;其次计算预期死亡人数,见表 4-6 第(4)、(6)栏;最后按公式(4-6)分别计算甲、乙两地的 SMR 和标准化死亡率。

甲地标准化死亡比 SMR = 815/988 = 0.825;

甲地标准化死亡率 p' = 13.45‰ × 0.825 = 11.09‰;

乙地标准化死亡比 SMR = 655/721 = 0.908;

乙地标准化死亡率 p' = 13.45‰ × 0.908 = 12.21‰。

由上述结果可见,经标准化后,乙地的标准化死亡率高于甲地的标准化死亡率。

应用标准化法时要注意以下几点:① 标准化法适用于某因素在两组(或多组)内部构成不同,并有可能影响到两组(或多组)合计率的可比性时。混杂因素可以是年龄、性别、职业、病人的病情、病型等。比较的率可以是发病率、患病率、死亡率、治愈率等。通过标准化比较可以消除混杂因素的影响。但注意标准化法不能解决由其他条件引起的组间不具可比性的问题。② 标准化率仅限于采用共同标准构成的组间比较,只能表明相互比较资料的相对水平,并不能表示其实际水平。③ 在计算资料的标准化率时,各比较组的比较标准要统一,选用的标准不同,计算出的标准化率也不同。④ 样本标准化率是样本统计指标,由于抽样误差的存在,若要比较两组(或多组)标准化率是否不同,还应做假设检验。

第二节　应用相对数指标须注意的问题

一、计算相对数时分母不宜过小

在临床试验和流行病学调查研究中,各种偶然因素对研究结果的影响较大,如果例数过少(少于 30 例),相对数波动较大,研究结果不稳定,不宜计算相对数,此时可直接用绝对数表示。例如,某种疗法治疗 4 例病例,结果 2 例治愈,不要将结果写成“治愈率 50%”,可以直接表示为“治疗 4 例,2 例治愈”。但在动物实验中,经周密设计,严格控制实验条件后,即使每组用10只、20只同种属动物,也可以计算相对数。

二、不要把构成比和率混淆

构成比只能说明事物内部各组成部分所占的比重或分布,不能说明该事物各组成部分发生的频率或强度,但在实际应用中经常会出现以构成比代替率的错误。

例4-9 某年某市不同年龄居民高血压患病人数及相对数见表4-7。第(2)、(3)栏为绝对数,第(4)栏为各年龄组患病人数占总患病人数的构成比,可见60岁～年龄组患病人数所占比例较高,如果据此栏结果认为该年龄段人群高血压病患病程度高,则犯了以构成比代替率的错误。表中第(5)栏数据为各年龄组高血压病的患病率,它反映了各年龄段高血压患病情况,可见70岁～年龄组患病率最高。

表4-7 某年某市不同年龄组居民高血压患病人数及相对数

年龄组 (1)	调查人数 (2)	患病人数 (3)	构成比/% (4)	患病率/% (5)
0岁～	4046	0	0.00	0.00
20岁～	3037	15	0.47	0.49
30岁～	4250	94	2.92	2.21
40岁～	5332	372	11.53	6.98
50岁～	3764	726	22.51	19.29
60岁～	4918	1329	41.21	27.02
70岁～	2014	689	21.36	34.21
合计	27361	3225	100.00	11.79

在临床研究时,经常应用住院或门诊病人的资料来分析疾病与性别、年龄、职业及吸烟、饮酒等暴露因素的关联程度。注意此时所计算的相对数多数是构成比,不能当成率进行统计分析。

三、正确计算平均率

平均率亦称合计率。计算平均率不能将两个或多个率简单相加后取平均值,而应分别将分子和分母合计求平均率。如表4-7资料所示,平均患病率 $=3225/27361=11.79\%$,而不应取各年龄组患病率的平均值。

四、在比较相对数时应注意资料的可比性

在比较相对数时,除了比较的因素(干预因素)外,其他影响因素在两组(或多组)间应尽可能相同或相近。

(1) 研究对象同质,研究方法相同,观察时间相等,判定标准相同,居住地区、民族、种族、风俗习惯和经济条件等客观条件一致或相近。

(2) 研究对象在各组的内部构成相同。例如,比较组内的年龄、性别、疾病的病情、病型

构成不同时，可以分别在同年龄、同性别、同病情、同病型的小组内比较，或者对年龄、性别、病情、病型进行标准化分析后再做比较。

(3) 在比较同一地区不同时间的资料时，应注意客观条件的变化。例如，在不同时间比较同种疾病的发病率时，注意就诊机会、诊断技术、疾病的登记报告制度等可能有变化，这时组间的率可能无可比性。

五、样本率或样本构成比的比较应做假设检验

在随机抽样的情况下，由于抽样误差的存在，不能仅凭样本指标大小得出结论，应对各样本来自的总体参数是否有差别进行假设检验。

【知识点】

(1) 相对数是对定性资料进行统计描述的一类指标。常用相对数有率、构成比和相对比。

(2) 率反映了事物发生的频率或强度；构成比表示事物内部各组成部分的频数所占的比重；相对比为两个指标值之比。

(3) 相对数应用注意事项：计算相对数时分母不宜过小；注意率和比的区别，率反映的是事物发生的频率，构成比表示的是事物内部各组成部分所占的比重，二者性质不同，说明的问题也不同；各构成比的总和是100%，某一部分构成比的改变将影响其他构成比的变化；计算几个率的合计率时，不能简单地对这几个率求平均值，而应分别将分子、分母相加，然后相除得到合计率；几个率互相比较大小时应注意可比性。

练　习　题

一、最佳选择题

1. 某病患者 200 人，其中男性 180 人，女性 20 人，分别占 90% 与 10%，则其结论为________。

A. 男性易患该病　　B. 女性易患该病　　C. 男、女性患该病的概率相等

D. 根据该资料可以计算出男、女性的患病率

E. 尚不能得出结论

2. 一种新的治疗方案不能治愈某病病人，但能使病人的寿命延长，则会发生的情况是________。

A. 该病患病率增高　　B. 该病患病率减低　　C. 该病发病率增高

D. 该病发病率减低　　E. 该病患病率和发病率均不变

3. 下列说法错误的是________。

A. 计算相对数时要有足够数量的观察单位

B. 应分别将分子和分母合计求合计率或平均率

C. 相对数的比较应注意可比性

D. 内部构成不同的率相比,应进行率的标准化

E. 应用样本率的大小可以直接估计总体率有无差别

4. 计算两县乳腺癌标化死亡率,目的是________。

A. 消除两县女性人口年龄构成不同的影响

B. 消除两县总人口不同的影响

C. 消除两县女性总人口不同的影响

D. 为了能与其他地区比较

E. 为了消除抽样误差

5. 下列指标为相对比的是________。

A. 中位数　　B. 几何均数　　C. 均数

D. 标准差　　E. 变异系数

6. SMR 表示________。

A. 标化组实际死亡数与预期死亡数之比

B. 标化组预期死亡数与实际死亡数之比

C. 被标化组实际死亡数与预期死亡数之比

D. 被标化组预期死亡数与实际死亡数之比

E. 标准组与被标化组预期死亡数之比

7. 计算接种乙肝疫苗后血清学检查结果的阳转率时,分母是________。

A. 乙肝易感人数　　B. 平均人口数　　C. 乙肝疫苗接种人数

D. 乙肝患者人数　　E. 乙肝疫苗接种后的阳转人数

二、简述题

1. 应用相对数时应注意哪些问题?

2. 标准化分析的基本思想是什么?

三、计算分析题

1. 下表为一抽样研究资料,要求:① 填补表中空白数据;② 根据最后(5)、(6)、(7)三栏结果做简要分析。

某地各年龄组恶性肿瘤死亡情况

年龄组 (1)	人口数 (2)	死亡总数 (3)	其中恶性肿瘤死亡数 (4)	恶性肿瘤死亡占总死亡的百分比/% (5)	恶性肿瘤死亡率/(1/10 万) (6)	年龄别死亡率/‰ (7)
0 岁～	82920		4	2.90		
20 岁～		63		19.05	25.73	
40 岁～	28161	172	42			
≥60 岁			32			
合计	167090	715	90	12.59		

2. 某论文作者在1980 年对甲、乙两医院病死率进行调查后获得的资料见下表：

甲、乙两医院不同科室病死率比较

科别	甲医院			乙医院		
	病人数	死亡数	病死率/%	病人数	死亡数	病死率/%
内科	1500	90	6.0	500	20	4.0
外科	500	80	16.0	1500	180	12.0
其他科	500	40	8.0	500	30	6.0
合计	2500	210	8.4	2500	230	9.2

该作者认为甲医院的病死率低于乙医院，你同意上述分析结果吗？试说明理由并进行标准化率的比较。

3. 某医生研究国产雷尼替丁与西咪替丁治疗十二指肠球部溃疡的疗效，结果如下表所示：

雷尼替丁与西咪替丁治疗十二指肠球部溃疡疗效比较

药　物	病例数	治愈例数	治愈率/%
雷尼替丁	62	54	87.10
西咪替丁	64	44	68.75

能否据此认为，雷尼替丁治疗十二指肠球部溃疡的疗效比西咪替丁好，为什么？

第五章 统计图表

医学研究资料的结果常采用统计表(statistical table)和统计图(statistical graph)的形式表达。统计表是将统计分析的变量及其统计指标用表格的形式表达出来。统计图是用点、线、条、面等各种形式表达统计数据及其分析结果。设计合理的统计表使数据条理化和系统化,可简明地表达统计数据和分析结果,便于计算、分析和比较。绘制合理的统计图可形象地表达数据和分析结果,将事物间的数量关系更直观地反映出来,但与统计表比较而言,统计图对数量的表达较粗糙。在实际应用中,统计表和统计图常常一起使用。

第一节 统计表的制作方法

按分组变量的多少,统计表可分为简单表(simple table)与组合表(combinative table)。简单表只有一个分组变量;组合表又称复合表,有两个或两个以上的分组变量。为便于理解,一张表内分组变量不宜超过 3 个。

一、统计表的制作原则

编制统计表要遵循三条基本原则。第一,重点突出,即一张统计表一般只包括一个中心内容,避免用一张复杂的大表来表达过多的内容。如果内容较多,可考虑将不同的指标和内容用不同的表格来表示。第二,主谓分明,层次清楚,即标目的安排和分组要符合逻辑,便于进行分析、比较。第三,统计表应简单明了,文字、数字和线条都应尽量精练,不要重复使用单位符号。

统计表的基本结构包含以下内容。

(一) 标题

标题是统计表的总名称,是对表的主要内容的高度概括。标题一般包括资料的时间、地点、对象和主要统计指标,置于表上方。

(二) 标目

标目一般包括横标目和纵标目。横标目位于表头的左侧,说明表格中各行数字的意义;纵标目位于表头的右侧,说明表格中各列数字的意义。

（三）线条

线条不宜画得过多，一般画三条线，即表格的顶线、底线和纵标目下横线。部分表格另在合计上方或在两重纵标目之间划一短横线，以便于区别。其他竖线和斜线一般都省去。

（四）数字

用阿拉伯数字表示。同一指标的小数位数应保持一致且位次要对齐。表内不留空格，数值为 0 则记为“0”，无数字用“—”表示，缺失数字用“…”表示。

例 5-1 表 5-1 是组合表的示例，分组变量包括年份和地区，可比较某省不同年份、不同地区的门诊费用。

表 5-1 1993、1998、2003 年某省不同地区的门诊费用 单位：元/人次

年份	地区	
	城市	农村
1993 年	49	22
1998 年	65	25
2003 年	120	50

二、绘制统计表的注意事项

绘制统计表必须贯彻上述制表原则，下面通过实例来阐述绘制统计表的注意事项。

例 5-2 指出表 5-2 的不足之处，并加以修改。

表 5-2 两地农村已婚育龄妇女的患病情况

疾病	地区	调查人数	患病率	
			例数	百分比
宫颈炎	甲	1055	591	56.02
	乙	958	745	77.77
阴道炎	甲	1055	217	20.57
	乙	958	246	25.68
盆腔炎	甲	1055	38	3.60
	乙	958	78	8.14

表 5-2 旨在说明甲、乙两地农村已婚育龄妇女宫颈炎、阴道炎、盆腔炎的患病情况。该表存在的主要不足之处是：标题不明确；主、谓语位置颠倒；标目组合重复，甲和乙及其调查人数多处出现；总标目（患病率）错误；误用百分比来代替患病率；使用的线条过多。该表可修改成表 5-3。

表 5-3　甲、乙两地农村已婚育龄妇女三种疾病的患病情况(修改表)

地区	调查人数	宫颈炎		阴道炎		盆腔炎	
		患病人数	患病率/%	患病人数	患病率/%	患病人数	患病率/%
甲	1055	591	56.02	217	20.57	38	3.60
乙	958	745	77.77	246	25.68	78	8.14

例 5-3　指出表 5-4 的不足之处,并加以修改。

表 5-4　复方猪胆胶囊对两种类型老年性慢性气管炎病例的疗效观察

<table>
<tr><td colspan="2">分型
分度及疗效</td><td colspan="4">单纯性慢性气管炎</td><td colspan="4">喘息性慢性气管炎</td></tr>
<tr><td rowspan="2">分度</td><td>度别</td><td>重</td><td>中</td><td colspan="2">轻</td><td>重</td><td>中</td><td colspan="2">轻</td></tr>
<tr><td>例数</td><td>136</td><td>54</td><td colspan="2">31</td><td>93</td><td>56</td><td colspan="2">33</td></tr>
<tr><td rowspan="3">疗效</td><td>指标</td><td>治愈</td><td>显效</td><td>好转</td><td>无效</td><td>治愈</td><td>显效</td><td>好转</td><td>无效</td></tr>
<tr><td>例数</td><td>60</td><td>98</td><td>51</td><td>12</td><td>23</td><td>83</td><td>65</td><td>11</td></tr>
<tr><td>小计</td><td colspan="3">95%</td><td>5%</td><td colspan="3">94.0%</td><td>6.0%</td></tr>
<tr><td></td><td>合计</td><td colspan="8">94.4%</td></tr>
</table>

表 5-4 旨在说明两类老年性慢性气管炎病例的病情和疗效。该表存在的主要不足之处是:标题过于烦琐;主、谓语位置不合理;标目组合重复,度别(重、中、轻)和指标(治愈、显效、好转、无效)重复出现,层次乱;小数位数不统一;小计和合计的意义不明确;表内线条过多。表 5-4 可修改成表 5-5。

表 5-5　复方猪胆胶囊治疗两种类型老年性慢性气管炎的疗效观察(修改表)

类型	病例数	病情			疗效				有效率/%
		重	中	轻	治愈	显效	好转	无效	
单纯性	221	136	54	31	60	98	51	12	94.6
喘息性	182	93	56	33	23	83	65	11	94.0
合计	403	229	110	64	83	181	116	23	94.3

第二节　统计图

统计图是根据统计数字,用几何图形、事物形象和地图等绘制成的各种图形。制作良好的统计图可以使互相间关系复杂的统计数字直观、形象化,使人一目了然,便于理解和比较。

一、统计图的制作原则

绘制统计图的一般原则是:合理、准确、简明、协调。首先,应根据资料的性质与分析目的正确选用适当的统计图形。例如,描述某连续性变量的频数分布时,宜选用直方图;分析、比较不连续的或独立的多个类别或组的统计量时,宜选用条图;描述或比较事物内部的构成情况时,宜选用圆图或百分比条图；要表达某指标随某连续性变量（如时间的变化）而变化的趋势时，可选用线图等。其次，应尽可能形象地表达出统计指标的数量关系。最后，绘制图形应注意准确、美观、协调，给人以清晰的印象。

统计图的基本结构包含以下内容。

（一）标题

与统计表类似，统计图用标题来高度概括图资料来源的时间、地点及主要内容。标题应简明扼要，其位置一般在图的正下方，同时注意标题前要标注图的编号。

（二）图域

图域即绘制图形的空间，图域的纵横比例一般以 5∶7或 7∶5为宜。

（三）标目

如果图形以横轴和纵轴为坐标绘制，一般以两轴交点为起点，绘制在第一象限。横轴的下方和纵轴的左侧应分别放置横标目和纵标目，表明横轴和纵轴所代表的指标，并注明度量衡单位。

（四）刻度

刻度是指在横轴和纵轴上的坐标。横轴刻度由左向右，纵轴刻度自下向上，按从小到大的顺序排列，间隔应适宜。

（五）图例

当一张统计图内表达不同事物和对象的统计量时，须用不同的线条或颜色来表示，此时通常需要附上图例来说明这些线条和颜色所代表的事物。图例一般置于图下方或图的右上角空隙处。

二、常用的统计图

统计图种类丰富、格式多样。根据特定资料情况，结合展现目的和思路技巧可以定制开发个性化统计图。常用的统计图包括条图、圆图和百分比条图、线图、直方图、散点图、箱式图、统计地图等。

（一）条图

条图（bar chart）又称直条图，是用等宽度直条的长短来表示某统计指标的数值大小和它们之间的对比关系的。条图适用于独立的或离散变量的多个类别或组的相同指标的比较。指标数值既可以是绝对数，也可以是相对数。常用的条图有单式条图和复式条图两种：① 单式条图：具有一个统计指标、一个分组因素；② 复式条图：具有一个统计指标、两个分组因素。

条图的绘制要点如下：

（1）通常横轴表示相互独立的事物，纵轴表示欲比较指标的相应数值，直条竖放。当分析的事物较多时，可将直条横放，此时纵轴表示相互独立的事物，横轴表示欲比较指标的相应数值。

（2）各直条的宽度应相等，间隔一般与直条等宽或为其一半，不能相隔过窄或过宽。

（3）直条尺度必须从“0”开始，且要等距，否则会改变各对比组间的比例关系。

（4）各直条的排列可按指标值的大小顺序排列，也可按分组的自然顺序排列。

例5-3 某地区1993年、1998年、2003年居民两周患病率比较情况见表5-6。根据该表绘制的直条图如图5-1所示。

该图按年份进行分组，为单式条图。

表5-6 1993年、1998年、2003年某地居民两周患病率

年份	两周患病率/‰
1993年	140.1
1998年	149.8
2003年	143.2

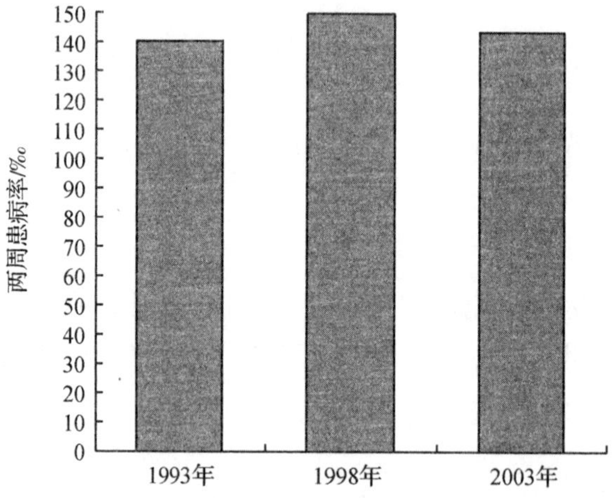

图5-1 1993年、1998年、2003年某地居民两周患病率

例5-4 某地区1993年、1998年、2003年不同性别居民两周患病率比较情况见表5-7。根据该表绘制的直条图如图5-2所示。

该图按年份和性别两个因素分类，为复式条图。

表5-7 1993年、1998年、2003年某地不同性别居民两周患病率

年份	两周患病率/‰	
	男性	女性
1993年	128.4	151.9
1998年	136.2	164.1
2003年	130.4	155.8

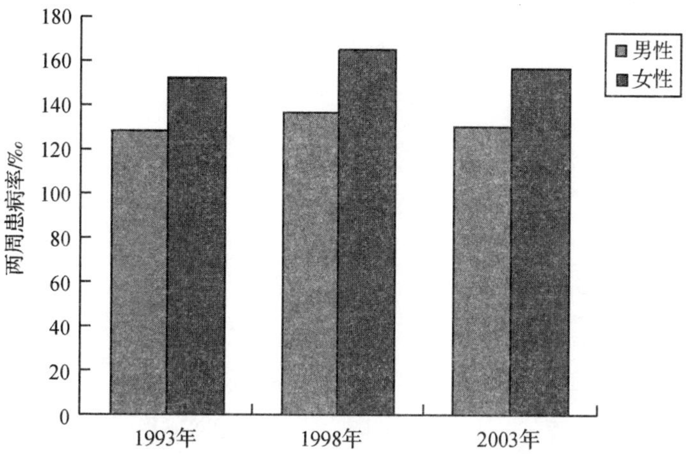

图 5-2　1993 年、1998 年、2003 年某地不同性别居民两周患病率

（二）圆图和百分比条图

圆图（pie chart）和百分比条图（percent bar chart）都用于表示全体中各组成部分所占的比重；前者以圆的总面积表示事物的全部，以圆内各扇面的面积代表事物内部各组成部分所占的比重；后者以某一矩形条的总长度表示事物的全部，将该矩形条分割成不同长度的段来表示各组成部分所占的比重。

1. 圆图的绘制要点

（1）以圆形的全面积为 100%，1% 相当于 3.6°角的面积，以各组成部分所占的构成百分比数乘以 3.6°即得各组成部分扇面的角度数。

（2）各扇面的排列一般从相当于时钟 12 点处位置作为起点，按角度数从大到小、沿顺时针方向依次排列。注意，其他项排最后。

（3）不同扇面用不同的纹理或颜色区别，同时需要用图例说明各种纹理或颜色所代表的类别。当分类较少或空间足够时，也可将分类的标目及其构成比直接标注在图域中。

（4）如果要比较两种或多种相似的资料，对应的两个或多个圆的直径应相等，同时每个圆内各组成部分的排列顺序应该一致。

2. 百分比条图的绘制要点

（1）以矩形条的总长度为 100%，长条中各段的长度代表各组成部分的构成比。

（2）各段的排列，按其长度从大到小或类别的自然顺序依次排列，其他项排最后。

（3）不同的段用不同的纹理或颜色区别，在各分段上标出对应的构成百分比数。

（4）如果要比较两种或多种相似的资料，对应的两个或多个矩形条的长度和宽度应相等，在同一起点上平行排列，各矩形条之间的空隙一般为矩形条宽度的一半。

例 5-5　某省 15 岁及以上居民自身健康状况评价构成情况见表 5-8。根据该表绘制的圆图见图 5-3，绘制的百分比条图见图 5-4。

表 5-8 某省城市和农村 15 岁及以上居民自身健康状况评价构成情况

自评结果	城市居民	农村居民
很好	30.59%	37.49%
好	34.98%	35.34%
一般	25.28%	17.99%
差	6.48%	6.54%
很差	2.68%	2.65%

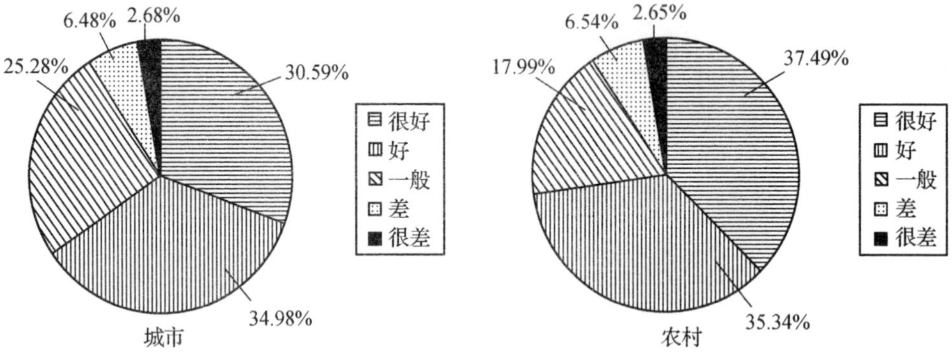

图 5-3 某省城市和农村 15 岁及以上居民自身健康状况评价构成情况(圆图)

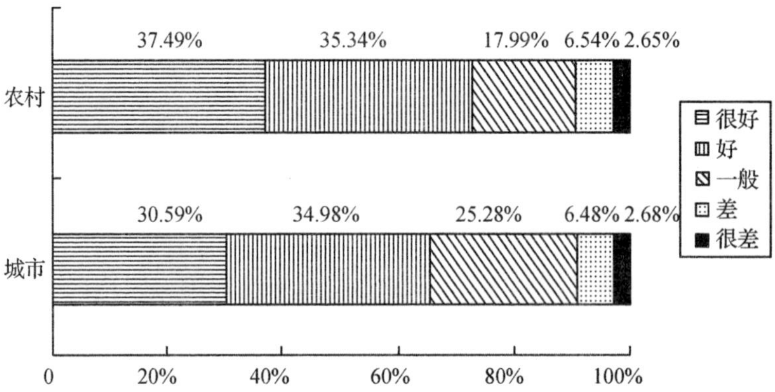

图 5-4 某省城市和农村 15 岁及以上居民自身健康状况评价构成情况(百分比条图)

(三) 线图

线图(line chart)是用线段的升降来表示数值变化。它适合于描述某统计指标随另一连续性变量变化而变化的趋势,如随时间变化而变化的趋势。根据纵轴所采用尺度的不同,线图可分为两种类型:普通线图和半对数线图(semi-logarithmic linear chart)。普通线图描述绝对变化趋势,其横轴和纵轴都是算术尺度;半对数线图描述相对变化趋势,其横轴是算术尺度,而纵轴是对数尺度。半对数线图特别适合用来比较某统计指标不同组别的变化速度。

1. 普通线图的绘制要点

(1) 横轴通常是时间或其他连续性变量,纵轴是统计指标。

（2）纵轴一般以刻度“0”作为起点，横轴可视需要而定。

（3）横轴和纵轴尺度的间隔应适宜，横轴和纵轴的比例一般为5∶7或7∶5，以避免人为缩小或夸大变化的趋势。

（4）相邻测定值的标记点用直线连接，不可描成光滑曲线。

（5）不同的组别可用不同的线段（如实线、虚线等）表示。

2. 半对数线图的绘制要点

（1）与普通线图一样，横轴通常是时间或其他连续性变量，纵轴是统计指标。

（2）通常在特制的半对数坐标纸上绘制；也可先将纵轴指标的实际观察值换算成对数值，然后在普通坐标纸上绘制。

（3）注意纵轴没有刻度“0”。

例5-6　某省居民的年龄别两周患病率情况见表5-9。根据该表绘制的普通线图见图5-5，绘制的半对数线图见图5-6。

普通线图描述了1998年、2003年某省居民两周患病率随年龄变化的趋势；半对数线图则描述了随年龄变化的速度。

表5-9　某省居民1998年与2003年的年龄别两周患病率情况

年龄别	两周患病率/‰	
	1998年	2003年
0岁~	201.8	133.0
5岁~	100.6	72.2
15岁~	64.7	49.8
25岁~	106.8	82.5
35岁~	154.3	126.2
45岁~	196.2	191.5
55岁~	259.1	251.8
65岁~	294.1	338.3

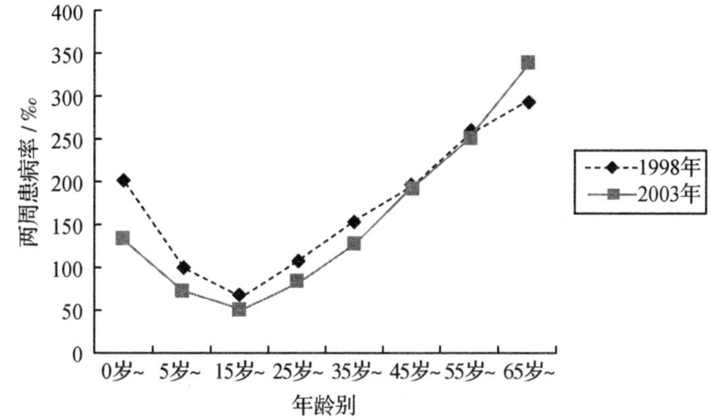

图5-5　某省居民1998年与2003年的年龄别两周患病率（普通线图）

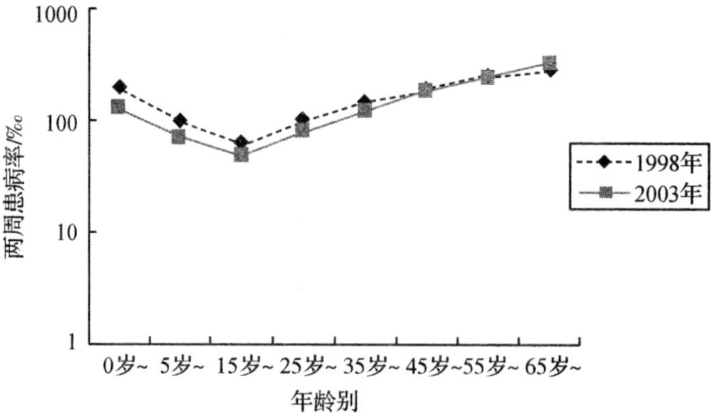

图 5-6　某省居民 1998 年与 2003 年的年龄别两周患病率(半对数线图)

（四）直方图

直方图(histogram)是用直方条的面积来代表各组频数的多少,各直方条面积的总和代表各组频数之和。它适用于表示连续性变量的频数分布情况。

直方图的绘制要点如下:

(1) 横轴代表频数分布数列的变量值;纵轴代表各变量值相对应的频数,且其刻度必须从"0"开始。

(2) 各直方条之间无空隙,也可不用垂线分割,只在左右两端用与横轴垂直的垂线。

(3) 当各组的组距不等时,要折合成等距后再绘图。

例 5-7　某厂 130 名健康男性工人血液中血红蛋白含量(g/L)见表 5-10,根据该表绘制的直方图见图 5-7。

表 5-10　某厂 130 名健康男性工人的血红蛋白含量分布

血红蛋白含量/(g/L)	人数
100 ~	2
110 ~	6
120 ~	15
130 ~	32
140 ~	41
150 ~	26
160 ~	7
170 ~ 180	1
合计	130

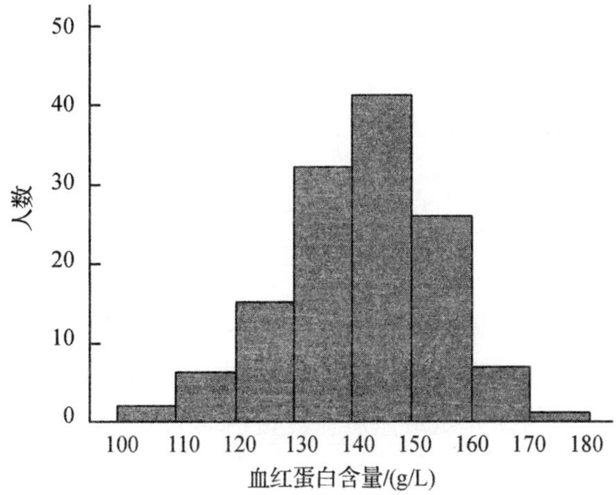

图 5-7　某厂 130 名健康男性工人血液中血红蛋白含量分布

（五）散点图

散点图（scatter diagram）是用直角坐标上点的密集程度和趋势来表示两变量之间的相关关系的。

散点图的绘制要点如下：

（1）横轴通常代表自变量，纵轴代表因变量。

（2）横轴和纵轴都不一定以“0”作为刻度起点。

（3）每组观察值由一个自变量和一个因变量组成，在图中用一点表示。

（4）与线图不同的是，散点图中相邻的点之间不能用直线连接。

例 5-8　某克山病区 12 名健康儿童发硒与血硒的含量情况如表 5-11 所示，根据该表绘制的散点图见图 5-8。

表 5-11　某克山病区 12 名健康儿童发硒含量（μg/kg）与血硒含量（μg/L）

儿童编号	1	2	3	4	5	6	7	8	9	10	11	12
发硒（*X*）	78	83	67	64	89	72	63	59	75	81	91	77
血硒（*Y*）	15	16	10	08	16	9	7	5	11	12	17	10

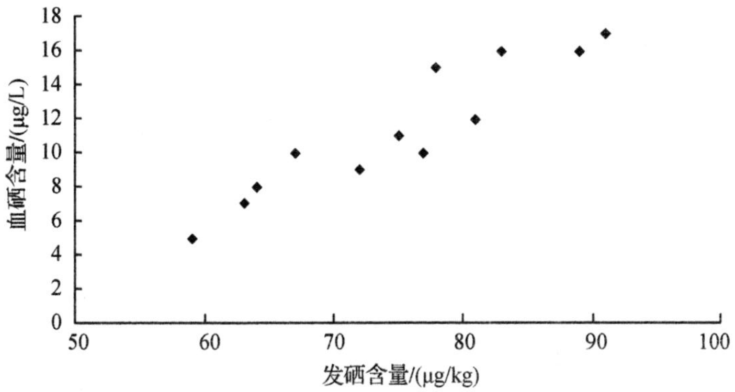

图 5-8　某克山病区 12 名健康儿童发硒与血硒含量散点图

（六）箱式图

箱式图（box plot）用于比较两组或多组连续性资料的平均指标和变异指标，表达它们的分布特征。箱子越长，表示资料数据越分散，即变异程度越大。箱式图特别适合多组数据分布的比较。

箱式图的绘制要点如下：

（1）箱子上端是上四分位数 P_{75}，下端是下四分位数 P_{25}，中间横线为中位数 M 的位置。中间横线越靠近箱子的中点，表明资料数据的分布越对称；否则越不对称。

（2）箱子两端的柄分别代表除异常值以外的最大值和最小值。

例 5-9 新药与常规药治疗儿童贫血后血红蛋白增加量见表 5-12，根据该表绘制的箱式图见图 5-9。

表 5-12 新药与常规药治疗儿童贫血后血红蛋白增加量 单位：g/L

常规药组			新药组		
21	19	23	26	28	34
23	16	17	32	24	21
18	22	15	25	19	20
24	20	26	22	29	23
23	25	22	20	17	27

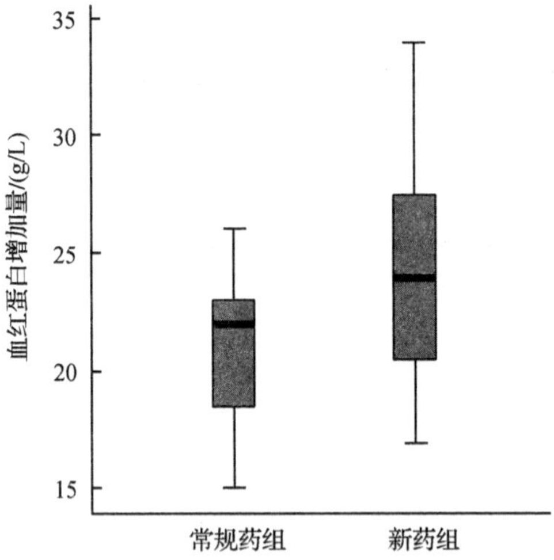

图 5-9 新药与常规药治疗儿童贫血后血红蛋白增加量的分布

（七）统计地图

统计地图（statistical map）描述的是某种现象的地域分布，即用不同的颜色或纹理表示统计量的值在地理上的分布。它适用于描述不同地域某研究指标的对比关系。绘制统计地图时，要先绘制按行政区域或地理特征分区的地图，然后根据各区域统计指标值分别标记不同颜色或纹理，并加上图例说明不同颜色或纹理所代表的意义。

此外,统计图还包括质量控制图、判别分析的类别分布图、聚类分析的谱系图、动态交互图及其他满足数据结构或特定情景下的各式统计图。感兴趣的读者可根据需要查阅相关文献。

总之,绘制统计表和统计图要按照一定的原则和要求,力求简明、准确、美观地表达统计数据和分析结果。MS Office 中的 Excel 就能满足一般的作图需要,统计软件如 SAS 与 R 可以通过编程制作专业图表。还有许多专业作图软件如 SigmaPlot、GraphPad 等,可以作出精美的图形。

【知识点】

(1) 标题一般包括资料的时间、地点、对象和主要统计指标,置于表上方。

(2) 横标目要按时间先后或数量大小和事情的重要性等顺序排列,纵标目有单位的要注明单位。注意标目的层次要清楚,不要太多、太复杂。

(3) 线条不宜划得过多,一般划三条线,即表格的顶线、底线和纵标目下横线。部分表格另在合计上方或在两重纵标目之间划一短横线,以便区别。其他竖线和斜线一般都省去。

(4) 数字一律用阿拉伯数字表示。同一指标的小数位数应保持一致且位次要对齐。表内不留空格,数值为 0 则记为"0",无数字用"—"表示,缺失数字用"…"表示。

(5) 应根据资料的性质与分析目的正确选用适当的统计图形,总结见表 5-13。

表 5-13 不同统计图形的适用资料和分析目的

图类	适用资料	分析目的
条图	分组资料	用于不同组间指标的比较
圆图	构成比资料	描述事物内部各构成分布情况
百分条图	构成比资料	描述事物内部多种构成情况的对比
普通线图	连续性变量资料	描述某指标随时间等量变化而变化的趋势
半对数线图	连续性变量资料	描述某指标随时间等量变化而变化的速率
直方图	连续性变量资料	描述连续性变量资料的频数分布
散点图	连续性双变量资料	描述两变量间的相关关系
统计地图	地理分布资料	描述指标的地域分布特征
箱式图	单变量资料	描述某指标的分布特征

(6) 统计图要有合适的标题。标题置于图的下方,其要求和统计表标题的要求一样,要能够概括图的内容。

(7) 直条图与直方图的纵坐标刻度要求从"0"开始。

(8) 比较不同事物时用不同的线条和颜色来表示,并附上图例。

练 习 题

一、最佳选择题

1. 描述某种疾病在10年内的发病率应选择________。

A. 条形图　B. 普通线图　C. 半对数线图
D. 直方图　E. 散点图

2. 比较某地区2017—2019年三种疾病的死亡率应首先考虑________。

A. 复式条形图　B. 普通线图　C. 直方图
D. 散点图　E. 单条形图

3. 对调查某医院乙型肝炎患者的年龄构成后所获得的资料，应绘制________。

A. 条形图　B. 百分比条图或圆图　C. 普通线图
D. 直方图　E. 箱式图

4. 比较某地15年间结核与痢疾两病死亡率的下降速度宜绘制________。

A. 普通线图　B. 散点图　C. 半对数线图
D. 百分比条图或圆图　E. 复式条形图

5. 比较两组或多组连续性资料的平均指标和变异指标的分布特征应绘制________。

A. 条形图　B. 百分比条图或圆图　C. 普通线图
D. 箱式图　E. 直方图

二、简述题

1. 绘制统计表的一般原则是什么？
2. 统计表的基本结构包含哪些内容？
3. 简述普通线图与半对数线图之间的异同点。

三、计算分析题

1. 请将下列数据编制成合格的统计分析表。

	激光照射治疗	皮炎宁酊外用	黑豆馏油封包	液氮冷冻疗法
总例数	30	30	30	30
痊愈例数	1	3	5	8
百分比	3.3%	10%	16.7%	26.7%

2. 对正常人、单纯性肥胖患者及皮质醇增多症患者三组人群的血浆皮质醇含量进行测定，测定结果见下表。

三组人群的血浆皮质醇测定结果

单位：nmol/L

正常人	单纯性肥胖患者	皮质醇增多症患者
0.4	0.6	9.8
1.9	1.2	10.2
2.2	2.0	10.6
2.5	2.4	13.0
2.8	3.1	14.0
3.1	4.1	14.8
3.7	5.0	15.6
3.9	5.9	15.6
4.6	7.4	21.6
7.0	13.6	24.0

（1）欲比较三组人群的血浆皮质醇含量的差异，请选择合适的统计图进行绘制。

（2）根据绘制的统计图，你能得到什么信息？

3. 请根据下表资料绘制统计图，并进行简要分析。

11 名糖尿病患者的年龄与腰围资料

年龄/岁	42	27	36	52	52	59	59	34	29	39	38
腰围/cm	84.0	113.0	106.5	98.5	96.0	75.5	112.1	78.5	120.2	100.0	108.1

第六章 参数估计

根据样本的信息推断总体的特征，称为统计推断（statistical inference）。参数估计是统计推断的重要内容之一。本章以均数和率为例，介绍常用统计量的抽样分布、抽样误差及参数估计的基本概念和方法。

第一节 抽样分布与抽样误差

在医学研究中，为了获得研究指标在研究总体中的分布规律或分布特征，常常需要从总体中随机抽取部分有代表性的样本，得到样本统计量，然后根据样本统计量来推断总体参数。例如，欲了解某地正常成年男性红细胞数的平均水平，可随机抽取100名正常成年男性作为样本，算得其红细胞平均数（即样本统计量），然后以此样本均数估计该地正常成年男性红细胞数总体的平均水平。由于样本均数是随机的，样本均数往往不会正好等于总体均数，因此通过样本均数推断总体会产生抽样误差（即样本均数与总体均数之差）。此外，同一总体的多次抽样产生的样本均数之间也会存在抽样误差。因此，只要有个体变异的存在，抽样过程中就必将产生抽样误差。为了帮助读者熟悉抽样误差和抽样分布，下面通过统计模拟来说明抽样研究中统计量的性质与统计量的分布规律。

一、样本均数的抽样误差和抽样分布

例6-1 假设在某一地区普查得到某年龄段男孩身高服从均数 $\mu=100$ cm、标准差 $\sigma=6$ cm的正态分布，即男孩的身高 $X \sim N(100,6^2)$。现从该正态分布总体中独立进行10次重复抽样，每次抽取一个样本量为8的样本资料（表6-1）。在此过程中，每次抽样都计算样本均数和样本标准差，考察样本均数与总体分布特征之间的差异以及样本均数的抽样误差的分布规律。为了进一步了解样本均数的统计分布规律，在总体 $N(100,6^2)$ 中独立进行随机重复抽样，绘制样本量分别为 $n=5$、8、20、30时10000个样本均数的频数分布图（图6-1）。

从图6-1抽样结果可看出，样本均数（mean，$\overline{X}$）的取值是随机的，且样本均数具有如下特点：各样本均数总是在总体均数 μ 附近波动；各样本均数的波动幅度随着样本量的增大而减小；样本均数的分布也近似服从正态分布。

表 6-1 从正态分布 $N(100,6^2)$ 总体中随机抽出 10 个样本的身高资料（$n=8$） 单位：cm

样本号	身高观测值								均数	标准差
1	106.75	97.26	102.63	103.09	94.69	90.26	99.32	99.72	99.21	5.18
2	96.53	95.63	101.78	91.97	102.34	102.79	104.52	100.51	99.51	4.32
3	91.28	100.73	96.58	102.68	100.69	103.85	85.56	105.82	98.40	6.89
4	101.59	107.22	96.80	96.76	100.89	102.37	110.40	105.14	102.65	4.79
5	100.14	92.88	74.76	100.29	96.19	111.77	100.44	105.74	97.78	10.92
6	100.67	98.30	101.77	96.74	99.37	103.32	99.41	105.82	100.67	2.91
7	97.49	100.45	82.47	102.69	96.95	105.94	104.37	96.36	98.34	7.33
8	93.09	99.41	99.33	99.67	105.48	105.78	105.62	109.19	102.20	5.20
9	99.38	104.12	109.87	107.65	101.88	95.24	98.87	101.76	102.35	4.78
10	102.23	100.80	99.87	107.62	115.10	104.26	96.39	95.03	102.66	6.44

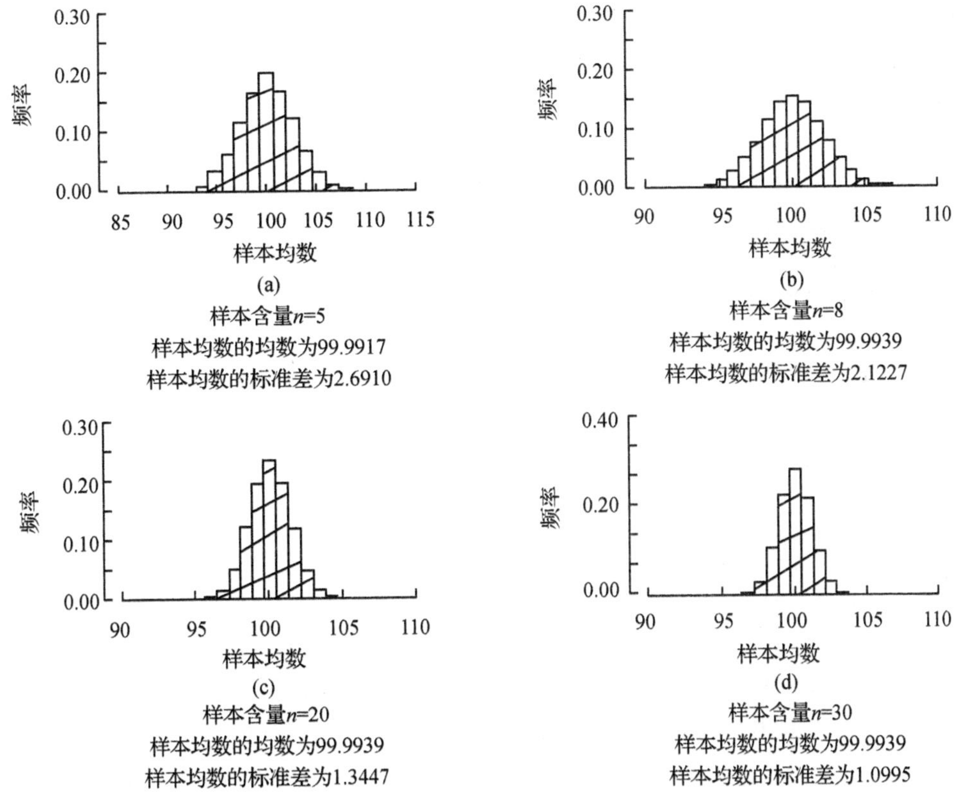

图 6-1 从正态分布 $N(100,6^2)$ 总体中随机抽样所得样本均数的频数分布图

通常,样本是进行统计推断的依据,而统计量是随机变量的函数。在实际应用中,往往利用样本统计量来进行统计推断。样本统计量的标准差被称为标准误(standard error,SE)。例如,样本均数的标准差也被称为均数标准误,它是衡量样本均数抽样误差大小的指标,该指标受个体变异和样本量的影响。理论上可以证明均数的标准误为

$$\sigma_{\bar{X}} = \frac{\sigma}{\sqrt{n}} \tag{6-1}$$

公式(6-1)中,σ 为总体标准差,n 为样本量。在实际抽样中,总体标准差往往是未知的,故常常用样本标准差 S 来近似地估计总体标准差。因此均数标准误的估计值为

$$S_{\bar{X}} = \frac{S}{\sqrt{n}} \tag{6-2}$$

由公式(6-1)和公式(6-2)可知,随着样本量 n 的增加,样本均数分布的离散程度越来越小,即标准误是与样本量的平方根成反比的。在实际研究中,若要有效地降低抽样误差,应当通过增加样本量来实现。此外,在实际情况中,总体有可能是正态总体,也有可能是非正态总体。对于正态总体而言,其样本均数服从均数为 μ 和标准差为 $\sigma_{\bar{X}}$ 的正态分布 $N(\mu,\sigma_{\bar{X}}^2)$[或表示为 $N(\mu,\sigma^2/n)$]。而对于非正态总体,随着样本量的不断增加,样本均数的分布会越来越近似正态分布 $N(\mu,\sigma_{\bar{X}}^2)$。这一点是由统计学中著名的中心极限定理(central limit theorem,CLT)所保证的。根据中心极限定理,即使总体的分布不清楚,在大样本下仍然可以利用这一特性对抽样分布规律进行研究。

二、率的抽样误差和抽样分布

在统计分析中,依据随机样本计算得到的样本率与总体率往往也是不同的。样本率与总体率之间也会因为随机抽样而产生抽样误差。从抽样分布性质来说,样本率与样本均数具有类似的抽样分布规律。同时,在中心极限定理的保证下,样本率的抽样分布在大样本条件下也近似正态分布。为了说明样本率的这一性质,下面通过统计模拟来直观地展现样本率的抽样分布规律。

例 6-2 假设某地某病横断面研究中的总体患病率为 30%。现从该总体中重复随机抽样 10000 次,观察样本率 p 的频数分布。图 6-2 列出了 π 为 0.3,n 分别为 10、30、100,以及 π 为 0.1,n 分别为 10、30、100 时,样本率 p 的频数分布。

从图 6-2 可以看出,在样本量足够大时,样本率 p 的分布近似服从正态分布。一般在样本量比较大的情况下,总体率 π 不太接近 0 或 1 时,特别是 $n\pi \geqslant 5$ 和 $n(1-\pi) \geqslant 5$ 时,可认为样本率 p 近似服从 $N(\pi,\pi(1-\pi)/n)$ 的正态分布。即

$$\sigma_p = \sqrt{\pi(1-\pi)/n} \tag{6-3}$$

在实际研究中,由于总体率 π 未知,故基于样本率 p 可得到标准误的估计值为

$$S_p = \sqrt{\frac{p(1-p)}{n}} \tag{6-4}$$

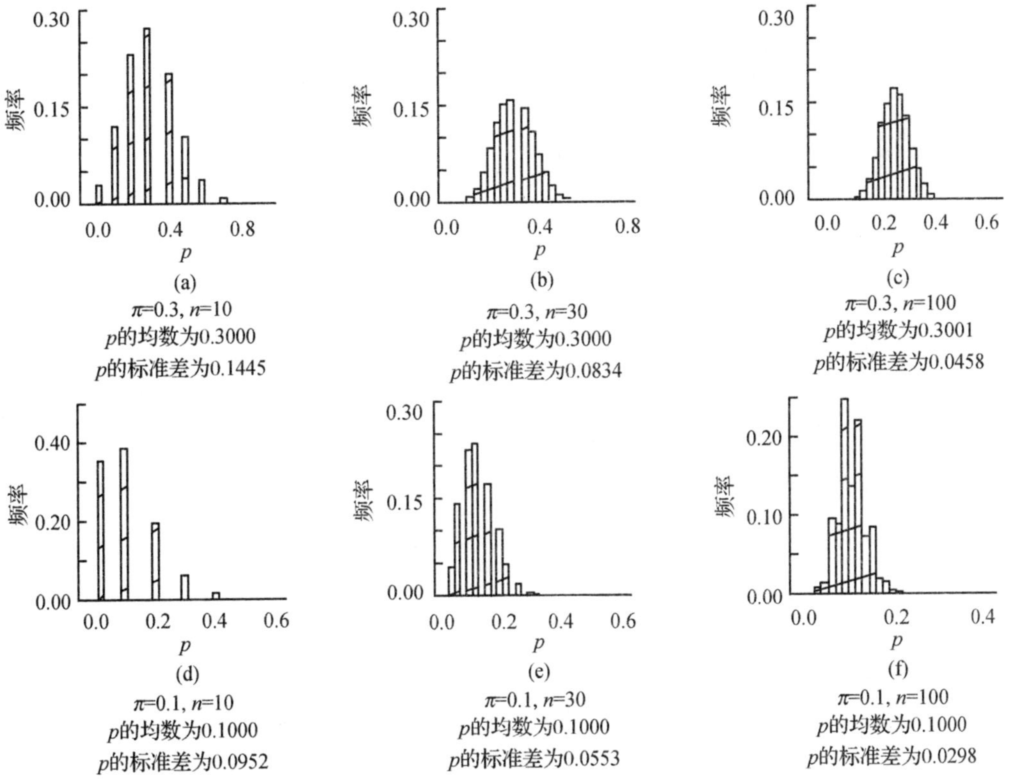

图6-2　样本率的频数分布图

第二节　参数估计

在医学研究中，依据样本提供的信息和抽样分布规律，对未知的总体参数进行估计是统计推断的核心内容之一。统计推断的基本问题可以分为两大类：一类是参数估计（parameter estimation）问题，另一类是假设检验（hypothesis testing）问题。参数估计通常有两种方法，即点估计（point estimation）和区间估计（interval estimation）。

一、点估计

点估计是指直接用随机样本的样本统计量作为总体参数的点估计值。例如，某地正常成年女子的红细胞数是一个总体，但总体参数（平均红细胞数）未知。为此，随机抽取该地正常成年女子 138 人，测得其平均红细胞数 $\overline{X}=4.23(\times10^{12}/L)$，标准差 $S=0.45(\times10^{12}/L)$，若用样本统计量作为总体参数的估计，即用 138 人的平均红细胞数 4.23 和标准差 0.45 作为该地全体成年女子红细胞数平均值和标准差，该过程即点估计。与总体均数的点估计类似,样本率也可作为总体率的点估计值。

在点估计的过程中,总体参数(即总体均数或总体率)是未知的,而样本统计量是随机变量,在计算样本统计量的过程中,抽样误差是不可避免的。点估计方法虽然简单,但是因其未考虑抽样误差,所以该结果是否可信就值得商榷了。对于大样本,由于有大数定律的保证,点估计问题可能不大。但是对于小样本,其问题可能就比较严重了。

二、区间估计

区间估计是指按照预先给定的概率或可信度($1-\alpha$)用一个区间来估计总体参数所在的范围,这个范围称为可信度为 $1-\alpha$ 的置信区间(confidence interval,CI)。任何一个样本统计量均有其分布规律,而置信区间估计的理论基础是样本统计量的抽样分布规律。不同的抽样分布规律会使得置信区间估计的计算方法有较大的不同。

(一)总体均数的区间估计

根据样本均数的抽样分布理论,英国统计学家 W. S. Gosset 提出,统计量 t 服从自由度为 ν 的 t 分布。即

$$t=\frac{\overline{X}-\mu}{S_{\overline{X}}}=\frac{\overline{X}-\mu}{S/\sqrt{n}}\sim t(\nu),\nu=n-1 \tag{6-5}$$

根据 t 分布的性质和公式(6-5)可得:

$$P\left(-t_{\alpha/2,\nu}<\frac{\overline{X}-\mu}{S_{\overline{X}}}<t_{\alpha/2,\nu}\right)=1-\alpha,$$

即

$$P(\overline{X}-t_{\alpha/2,\nu}S_{\overline{X}}<\mu<\overline{X}+t_{\alpha/2,\nu}S_{\overline{X}})=1-\alpha,$$

故总体均数的可信度为($1-\alpha$)的置信区间为

$$(\overline{X}-t_{\alpha/2,\nu}S_{\overline{X}},\overline{X}+t_{\alpha/2,\nu}S_{\overline{X}}) \tag{6-6}$$

上式中,$\nu=n-1$,为自由度,$t_{\alpha/2,\nu}$是自由度为 ν、双侧尾部面积为 α 的 t 界值。当 $\alpha=0.05$时,该置信区间的可信度为 95%;当 $\alpha=0.10$ 时,可信度为 90%。置信区间通常由上可信限和下可信限组成,置信区间并不包括上下两个端点值,即置信区间(C_L,C_U)是一个开区间。

当样本量较大时,t 分布近似标准正态分布,可以用 $u_{\alpha/2}$代替公式(6-6)中 $t_{\alpha/2,\nu}$,按照标准正态分布近似计算置信区间。

例 6-3 某地随机抽取了 25 名正常成年女子,测得其红细胞数平均值 $\overline{X}=4.15$($\times10^{12}$/L),标准差 $S=0.47$($\times10^{12}$/L),试估计该地正常成年女子红细胞数总体均数的 95% 置信区间。

本例自由度 $\nu=25-1=24$,经查 t 界值表(附表 2),得 $t_{0.05/2,24}=2.064$,则

$$\overline{X}-t_{0.05/2,24}S_{\overline{X}}=4.15-2.064\times0.47/\sqrt{25}=3.956(\times10^{12}/L)$$

$$\overline{X}+t_{0.05/2,24}S_{\overline{X}}=4.15+2.064\times0.47/\sqrt{25}=4.344(\times10^{12}/L)$$

如果将本例题的样本量由 25 人增加到 138 人，样本均值和样本标准差不变。因样本量较大，可考虑用标准正态分布近似 t 分布，即用 $u_{0.05/2}=1.96$ 代替 $t_{0.05/2,24}=2.064$ 进行计算。

（二）两总体均数之差的区间估计

在实际研究中，有时研究者感兴趣的往往是某指标两总体均数之差 $\mu_1-\mu_2$，例如正常男女红细胞数平均值之差、两总体间平均血压值之差等。在这种情况下，我们可以使用 $\overline{X}_1-\overline{X}_2$ 作为两总体均数之差 $\mu_1-\mu_2$ 的点估计。假设从总体方差相等的两个不同正态总体中进行随机抽样，两样本的样本含量、样本均数和样本方差分别为：n_1、n_2，$\overline{X}_1$、$\overline{X}_2$ 和 S_1^2、S_2^2，根据抽样分布理论，两总体均数之差 $\mu_1-\mu_2$ 的 $1-\alpha$ 的置信区间为

$$\left((\overline{X}_1-\overline{X}_2)-t_{\alpha/2,(n_1+n_2-2)}S_{\overline{X}_1-\overline{X}_2},\ (\overline{X}_1-\overline{X}_2)+t_{\alpha/2,(n_1+n_2-2)}S_{\overline{X}_1-\overline{X}_2}\right) \tag{6-7}$$

上式中，$S_{\overline{X}_1-\overline{X}_2}=\sqrt{S_C^2\times\left(\frac{1}{n_1}+\frac{1}{n_2}\right)}$，其中 $S_C^2=\frac{(n_1-1)S_1^2+(n_2-1)S_2^2}{n_1+n_2-2}$

当样本量较大时，可用 $u_{\alpha/2}$ 代替公式（6-7）中的 $t_{\alpha/2,\nu}$，$S_{\overline{X}_1-\overline{X}_2}$ 可用 $\sqrt{\frac{S_1^2}{n_1}+\frac{S_2^2}{n_2}}$ 来计算。

例 6-4　某实验室测量了一批男女的血清甘油三酯含量。其中男性 116 人，平均值为 1.17 mmol/L，标准差为 0.32 mmol/L；女性 102 人，平均值为 1.11 mmol/L，标准差为 0.32 mmol/L。试求男女血清甘油三酯的总体均数之差的 95% 置信区间。

由于本例样本量较大，故用正态近似法进行计算，即

$$\left((\overline{X}_1-\overline{X}_2)-u_{\alpha/2}\sqrt{\frac{S_1^2}{n_1}+\frac{S_2^2}{n_2}},\ (\overline{X}_1-\overline{X}_2)+u_{\alpha/2}\sqrt{\frac{S_1^2}{n_1}+\frac{S_2^2}{n_2}}\right)$$

则两个总体均数之差的 95% 置信区间为：$(1.17-1.11)\pm1.96\times0.0434=(-0.025,\ 0.145)$。

（三）总体率的区间估计

在实际研究中，除了对总体率进行点估计外，往往还需要对估计总体率 π 进行区间估计。如果数据近似服从正态分布，可利用正态近似法计算出总体率的 95% 置信区间，反之可采用确切概率法计算总体率的 95% 置信区间。

1. 正态近似法

当样本量足够大时，样本率 p 和 $1-p$ 均不太小时，样本率的抽样分布近似正态分布，故可按正态近似法计算总体率 π 的 $1-\alpha$ 的置信区间：

$$p\pm u_{\alpha/2}S_p$$

其中，p 为样本率，$S_p=\sqrt{p(1-p)/n}$ 为率的标准误。

例 6-5　采用某疗法治疗某病 100 人，其中 60 人有效。试估计该疗法有效率的 95% 置信区间。

本例样本率 p 为 0.6，率的标准误为

$$S_p = \sqrt{p(1-p)/n} = \sqrt{0.6\times(1-0.6)/100} = 0.049$$

故有效率的 95% 置信区间为(0.6 − 1.96 × 0.049, 0.6 + 1.96 × 0.049) = (50.4%, 69.6%)。

2. 查表法

当样本量较小时,或样本率接近 1 或者 0 时,依据二项分布原理的上侧累积概率和下侧累积概率,可精确计算总体率的置信区间。该方法在理论上是可行的,只是计算过程较为复杂。为了计算方便,一般均采用查表法直接得到总体率的 95% 置信区间。比如在例 6-5 中,如果治疗人数由 100 人降低到 28 人,其中有效人数只有 10 人,根据百分率的置信区间(附表 3)可得总体有效率的 95% 置信区间为(19%,56%)。

(四) Poisson 分布总体均数的区间估计

上面介绍的总体率区间估计均基于二项分布。当二项分布中 n 趋近于无穷大、样本率 p 趋近于 0 时,事件发生的概率服从泊松(Poisson)分布。Poisson 分布是二项分布的一个特例。Poisson 分布的区间估计方法如下:

1. 查表法

对于样本数 X,可通过查 Poisson 分布的置信区间表,得到总体均数的 $1-\alpha$ 置信区间。

2. 正态近似法

当样本数 X 大于 50 时,可采用正态近似法来估计总体均数的 $1-\alpha$ 置信区间,其计算公式为

$$X \pm u_{\alpha/2}\sqrt{X} \tag{6-8}$$

(五) 置信区间的含义及其两个要素

在区间估计中,可信度为 $1-\alpha$ 的置信区间的含义是:如果重复 100 次相同的抽样,每次抽样均计算一个 $1-\alpha$ 置信区间,则在这 100 个置信区间中,理论上有 $100\times(1-\alpha)$ 个区间包含了总体参数,还有 $100\times\alpha$ 个区间未包含总体均数。此外,置信区间还有两个要素,一是准确性,二是精确性。准确性又称可靠性,反映为可信度 $1-\alpha$ 的大小。精确性是指置信区间的宽度。显然,可信度越接近 1,准确性越高;而区间宽度越窄,精确性越好。在抽样误差确定的情况下,准确性和精确性是相互制约的。可信度越高,精确度就越低;相反,精确度越高,可信度就越低。实际工作中通常用 95% 置信区间,因为它能较好地兼顾准确性和精确性。

【知识点】

(1) 在抽样研究中,样本统计量的抽样分布规律是区间估计的理论基础。而抽样误差则表现为从同一总体中多次随机抽样所得的样本统计量间的差异及样本统计量和总体参数间的差异。

(2) 统计量的标准差被称为标准误,标准误是反映抽样误差大小的指标。注意标

准误与标准差之间的区别,明确二者的适用条件。

(3) 来自正态总体的样本均数服从正态分布;在样本量较大的情况下,来自非正态分布总体的样本均数也近似服从正态分布。

(4) 参数估计有两种方法,即点估计和区间估计。点估计就是直接用随机样本的样本统计量作为总体参数的点估计值。区间估计则是按一定的可信度用置信区间来估计总体参数所在范围。区间估计中最常用的可信度为95%。注意总体均数的置信区间与个体参考值范围之间的区别。

练 习 题

一、最佳选择题

1. 通常可采用________的方法来减小抽样误差。

A. 减少个体变异　　B. 增加样本量

C. 设立对照　　D. 严格贯彻随机抽样的原则

E. 以上都不对

2. 从一个数值变量资料的总体中抽样,产生抽样误差的原因是________。

A. 总体中的个体值存在差别　　B. 总体均数不等于零

C. 样本中的个体值存在差别　　D. 样本均数不等于零

E. 样本只是总体的一部分

3. 在抽样研究中,当样本例数逐渐增多时,________。

A. 标准误逐渐加大　　B. 标准差逐渐加大

C. 标准差逐渐减小　　D. 标准误逐渐减小

E. 标准差趋近于0

4. 服从二项分布随机变量的总体标准差为________。

A. $\sqrt{n(1-\pi)}$　　B. $\sqrt{(n-1)\pi(1-\pi)}$

C. $\sqrt{(n-1)(1-\pi)}$　　D. $\sqrt{n\pi(1-\pi)}$

E. $\sqrt{n\pi}$

5. 标准误越小,说明此次抽样所得样本均数________。

A. 离散程度越小　　B. 可比性越好

C. 可靠程度越小　　D. 系统误差越小

E. 抽样误差越小

二、简述题

1. 样本均数的抽样分布特点有哪些?

2. 简述标准差与标准误之间的区别和联系。

3. 参数估计有哪两种方法?其优缺点是什么?

三、计算分析题

1. 某医院用某药治疗幽门螺旋杆菌感染者10人,其中5人转阴。试估计该药物治疗效果的转阴率。

2. 以下数据为某医院10例冠心病患者高密度脂蛋白胆固醇的测量结果(mmol/L):0.26,0.34,0.57,0.49,0.35,0.22,0.33,0.37,0.28,0.35。试估计该指标的总体均数及其95%置信区间。

3. 已知大肠杆菌数在饮用水中呈Poisson分布。某学校对该校饮用水进行检测中,随机取得1L水,培养后得到大肠杆菌8个。试估计该学校的饮用水中平均每升水所含大肠杆菌数的95%置信区间。

第七章　假设检验

如果要比较两组计量资料的总体均数是否有差别，可以采用 t 检验方法。在实际应用过程中，t 检验可以根据研究设计和目的不同分为单个样本 t 检验、配对样本 t 检验、两独立样本均数比较的 t 检验及方差不齐时两样本均数比较的 t' 检验。

第一节　假设检验的概念

一、假设检验的原理

假设检验是基于小概率事件和反证法思想而提出的。小概率事件是指样本统计量的值在其抽样分布上出现概率小于或等于事先规定水平的情况。首先针对所要推断的总体的参数或者分布提出假设，然后利用样本信息计算检验统计量，最后根据事先规定的概率来判断是拒绝还是接受这一假设。这种检验方法被称为假设检验。

二、假设检验的基本步骤

下面通过举例介绍假设检验的基本步骤。

例 7-1　为研究不同疗法治疗糖尿病后患者的血糖值是否不同，将 25 例糖尿病患者随机分成两组，甲组单纯用药物治疗，乙组采用药物治疗结合饮食疗法，两个月后测得的空腹血糖值(mmol/L)如表 7-1 所示，检验水准为 $\alpha=0.05$。试判断两种疗法治疗后患者血糖值是否不同。

表 7-1　25 例糖尿病患者在两种疗法治疗两个月后的血糖值　　单位：mmol/L

甲组编号	甲组血糖值(X_1)	乙组编号	乙组血糖值(X_2)
1	8.4	1	5.4
2	10.5	2	6.4
3	12.0	3	6.4
4	12.0	4	7.5

续表

甲组编号	甲组血糖值(X_1)	乙组编号	乙组血糖值(X_2)
5	13.9	5	7.6
6	15.3	6	8.1
7	16.7	7	11.6
8	18.0	8	12.0
9	18.7	9	13.4
10	20.7	10	13.5
11	21.1	11	14.8
12	15.2	12	15.6
		13	18.7

1. 建立假设检验,确定检验水准

根据研究目的、研究设计的类型、资料类型、样本量等因素选择合适的检验方法,并且对所要推断的总体参数提出一对假设。其中一个为原假设(null hypothesis),是对总体参数无差异的假定,记为 H_0;另一个为备择假设(alternative hypothesis),是对总体参数有差异的假设,记为 H_1。原假设和备择假设不仅相互对立,而且还相互联系。两个检验假设应该包括所有可能的判断情况。研究者要按照假设检验的规则在两个假设之间做出抉择,这种假设有单、双侧之分。例如,对立假设的两个总体均数不等,因为“$\mu_1 \neq \mu_2$”包含“$\mu_1 > \mu_2$”和“$\mu_1 < \mu_2$”两种情况,所以称之为双侧检验,这个假设的目的在于判断所比较的对象有无差异;备择假设为 $\mu_1 > \mu_2$ 或 $\mu_1 < \mu_2$,称之为单侧检验,用于凭借专业知识有充分的把握可以排除某一侧的情况。通常,在没有充分的证据判断是否为单侧检验时,建议采用双侧检验。

建立假设:

$H_0: \mu_1 = \mu_2$,即药物疗法和药物结合饮食疗法治疗后患者血糖值相同;

$H_1: \mu_1 \neq \mu_2$,即药物疗法和药物结合饮食疗法治疗后患者血糖值不同。

2. 计算检验统计量

根据样本数据计算相应的统计量(statistic)。统计量是随机样本的函数,其计算公式中不应包含任何未知总体参数。根据资料的设计类型应选择 t 检验,t 值的计算公式为

$$t = \frac{\bar{X}_1 - \bar{X}_2}{\sqrt{S_c^2\left(\frac{1}{n_1} + \frac{1}{n_2}\right)}}$$

将样本数据代入得

$n_1 = 12, \sum X_1 = 182.5, \sum X_1^2 = 2953.43, n_2 = 13, \sum X_2 = 141.0, \sum X_2^2 = 1743.16,$

$$\bar{X}_1 = \frac{\sum X_1}{n_1} = 15.21, \bar{X}_2 = \frac{\sum X_2}{n_2} = 10.85,$$

$$S_c^2 = \frac{\sum X_1^2 - \frac{\left(\sum X_1\right)^2}{n_1} + \sum X_2^2 - \frac{\left(\sum X_2\right)^2}{n_2}}{n_1 + n_2 - 2}$$

$$= \frac{2953.43 - \frac{(182.5)^2}{12} + 1743.16 - \frac{(141.0)^2}{13}}{12 + 13 - 2} = 17.03$$

$$t = \frac{\bar{X}_1 - \bar{X}_2}{\sqrt{S_c^2\left(\frac{1}{n_1} + \frac{1}{n_2}\right)}} = \frac{15.21 - 10.85}{\sqrt{17.03 \times \left(\frac{1}{12} + \frac{1}{13}\right)}} = 2.639$$

3. 确定 P 值，得出结论

查 t 界值表，自由度 $\nu = n_1 + n_2 - 2 = 12 + 13 - 2 = 23$，$t > t_{0.05/2,23} = 2.069$，按 $\alpha = 0.05$ 水准，拒绝 H_0，$P < 0.05$，故可以认为，采取药物疗法与采取药物结合饮食疗法治疗后患者的血糖值不同。

三、Ⅰ类错误和Ⅱ类错误

如果实际情况与 H_0 不一致仅仅是由于抽样而拒绝实际正确的 H_0 产生的，这样的错误被称为假阳性错误，也称为Ⅰ类错误（type Ⅰ error），用 α 表示。同理，如果实际情况与 H_0 不一致仅仅是因抽样而没有拒绝实际错误的 H_0 产生的，这样的错误被称为假阴性错误，也称为Ⅱ类错误（type Ⅱ error），用 β 表示。二者的关系是：当样本例数固定时，α 愈小，β 愈大；反之，α 愈大，β 愈小。因而可通过选定 α 来控制 β 的大小。如果要同时减小 α 和 β，只有增加样本例数。统计学上将 $1 - \beta$ 称为检验效能或把握度（power of a test），即两个总体确实有差别时，以 α 为检验水准，假设检验能发现它们有差别的能力。实际工作中应权衡两类错误中哪一个更重要，以选择合适大小的检验水准。

第二节　t 检验

一、单样本 t 检验

单样本 t 检验（one sample t test）又被称为单样本均数 t 检验，该种检验方法适用于单个样本均数 $\bar{X}$ 与已知总体均数 μ_0 进行比较，其目的是检验该样本均数 $\bar{X}$ 所代表的总体均数 μ 与已知总体均数 μ_1 是否有差别。总体均数 μ_0 一般为理论值、标准值或通过大量观察得到的较为稳定的指标值。

单样本 t 检验适用于总体标准差 σ 未知的情况，其统计量 t 值按公式（7-1）计算。

$$t = \frac{\bar{X} - \mu_0}{S_{\bar{X}}} = \frac{\bar{X} - \mu_0}{S/\sqrt{n}}, \nu = n - 1 \tag{7-1}$$

上式中，S 为样本标准差，n 为样本含量。

例 7-2 根据以往大量资料得知，某地 20 岁男子平均身高为 1.70 m，今随机抽得当地 25 名 20 岁男子，算得其平均身高为 1.74 m，标准差为 0.11 m。试问：该地区现在 20 岁男子是否比以往高？

本例 $n=25$，$\bar{X}=1.74$ m，$S=0.11$ m，$\mu_0=1.70$ m。

（1）建立检验假设，确定检验水准。

$H_0:\mu=\mu_0$，该地现在 20 岁男子身高与以往 20 岁男子平均身高相同；

$H_1:\mu>\mu_0$，该地现在 20 岁男子比以往 20 岁男子平均身高更高。

$\alpha=0.05$（单侧）。

（2）计算检验统计量。

在 H_0 成立的前提条件下，计算统计量为 t 值：

$$t=\frac{\bar{X}-\mu}{S_{\bar{X}}}=\frac{\bar{X}-\mu_0}{S/\sqrt{n}}=\frac{1.74-1.70}{0.11/\sqrt{25}}=1.82$$

（3）根据 P 值，做出推断。

本例自由度 $\nu=n-1=25-1=24$，$t=1.82$。查 t 界值表，因为 $t_{0.05,24}<1.82<t_{0.025,24}$，故 $0.025<P<0.05$，按 $\alpha=0.05$ 水准，拒绝 H_0，接受 H_1，差异有统计学意义。即根据现有样本信息，可认为该地现在 20 岁男子平均身高比以往 20 岁男子平均身高更高。

二、配对样本均数 t 检验

配对样本 t 检验（paired t test）又被称为非独立两样本均数比较的 t 检验，适用于配对设计定量资料两组均数的比较。其目的是检验两相关样本均数所代表的未知总体均数是否有差别。配对设计是指将受试对象按某些重要特征相近的原则配成对子，然后将对子中的个体随机分配到两个不同处理组。常用的配对设计有两种类型：① 同源配对：将同一受试对象或同一标本的两份随机分配到两个不同的处理组；② 异源配对：将两个同质受试对象进行配对后随机分配到两个不同的处理组，例如将同窝别、同性别、体重相近的动物配成一对，或把同性别、同年龄、病情相同的病人配成一对。这种设计方法可以通过控制非处理因素来减小实验误差，从而提高检验效率。

由于配对设计的资料比较的是对子内两个受试对象接受的处理效应是否相同，因此它的基本原理是假设两种处理的效应相同，理论上差值 d 的总体均数 μ_d 为 0。现有样本差值均数不等于 0 的 $\bar{d}$ 可以来自 $\mu_d=0$ 的总体，也可以来自 $\mu_d\neq0$ 的总体，因此其检验统计量计算公式为

$$t=\frac{\bar{d}-\mu_d}{S_{\bar{d}}}=\frac{\bar{d}-0}{S_{\bar{d}}}=\frac{\bar{d}}{S_d/\sqrt{n}} \tag{7-2}$$

上式中，d 为对子内两个数据的差值，$\bar{d}$ 为差值的样本均数，S_d 为差值的样本标准差，$S_{\bar{d}}$ 为差值的标准误，n 为配对样本的对子数。

例 7-3 为了评估卡介苗疫苗对结核菌素的影响，某项研究的研究人员随机选择了 14

名接种卡介苗疫苗 8 周后的儿童,先后测定了儿童两前臂分别接受新制结核菌素及标准结核菌素注射后皮肤浸润平均直径(mm)的大小,得到的数据如表 7-2 所示。试问:儿童对两种结核菌素的反应有无差异?

表 7-2 14 名儿童两前臂分别接受两种结核菌素注射后皮肤浸润平均直径

编号	皮肤浸润平均直径/mm		差值(d)/mm	d^2/mm^2
	新制品	标准品		
1	12.0	10.2	1.8	3.24
2	13.2	9.6	3.6	12.96
3	15.2	12.6	2.6	6.76
4	12.3	13.0	-0.7	0.49
5	11.5	10.3	1.2	1.44
6	9.6	8.1	1.5	2.25
7	10.6	8.2	2.4	5.76
8	14.2	12.9	1.3	1.69
9	9.6	7.6	2.0	4.00
10	11.4	9.2	2.2	4.84
11	8.4	6.8	1.6	2.56
12	13.7	11.2	2.5	6.25
13	14.9	12.4	2.5	6.25
14	10.6	9.1	1.5	2.25
合计	167.2	141.2	26.0 ($\sum d$)	60.74 ($\sum d^2$)

(1) 建立检验假设,确定检验水准。

$H_0:\mu_d=0$,儿童对两种结核菌素的反应无差异;

$H_1:\mu_d\neq0$,儿童对两种结核菌素的反应有差异。

$\alpha=0.05$(双侧)。

(2) 计算检验统计量。

先计算差值(d)及其平方(d^2),结果见表 7-2 第 4、5 栏。经计算,得到下列指标值:

$$\sum d = 26, \sum d^2 = 60.74, \bar{d} = (\sum d)/n = 26/14 = 1.86$$

$$S_d = \sqrt{\frac{\sum d^2 - \frac{(\sum d)^2}{n}}{n-1}} = \sqrt{\frac{60.74 - \frac{26^2}{14}}{14-1}} = 0.979$$

计算差值的标准误:

$$S_{\bar{d}} = \frac{S_d}{\sqrt{n}} = \frac{0.979}{\sqrt{14}} = 0.262$$

按公式(7-2)计算 t 值：

$$t=\frac{\bar{d}}{S_{\bar{d}}}=\frac{1.86}{0.262}=7.099$$

(3) 根据 P 值做出推断。

自由度 $\nu=n-1=14-1=13$，查 t 界值表(附表2)，得 $t_{0.05/2,13}=2.160$。

本例 $t=7.099>t_{0.05/2,13}$，$P<0.05$，差别有统计学意义，因此拒绝 H_0，接受 H_1，可以认为儿童对两种结核菌素的反应有差异。

三、两独立样本均数比较的 t 检验

两独立样本 t 检验(two independent sample t-test)又称成组 t 检验，适用于完全随机设计两个样本均数的比较，其目的是检验两个样本所来自总体的均数是否相等。这里的完全随机设计是指将受试对象随机地分配到两个处理组，然后分析比较两组的处理效应是否相同。

两独立样本 t 检验要求两样本所代表的总体服从正态分布 $N(\mu_1,\sigma_1^2)$ 和 $N(\mu_2,\sigma_2^2)$，且两总体方差相等($\sigma_1^2=\sigma_2^2$)，即方差齐性(homogeneity of variance)。如果两总体方差不齐，则采用 t' 检验、变量变换或者用秩和检验方法进行处理。

两独立样本 t 检验的无效假设是两总体均数相等，即 $H_0:\mu_1=\mu_2$，也可以表述为 $\mu_1-\mu_2=0$，其检验统计量计算公式为：

$$t=\frac{|\bar{X}_1-\bar{X}_2|-0}{S_{\bar{X}_1-\bar{X}_2}}=\frac{|\bar{X}_1-\bar{X}_2|}{S_{\bar{X}_1-\bar{X}_2}},\nu=n_1+n_2-2 \tag{7-3}$$

$$S_{\bar{X}_1-\bar{X}_2}=\sqrt{S_c^2\left(\frac{1}{n_1}+\frac{1}{n_2}\right)} \tag{7-4}$$

$$S_c^2=\frac{\sum X_1^2-\frac{\left(\sum X_1\right)^2}{n_1}+\sum X_2^2-\frac{\left(\sum X_2\right)^2}{n_2}}{n_1+n_2-2} \tag{7-5}$$

S_c^2 被称为合并方差(pooled variance)，可以通过两样本的原始观察值进行计算。如果两个样本的标准差 S_1 和 S_2 已知，则合并方差 S_c^2 可以表示为

$$S_c^2=\frac{(n_1-1)S_1^2+(n_2-1)S_2^2}{n_1+n_2-2} \tag{7-6}$$

例7-4 为了解某种新型降血压药物的效果，将28名高血压病患者随机等分到试验组和对照组。试验组采用新型降压药，对照组则用标准药物进行治疗，测得治疗前后舒张压(mmHg)的差值(治疗前－治疗后)见表7-3。试问：新药与标准药的疗效是否不同？

表 7-3 两种药物治疗前后的舒张压之差 单位:mmHg

新药	14	8	9	6	8	12	24
($n_1=14$)	4	6	8	13	6	11	16
标准药	-4	10	4	2	-2	12	-6
($n_2=14$)	8	1	4	-6	8	4	9

(1) 建立检验假设,确定检验水准。

$H_0:\mu_1=\mu_2$,标准药物治疗组与新药治疗组患者舒张压下降值的总体均数相同;

$H_1:\mu_1\neq\mu_2$,标准药物治疗组与新药治疗组患者舒张压下降值的总体均数不同。

$\alpha=0.05$(双侧)。

(2) 计算检验统计量。

由原始数据计算得

$$n_1=14,\sum X_1=145,\sum X_1^2=1859,\overline{X}_1=10.36$$

$$n_2=14,\sum X_2=44,\sum X_2^2=598,\overline{X}_2=3.14$$

将上述数值代入公式(7-5)和公式(7-4)得

$$S_c^2=\frac{1859-\frac{145^2}{14}+598-\frac{44^2}{14}}{14+14-2}=31.42$$

$$S_{\overline{X}_1-\overline{X}_2}=\sqrt{31.42\times\left(\frac{1}{14}+\frac{1}{14}\right)}=2.12$$

按公式(7-3)计算 t 值:

$$t=\frac{|10.36-3.14|}{2.12}=3.41$$

(3) 根据 P 值,做出推断。

两独立样本 t 检验自由度 $\nu=n_1+n_2-2=14+14-2=26$,$t=3.41$。查 t 界值表(附表 2),因 $t_{0.005/2,26}<3.41<t_{0.002/2,26}$,故 $0.002<P<0.005$。按 $\alpha=0.05$ 的水准,拒绝 H_0,接受 H_1,两组差异有统计学意义,因此可以认为两种药物的降压效果存在差异。

第三节 方差不齐时两样本均数比较的 t' 检验

当两总体方差不等(不齐)时,两独立样本均数的比较可采用 t' 检验(亦称近似 t 检验)。

一、方差齐性检验

由于抽样误差的存在,从两个方差相等的总体中进行抽样时,两个样本方差也会不等。若两个样本方差所代表的两个总体方差相等,则称两样本方差齐;反之,则称两样本方差不齐。方差齐性检验(homogeneity test of *variance*)是指由两样本方差推断两总体方差是否相同的检验方法。通常使用 F 检验进行方差齐性检验。F 检验要求资料服从正态分布。检验统计量 F 值按公式(7-7)进行计算:

$$F=\frac{S_1^2(\text{较大})}{S_2^2(\text{较小})},\nu_1=n_1-1,\nu_2=n_2-1 \tag{7-7}$$

上式中,S_1^2 为较大的样本方差,S_2^2 为较小的样本方差。检验统计量 F 值为两个样本方差之比,若样本方差的不同仅为抽样误差的影响造成的,则 F 值一般不会偏离 1 太远。求得 F 值后,查方差齐性检验用的 F 界值表(附表 4)得 P 值。一般取 $\alpha=0.10$ 或 $\alpha=0.05$ 水准进行判断,若 $F \geqslant F_{\alpha/2,(\nu_1,\nu_2)}$,则 $P \leqslant \alpha$,拒绝 H_0,接受 H_1,可以认为两总体方差不齐;反之,则认为两总体方差齐。

例 7-5 为了比较素食与正常饮食对于减轻体重的效果,将 20 名志愿者随机分成两组,甲组为素食饮食组,乙组为正常饮食组,时间周期为 1 个月。受试者试验前后各测量一次体重(kg),差值及标准差结果见表 7-4。试问:两组志愿者体重减低值的方差是否相等?

表 7-4 两组志愿者体重减低的结果 单位:kg

组别	例数	均数	标准差
正常饮食	10	5.46	1.97
素食	10	2.71	0.85

(1) 建立检验假设,确定检验水准。

$H_0:\sigma_1^2=\sigma_2^2$,即正常饮食和素食后体重减低情况的总体方差相同;

$H_1:\sigma_1^2 \neq \sigma_2^2$,即正常饮食和素食后体重减低情况的总体方差不同。

$\alpha=0.05$。

(2) 计算检验统计量。

对表 7-4 的数据计算可得 $S_1^2=3.881$,$S_2^2=0.723$,代入公式(7-7)得

$$F=\frac{S_1^2}{S_2^2}=\frac{3.881}{0.723}=5.371$$

(3) 根据 P 值,做出推断。

自由度 $\nu_1=10-1=9$,$\nu_2=10-1=9$,查方差齐性检验用的 F 界值表(附表 4),$F_{0.05/2,(9,9)} \approx 4.03$,$F>F_{0.05/2,(9,9)}$,$P<0.05$,差别有统计学意义。按 $\alpha=0.05$ 水准,拒绝 H_0,接受 H_1,认为两组体重减低值的总体方差不齐。故不可直接使用两独立样本均数比较的 t 检验,而应采用 t' 检验。

二、t' 检验

t' 检验有三种方法,包括 Satterthwaite 法近似 t 检验、Welch 法近似 t 检验和 Cochran & Cox 法近似 t 检验。Cochran & Cox 法是对临界值校正,Satterthwaite 法和 Welch 法是对自由度进行校正。下面主要介绍 Satterthwaite 法和 Cochran & Cox 法。统计量 t' 值的计算公式为

$$t' = \frac{\overline{X}_1 - \overline{X}_2}{\sqrt{\frac{S_1^2}{n_1} + \frac{S_2^2}{n_2}}} \tag{7-8}$$

Cochran & Cox 法校正临界值 $t'_{\alpha/2}$ 为

$$t'_{\alpha/2} = \frac{S_{\overline{X}_1}^2 t_{\alpha/2,\nu_1} + S_{\overline{X}_2}^2 t_{\alpha/2,\nu_2}}{S_{\overline{X}_1}^2 + S_{\overline{X}_2}^2}, \nu = n_1 + n_2 - 2 \tag{7-9}$$

上式中,$\nu_1 = n_1 - 1$,$\nu_2 = n_2 - 1$。根据校正的临界值,做出推断。

Satterthwaite 法 t'检验的自由度校正公式为

$$\nu = \frac{\left(\frac{S_1^2}{n_1} + \frac{S_2^2}{n_2}\right)^2}{\frac{\left(\frac{S_1^2}{n_1}\right)^2}{n_1 - 1} + \frac{\left(\frac{S_2^2}{n_2}\right)^2}{n_2 - 1}} \tag{7-10}$$

根据自由度查 t 界值表,做出推断。

Satterthwaite 法是目前统计软件中使用最多的 t'检验方法。

例 7-6 对例 7-4 资料进行 t'检验,比较两组志愿者体重减低均数是否不同。

(1) 建立检验假设,确定检验水准。

$H_0: \mu_1 = \mu_2$,即两组志愿者体重减低总体均数相同;

$H_1: \mu_1 \neq \mu_2$,即两组志愿者体重减低总体均数不相同。

$\alpha = 0.05$。

(2) 计算检验统计量。

因为两总体方差不齐,故应选用 t'检验,计算统计量 t'值:

$$t' = \frac{\overline{X}_1 - \overline{X}_2}{\sqrt{\frac{S_1^2}{n_1} + \frac{S_2^2}{n_2}}} = \frac{5.46 - 2.71}{\sqrt{\frac{3.881}{10} + \frac{0.723}{10}}} = 4.053$$

(3) 根据 P 值,做出推断。

按 Satterthwaite 法计算校正自由度,得

$$\nu = \frac{\left(\frac{S_1^2}{n_1} + \frac{S_2^2}{n_2}\right)^2}{\frac{\left(\frac{S_1^2}{n_1}\right)^2}{n_1 - 1} + \frac{\left(\frac{S_2^2}{n_2}\right)^2}{n_2 - 1}} = \frac{\left(\frac{3.881}{10} + \frac{0.723}{10}\right)^2}{\frac{\left(\frac{3.881}{10}\right)^2}{10 - 1} + \frac{\left(\frac{0.723}{10}\right)^2}{10 - 1}} = 12.24 \approx 12$$

查 t 界值表,$t_{0.05/2,12} = 2.179$,$t' > t_{0.05/2,12}$,$P < 0.05$。

按 Cochran & Cox 法计算校正界值,先查 t 界值表,得 $t_{0.05/2,9} = 2.262$,再按公式(7-9)算得

$$t'_{0.05/2} = \frac{S_{\overline{X}_1}^2 t_{\alpha/2,\nu_1} + S_{\overline{X}_2}^2 t_{\alpha/2,\nu_2}}{S_{\overline{X}_1}^2 + S_{\overline{X}_2}^2} = \frac{3.881 \times 2.262 + 0.723 \times 2.262}{3.881 + 0.723} = 2.262$$

$t' > t'_{0.05/2}$，故 $P < 0.05$，差异有统计学意义。

两种检验方法所获得的界值虽略有差异，但结论是一致的。按 $\alpha = 0.05$ 水准，拒绝 H_0，接受 H_1。故可认为两组志愿者体重减低的总体均数不同。

第四节 应用假设检验的注意事项

一、根据资料情况选择统计学方法

在实际应用过程中，应根据研究目的、资料类型、样本量大小等因素选择合适的检验方法。例如，资料满足正态分布和方差齐性条件时，可使用 t 检验。如果资料不符合上述条件，则应使用 t' 检验。

二、设计是保证假设检验结论正确的前提

在研究设计阶段，从同质总体中随机抽取观察对象或随机抽取样本，使得各对比组间具有良好的组间均衡性，这是保证假设检验结论正确的前提。

三、单、双侧检验的确定

应根据研究目的和专业来确定是采用单侧检验还是采用双侧检验。如果无法事先从专业上判断一定有 $\mu_1 \geqslant \mu_2$（或 $\mu_1 \leqslant \mu_2$），则应采用双侧检验。如为优效性检验，则应采用单侧检验。单、双侧检验的确定须在试验设计阶段完成。

四、结论不能绝对化

假设检验统计结论具有概率性，因此得出的统计结论不能绝对化，在汇报结论时，需要列出确切的 P 值，并注明是单侧还是双侧检验。

五、正确理解 *P* 值的含义

在假设检验中，P 值所代表的是原假设 H_0 成立的可能性，$P \leqslant \alpha$ 只能说明差异具有统计学意义，并不代表实际差异的大小。P 值越小，就越有理由拒绝原假设，认为不同组之间有差别的统计学证据越充分。

六、假设检验和置信区间的关系

置信区间可以回答假设检验的问题。以单样本 t 检验为例，若置信区间包含总体均数，则按照 α 水平不拒绝原假设 H_0；若置信区间不包含总体均数，则拒绝原假设 H_0。假设检验可以通过获得较为确切的 P 值来说明组间差别是否有统计学意义；而置信区间不仅能回答差别是否具有统计学意义，还能说明差别大小，帮助判断结果是否具有临床意义。只有把二

者有机结合起来进行分析，才是完整的分析。因此，在医学研究论文中通常都要求提供 P 值和置信区间。

【知识点】

(1) 均数比较的 t 检验对应于三种设计类型，分别为样本均数与总体均数比较的 t 检验、配对设计的 t 检验以及两独立样本均数比较的 t 检验。

(2) t 检验的前提条件是样本来自正态分布总体，其中两独立样本 t 检验还要求两组的总体方差齐。

(3) 在实际研究报告中，建议同时提供 P 值和置信区间。

练 习 题

一、最佳选择题

1. 在假设检验时，本应是双侧检验的问题而误用了单侧检验水准，当拒绝 H_0 时，则________。

A. 增大Ⅰ类错误　　B. 减小Ⅰ类错误
C. 增大Ⅱ类错误　　D. 减小Ⅱ类错误
E. 同时增加Ⅰ类和Ⅱ类错误

2. 在样本量一定的条件下，检验效能最高的检验水准是________。

A. $\alpha=0.01$　　B. $\alpha=0.10$
C. $\alpha=0.05$　　D. $\alpha=0.02$
E. 检验效能与Ⅰ类错误无关

3. 在样本例数相同时，两组计量资料的成组 t 检验与配对 t 检验相比，一般情况下________。

A. 成组 t 检验效率高一些　　B. 配对 t 检验效率高一些
C. 两者之间不具有可比性　　D. 大样本时成组 t 检验效率高一些
E. 大样本时配对 t 检验效率高一些

4. 配对 t 检验中，其原假设为________。

A. 差值的总体均数为 0　　B. 差值的总体中位数为 0
C. 差值的总体均数不为 0　　D. 差值的总体中位数不为 0
E. 差值的样本均数为 0

5. 由两样本均数的差别推断两总体均数的差别，得到此差别具有统计学意义的结论是指________。

A. 两个样本均数的差别有统计学意义

B. 两个总体均数的差别有统计学意义

C. 两个样本均数和两个总体的差别都有统计学意义

D. 其中一个样本均数和其总体均数之间的差别有统计学意义

E. 两个样本均数的差异特别大

二、简述题

1. 简述假设检验的基本原理。

2. 简述假设检验的基本步骤。

3. 简述假设检验与区间估计的关系。

三、计算分析题

1. 已知正常成年男子血红蛋白均值为142 g/L,随机调查某厂成年男子60人,测得其血红蛋白均值为125 g/L,标准差15 g/L。试问:该厂成年男子血红蛋白均值与正常成年男子是否不同?

2. 某研究者为比较耳垂血和手指血的白细胞数,调查12名成年人,同时采取耳垂血和手指血,检测结果见下表。试问:耳垂血和手指血的白细胞数有无不同?

耳垂血和手指血的白细胞数量　　单位:$\times10^9$/L

编号	耳垂血	手指血
1	9.7	6.7
2	6.2	5.4
3	7.0	5.7
4	5.3	5.0
5	8.1	7.5
6	9.9	8.3
7	4.7	4.6
8	5.8	4.2
9	7.8	7.5
10	8.6	7.0
11	6.1	5.3
12	9.9	10.3

3. 某降压新药进入临床试验阶段,为考察新药与传统药物降压效果的差别,现随机抽取男女高血压各10人,记录各自服药后的降压起效时间如下表所示。试问:两种药物的降压起效时间是否相同?

降压药起效时间表　　单位:min

新药	25	30	30	35	30	27	23	32	29	33
传统药物	32	26	35	27	28	37	32	31	27	39

第八章　方差分析

在进行科学研究时，有时候需要按照实验设计将所研究的对象分为多个处理组施加不同的干预，施加的干预被称为处理（treatment）。处理因素至少有两个水平（level）。这类科研资料的统计分析是通过所获得的样本信息来推断各处理组均数间的差别是否有统计学意义，即处理有无效果。常用的统计分析方法为方差分析（analysis of variance，ANOVA）。方差分析是20世纪20年代发展起来的一种统计方法。1919年，统计学家R. A. Fisher在英国著名的洛桑试验站工作，当时的试验站里没有人研究那时还算新鲜事物的统计学。接下来的几年中，Fisher以极高的频率发表研究报告，篇幅几十页的著作不断出现，精巧创思更是持续不断，如统计学中重要的统计量P值、最大似然（maximum likelihood）、实验设计理论、拉丁方设计等，包括方差分析方法。为了纪念Fisher，后人就把方差分析称为F检验（F test）。

第一节　方差分析的基本思想和应用条件

一、方差分析的基本思想

下面结合单个处理因素的完全随机化设计介绍方差分析的基本思想。

例8-1　为了初步探讨孕母吸烟对新生儿出生体重的影响，有研究人员记录了在医院产前门诊所记录的孕妇的吸烟状态，并跟踪记录了孕妇所产新生儿出生体重。根据吸烟情况，孕母被分为四组，分别为不吸烟组、戒烟组、每日吸烟组（每日吸烟量少于1包）、大量吸烟组（每日吸烟量大于或等于1包）。每组出生的新生儿体重数据记录如表8-1所示。

表8-1　孕母不同吸烟状态下新生儿出生体重　　单位：kg

孕母吸烟状态	新生儿出生体重 x_{ij}										
不吸烟组	3.5	3.7	3.5	3.7	3.9	3.8	3.6	3.4	3.5	3.3	3.6
戒烟组	3.2	3.4	3.6	3.3	3.6	3.4	3.5	3.1	3.2	3.3	
每日吸烟组	3.0	3.3	2.9	2.8	3.1	2.8	3.1	3.0	3.2	2.9	
大量吸烟组	3.0	2.9	2.8	2.7	3.0	3.1	2.8	2.9			

从表 8-1 可以看出,各组样本均数各不相等,这种差异可能由两种原因引起:① 随机误差,包括抽样误差、测量误差等,即各样本来自同一总体,但随机误差使得样本均数各不相等;② 处理因素,即不同的处理(本例为不同吸烟量)引起不同的作用或效果,导致各处理组均数不同。本研究的目的是推断各组的总体均数是否不等或不同处理的效应是否有差别。那么如何才能排除随机因素的干扰而做出推断呢?

实验结果存在下列三种不同的变异:

(1) 总变异(total variance):指全部数据大小不同所引起的总变异程度,即图 8-1 中 x_{ij} 围绕总均数 $\bar{x}$ 的变异。总变异的大小用总平方和(即全部数据的离均差平方和)表示。总平方和及其自由度的计算公式为

$$SS_{总} = \sum_{i=1}^{g}\sum_{j=1}^{n_i}(x_{ij}-\bar{x})^2 = \sum_{i=1}^{g}\sum_{j=1}^{n_i}x_{ij}^2 - C, \nu_{总} = N-1 \tag{8-1}$$

上式中,修正项 $C = (\sum_{i=1}^{g}\sum_{j=1}^{n_i}x_{ij})^2/N$, g 代表处理组数, n_i 代表第 i 个处理组的例数, $i=1,2,\cdots,g$, N 代表总例数。x_{ij}代表第 i 个处理组第 j 个数据, $j=1,2,\cdots,n_i$, $\bar{x}$代表全部样本数据的均数。

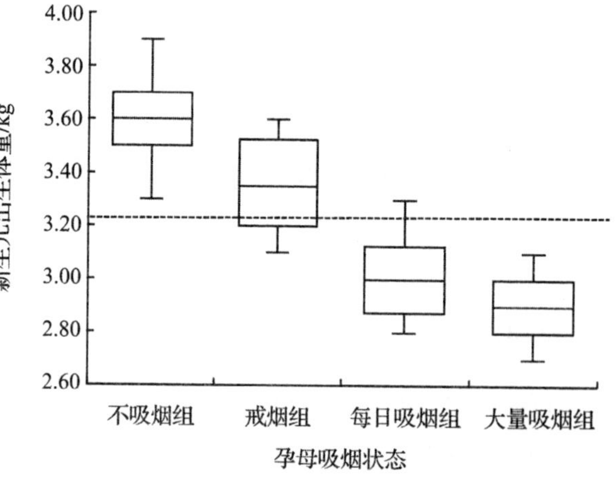

图 8-1 各组新生儿出生体重数据变异分解示意图

(2) 组间变异(variance between groups):指各处理组样本均数间的变异,即图 8-1 中代表各组均数的短横线与总均数的差别。组间变异是由随机误差及各处理组总体均数(可能)不同而共同引起的。处理组间变异的大小用处理组间平方和表示。处理组间平方和及其自由度的计算公式为

$$SS_{组间} = \sum_{i=1}^{g}n_i(\bar{x}_i-\bar{x})^2 = \sum_{i=1}^{g}\frac{(\sum_{j=1}^{n_i}x_{ij})^2}{n_i} - C, \nu_{组间} = g-1 \tag{8-2}$$

(3) 组内变异(variance within groups):指各组内部数据的变异,即图 8-1 中所有数据围绕相应样本均数$\bar{x}_i$ 的变异。组内变异仅由随机误差引起。组内变异的大小用组内平方和表示。组内平方和(即误差平方和)及其自由度的计算公式为

$$SS_{组内}=\sum_{i=1}^{g}\sum_{j=1}^{n_i}(x_{ij}-\bar{x}_i)^2, \nu_{组内}=\sum_{i}(n_i-1)=N-g \quad (8\text{-}3)$$

数理统计可以证明,上述三种平方和及相应自由度的关系为

$$SS_{总}=SS_{组间}+SS_{组内}, \nu_{总}=\nu_{组间}+\nu_{组内} \quad (8\text{-}4)$$

以上各离均差平方和均与自由度有关。为了便于比较,可将各离均差平方和除以相应的自由度,得各自的均方(mean square,MS)。均方反映了平均变异的大小。

将组间均方除以组内均方即得方差分析的统计量 F:

$$F=\frac{MS_{组间}}{MS_{组内}}=\frac{SS_{组间}/\nu_{组间}}{SS_{组内}/\nu_{组内}}=\frac{SS_{组间}/(g-1)}{SS_{组内}/(N-g)} \quad (8\text{-}5)$$

本例 $F=\dfrac{2.952/3}{0.942/35}=36.56$。

方差分析的原假设 H_0 为各组的总体均数相等。若 H_0 成立,即各样本来自同一总体(处理因素无效应),则组间变异和组内变异均只反映随机误差。此时,理论上 $MS_{组间}=MS_{组内}$,$F=1$,但由于抽样误差的影响,$F\approx 1$。反之,若各样本不是来自同一总体(处理因素有效应),则组间变异不仅反映随机误差,还包括处理因素的效应。此时组间均方应明显大于组内均方,即 $MS_{组间}>MS_{组内}$,$F>1$。

那么,F 值要大到何种程度才有统计学意义呢?或者说,F 值要大到何种程度才能认为各组均数间的差异是由处理因素引起而不是由随机误差引起呢?我们可以根据 F 分布的分布规律,通过查 F 界值表,由 P 值做出统计推断。在方差分析用 F 界值表(附表5)中,纵标目为组间自由度 ν_1,横标目为误差的自由度 ν_2,表中给出了 $\alpha=0.05$ 和 $\alpha=0.01$ 时单侧 F 界值,用 $F_{\alpha(\nu_1,\nu_2)}$ 表示。若 $F\geqslant F_{\alpha(\nu_1,\nu_2)}$,则 $P\leqslant\alpha$,按 α 水准,拒绝 H_0,接受 H_1,差别有统计学意义,可以认为各总体均数不等或不全相等(处理因素有效应);反之,则差别无统计学意义,尚不能认为各总体均数不等或不全相等(尚不能认为处理因素有效应)。

综上所述,方差分析的基本思想是:根据资料的设计类型(即变异的不同来源),将全部观察值之间的变异——总变异分解为两个或多个部分,除随机误差外,其余每个部分的变异都可用某个因素的作用来解释,通过比较不同变异来源的均方,借助 F 分布做出统计推断,以了解某因素对观察指标是否有影响或某因素是否有效应。

二、方差分析的应用条件

方差分析在理论上要求数据满足以下两个条件:

(1) 各样本相互独立,均来自正态分布总体。

(2) 各样本来自的总体的方差相等,即具有方差齐性(homogeneity of variance)。

资料的正态性和方差齐性可以通过统计学检验来判断。

第二节　完全随机设计的方差分析

一、方差分析的基本步骤

(1) 建立检验假设,确定检验水准。

H_0:各组总体均数相等;

H_1:各组总体均数全不相等或不全相等。

$\alpha = 0.05$。

(2) 计算 SS、自由度、MS 及 F 值。

相应的计算公式见(8-1)至(8-5)。

(3) 查表确定 P 值,得出结论。

查 F 界值表(方差分析用),纵标目为组间自由度 ν_1,横标目为误差的自由度 ν_2。若 $F \geqslant F_{\alpha(\nu_1,\nu_2)}$,则 $P \leqslant \alpha$,按 α 水准,拒绝 H_0,接受 H_1,差别有统计学意义,可以认为各总体均数不等或不全相等(处理因素有效应);反之,则差别无统计学意义,尚不能认为各总体均数全不相等或不全相等(尚不能认为处理因素有效应)。

二、实例分析

基于上述完全随机设计方差分析的步骤,对例 8-1 的新生儿体重数据进行方差分析。首先整理数据,进行初步的计算,结果见表 8-2。

表 8-2　孕母不同吸烟状态下新生儿出生体重　　单位:kg

	不吸烟组	戒烟组	每日吸烟组	大量吸烟组	合计
	3.5	3.2	3.0	3.0	
	3.7	3.4	3.3	2.9	
	3.5	3.6	2.9	2.8	
	3.7	3.3	2.8	2.7	
	3.9	3.6	3.1	3.0	
	3.8	3.4	2.8	3.1	
	3.6	3.5	3.1	2.8	
	3.4	3.1	3.0	2.9	
	3.5	3.2	3.2		
	3.3	3.3	2.9		
	3.6				

续表

	不吸烟组	戒烟组	每日吸烟组	大量吸烟组	合计
n_i	11	10	10	8	39(N)
$\bar{x}_i$	3.59	3.36	3.01	2.90	3.24($\bar{x}$)
S_i	0.18	0.17	0.17	0.13	0.32(S)
$\sum x_i$	39.50	33.60	30.10	23.20	
$\sum x_i^2$	142.15	113.16	90.85	67.40	

(1) 建立检验假设,确定检验水准。

$H_0:\mu_1=\mu_2=\mu_3=\mu_4$,即各吸烟状态组新生儿出生体重的总体均数相等;

$H_1:\mu_i$ 不全等或全不等,即各吸烟状态组新生儿出生体重的总体均数全不相等或不全相等。

$\alpha=0.05$。

(2) 计算 SS、自由度、MS 及 F 值。

按公式(8-1)计算得

$$\mathrm{SS}_{总}=\sum_{i=1}^{g}\sum_{j=1}^{n_i}x_{ij}^2-C$$

$$\begin{aligned}\mathrm{SS}_{总}&=3.5^2+\cdots+3.2^2+3.4^2+\cdots+3.0^2+3.3^2+\cdots+3.0^2+2.9^2+\cdots+2.9^2-C\\&=413.560-409.666=3.894\end{aligned}$$

其中修正项 $C=(3.5+3.7+\cdots+2.8+2.9)^2/39=409.666$,$\nu_{总}=39-1=38$。

按公式(8-2)计算得

$$\mathrm{SS}_{组间}=\sum_{i=1}^{g}\frac{\left(\sum_{j=1}^{n_i}x_{ij}\right)^2}{n_i}-C$$

$$=\frac{39.5^2}{11}+\frac{33.6^2}{10}+\frac{30.1^2}{10}+\frac{23.2^2}{8}-409.666=2.952,\nu_{组间}=4-1=3。$$

按公式(8-4)计算得

$$\begin{aligned}\mathrm{SS}_{组内}&=\mathrm{SS}_{总}-\mathrm{SS}_{组间}\\&=3.894-2.952=0.942,\nu_{组内}=39-4=35。\end{aligned}$$

按公式(8-5)计算得 $F=\frac{2.952/3}{0.942/35}=36.56$。

(3) 查表确定 P 值,得出结论。

查 F 界值表(方差分析用),得 $F_{0.05(3,35)}=2.87<36.56$,因此 $P<0.01$,不接受 H_0,可认为各组总体均数不全等或全不等,即不同吸烟状态组的孕妇所生的新生儿出生体重不一样,不吸烟组新生儿出生体重最大,其余各组依次递减。方差分析结果见表 8-3。在实际计算过程中,一般可利用软件直接计算相应的 P 值,因此可记录具体的 P 值。

表 8-3　例 8-1 的方差分析表

变异来源	自由度	平方和	均方	F 值	P 值
总变异	38	3.894			
组间	3	2.952	0.984	36.56	<0.0001
组内	35	0.942	0.027		

第三节　随机区组设计的方差分析

一、随机区组方差分析步骤

随机区组设计(randomized block design)又被称为配伍设计，是配对设计的扩展。其具体设计方法是：先按照影响实验结果的非处理因素，如性别、体重、年龄、病情等，将实验对象配成区组(block)，再将各区组内的实验对象随机分配到处理组或对照组。与完全随机设计相比，随机区组设计的特点是随机分配要重复多次，每次随机分配都对同一区组内的实验对象进行，且各个处理组实验对象数量相同，区组内平衡。随机区组设计效率与完全随机设计都只考虑一个处理因素，只是在随机区组设计中增加了一个区组控制因素，在进行统计分析时，将区组变异离均差平方和从完全随机设计的组内离均差平方和中分离出来，从而减小组内离均差平方和(误差平方和)，提高了实验设计效率与统计效率。随机区组设计的方差分析采用的是两因素方差分析，但值得注意的是：如果两因素都是试验因素，则仅当两因素之间没有交互作用时，方可采用此设计；否则，两因素各水平组合下必须做重复试验，即两因素析因设计。

(一) 随机区组设计资料的方差分析步骤

(1) 建立检验假设，确定检验水准。

H_0：各处理组间总体均数相等；

H_1：各处理组间总体均数不全等或全不等。

$\alpha=0.05$。

(2) 计算 SS、自由度、MS 及 F 值。

相应的计算公式见(8-1)、(8-2)，g 代表处理组数，b 代表区组个数，N 代表总例数。x_{ij} 代表第 i 个处理组第 j 个区组的观察数据，$i=1,2,\cdots,g$，$j=1,2,\cdots,b$。$\sum_{j=1}^{n} x_{ij}$ 代表第 i 处理组全部数据的和，$\bar{x}_i$ 代表第 i 处理组的样本均数；$\sum_{i=1}^{g} x_{ij}$ 代表第 j 区组全部数据的和，$\bar{x}_j$ 代表第 j 区组的样本均数，$\bar{x}$ 代表全部样本数据的均数。

$$SS_{总}=\sum\sum x_{ij}^2-C,\nu_{处理}=g-1$$

$$C=(\sum\sum x_{ij})^2/N$$

$$SS_{区组}=\sum_{j=1}^{n} g(\bar{x}_j-\bar{x})^2=\frac{1}{g}\sum_{j=1}^{b}\left(\sum_{i=1}^{g} x_{ij}\right)^2-C, \nu_{区组}=b-1 \tag{8-6}$$

$$SS_{误差}=SS_{总}-SS_{处理}-SS_{区组} \tag{8-7}$$

$$MS_{处理}=\frac{SS_{处理}}{\nu_{处理}}=\frac{SS_{处理}}{g-1}$$

$$MS_{区组}=\frac{SS_{区组}}{\nu_{区组}}=\frac{SS_{区组}}{b-1} \tag{8-8}$$

$$MS_{误差}=\frac{SS_{误差}}{\nu_{误差}}=\frac{SS_{误差}}{(b-1)(g-1)} \tag{8-9}$$

$$F=\frac{MS_{处理}}{MS_{误差}} \tag{8-10}$$

(3) 查表确定 P 值,得出结论。

查 F 界值表(方差分析用),纵标目为组间自由度 ν_1,横标目为误差的自由度 ν_2,若 $F \geqslant F_{\alpha(\nu_1,\nu_2)}$,则 $P \leqslant \alpha$,按 α 水准,拒绝 H_0,接受 H_1,差别有统计学意义,可以认为各处理组间总体均数不全等或全不等;反之,则差别无统计学意义,尚不能认为各处理组间总体均数不全等或全不等。

二、实例分析

例 8-2　为了探讨小剂量地塞米松对急性肺损伤动物模型肺脏的保护作用,将 36 只二级 SD 大鼠按性别、体重配成 12 个配伍组,每个配伍组的 3 只大鼠被随机分配到对照组、损伤组及激素组,实验 24 h 后测量支气管肺泡灌洗液总蛋白水平(g/L),结果如表 8-4 所示。试问:这 3 组大鼠的总蛋白水平是否不同?

表 8-4　3 组大鼠总蛋白水平　　单位:g/L

配伍组序号	对照组	损伤组	激素组	$\sum_{i=1}^{g} x_{ij}$
1	0.34	1.43	0.32	2.09
2	0.26	1.40	0.31	1.97
3	0.29	1.35	0.28	1.92
4	0.24	1.41	0.15	1.80
5	0.34	1.28	0.33	1.95
6	0.35	1.50	0.44	2.29
7	0.31	1.38	0.33	2.02
8	0.29	1.31	0.12	1.72
9	0.32	1.56	0.34	2.22
10	0.39	1.22	0.30	1.91
11	0.47	1.45	0.24	2.16
12	0.25	1.34	0.23	1.82

续表

配伍组序号	对照组	损伤组	激素组	$\sum_{i=1}^{g} x_{ij}$	
$\sum_{j=1}^{n} x_{ij}$	3.85	16.63	3.39	23.87	$\sum\sum x_{ij}$
$\bar{x}_i$	0.32	1.39	0.28	0.66	$\bar{x}$
$\sum_{j=1}^{n} x_{ij}^2$	1.28	23.14	1.04	25.46	$\sum\sum x_{ij}^2$

方差分析步骤如下：

(1) 建立检验假设，确定检验水准。

H_0：各处理组间总蛋白水平的总体均数相等；

H_1：各处理组间总蛋白水平的总体均数不全等或全不等。

$\alpha=0.05$。

(2) 计算 SS、自由度、MS 及 F 值。

按公式(8-1)计算得

$$C=(\sum\sum x_{ij})^2/N=23.87^2/36=15.8271, SS_{总}=\sum\sum x_{ij}^2-C=9.6398$$

按公式(8-2)计算得

$$SS_{处理}=\sum_{i=1}^{g} n_i(\bar{x}_i-\bar{x})^2=\sum_{i=1}^{g}\frac{(\sum_{j=1}^{n_i} x_{ij})^2}{n_i}-C, \nu_{处理}=g-1$$

$$SS_{处理}=9.4122, \nu_{处理}=3-1=2$$

各区组样本均数间的变异可能是由随机误差及各区组总体均数不同所引起的。区组间变异的大小用区组间平方和表示。

按公式(8-6)计算得

$$SS_{区组}=\sum_{j=1}^{n} g(\bar{x}_j-\bar{x})^2=\frac{1}{g}\sum_{j=1}^{b}(\sum_{i=1}^{g} x_{ij})^2-C, \nu_{区组}=b-1$$

$$SS_{区组}=\frac{1}{3}(2.09^2+1.97^2+\cdots+1.82^2)-C=0.1113, \nu_{区组}=12-1=11$$

按公式(8-7)计算得

$$SS_{误差}=SS_{总}-SS_{处理}-SS_{区组}=0.1163$$

按公式(8-8)计算得

$$MS_{处理}=\frac{SS_{处理}}{\nu_{处理}}=\frac{SS_{处理}}{g-1}=9.4122/2=4.7061$$

$$MS_{区组}=\frac{SS_{区组}}{\nu_{区组}}=\frac{SS_{区组}}{b-1}=0.1113/11=0.0101$$

按公式(8-9)计算得

$$MS_{误差}=\frac{SS_{误差}}{\nu_{误差}}=\frac{SS_{误差}}{(b-1)(g-1)}=0.1163/22=0.0053$$

为检验各处理组总体均数（本例为各处理组的总蛋白水平）是否不同，按公式(8-10)计算 F 值得 $F=\frac{MS_{处理}}{MS_{误差}}=4.7061/0.0053=890.14$。

（3）确定 P 值，得出结论。

查附表 5 得 $F_{0.05(2,22)}=3.44<890.14$，故 $P<0.05$，差异有统计学意义，可以认为各处理组总蛋白水平总体均数不全等或全不等。

将例 8-2 的有关计算结果列成方差分析表，结果见表 8-5。在实际计算过程中，一般可利用软件直接计算相应的 P 值，因此可记录具体的 P 值。

表 8-5　例 8-2 的方差分析结果

变异来源	自由度	平方和	均方	F 值	P 值
总变异	35	9.6398			
处理间	2	9.4122	4.7061	890.14	<0.0001
区组间	11	0.1113	0.0101	1.91	0.0940
误差	22	0.1163	0.0053		

第四节　多个样本均数的两两比较

当方差分析的结果为拒绝 H_0，接受 H_1，差异有统计学意义时，可以认为各组总体均数不等或不全相等，即至少有两组总体均数不同。如果要进一步判断各组中究竟哪两组总体均数有差别，则需要在前述方差分析的基础上进行多个样本均数的两两比较，而不能直接用 t 检验进行比较。例如，有 4 个样本均数，两两比较的组合数为 6，若做 6 次 t 检验，且每次比较的检验水准都为 $\alpha=0.05$，则每次比较不犯 I 类错误的概率为 $(1-0.05)=0.95$，根据概率乘法法则，6 次均不犯 I 类错误的概率为 $(1-0.05)^6$，这时实际总的检验水准为 $1-(1-0.05)^6=0.26$，远远大于 0.05 的检验水准。因此，样本均数间的多重比较不能用两样本均数比较的 t 检验。

两两比较的方法较多，常用的是多重比较。多重比较的方法又可进一步分为以下两种情况：

（1）在研究设计阶段未预先考虑到是否进行均数的两两比较，但经假设检验得出多个总体均数不全相等的提示后，再决定进行多个均数的两两比较，这类研究多属于探索性研究，可采用 SNK-q 检验、Bonfferoni t 检验等。

（2）在设计阶段就根据研究目的或专业知识进行某些均数间的两两比较，常用于事先有明确假设的证实性研究，如多个处理组与对照组的比较、某一对或某几对在专业上有特殊意义的均数间的比较等，可采用 Dunnett-t 检验、LSD-t 检验，也可采用 Bonfferoni t 检验等。

本节只介绍常用的三种检验方法：SNK-q 检验、LSD-t 检验和 Dunnett-t 检验。

一、SNK-q 检验

SNK(Student-Newman-Keuls)检验也称 q 检验,适用于探索性研究,对任意两个样本均数都进行检验。检验统计量 q 的计算公式为

$$q=\frac{|\bar{x}_A-\bar{x}_B|}{S_{\bar{x}_A-\bar{x}_B}}=\frac{|\bar{x}_A-\bar{x}_B|}{\sqrt{\frac{MS_{误差}}{2}\left(\frac{1}{n_A}+\frac{1}{n_B}\right)}},\nu=\nu_{误差} \tag{8-11}$$

上式中,分子为任意两个对比组 A、B 的样本均数之差,分母是差值的标准误;n_A 和 n_B 分别为 A 和 B 两个样本的例数,$MS_{误差}$ 为方差分析中算得的误差均方。在完全随机设计资料的方差分析中,$MS_{误差}=MS_{组内}$。在例 8-1 中,$MS_{误差}=0.0269$,$\nu_{误差}=35$。检验步骤如下:

1. 建立检验假设,确定检验水准

H_0:$\mu_A=\mu_B$,即任两对比组(A、B 组)的总体均数相等;

H_1:$\mu_A\neq\mu_B$,即任两对比组(A、B 组)的总体均数不等。

$\alpha=0.05$。

2. 计算检验统计量

(1)将例 8-1 四个样本均数按由大到小的顺序依次排列,并编组次。

组别	不吸烟组	戒烟组	每日吸烟组	大量吸烟组
均数	3.59	3.36	3.01	2.90
组次	1	2	3	4

(2)计算差值的标准误。本例各组例数不全相等,故任意两组均数差值的标准误分别计算,即

$$S_{\bar{x}_1-\bar{x}_2}=S_{\bar{x}_1-\bar{x}_3}=\sqrt{\frac{0.0269}{2}\left(\frac{1}{11}+\frac{1}{10}\right)}=0.0507$$

$$S_{\bar{x}_1-\bar{x}_4}=\sqrt{\frac{0.0269}{2}\left(\frac{1}{11}+\frac{1}{8}\right)}=0.0539$$

$$S_{\bar{x}_2-\bar{x}_3}=\sqrt{\frac{0.0269}{2}\left(\frac{1}{10}+\frac{1}{10}\right)}=0.0519$$

$$S_{\bar{x}_2-\bar{x}_4}=S_{\bar{x}_3-\bar{x}_4}=\sqrt{\frac{0.0269}{2}\left(\frac{1}{10}+\frac{1}{8}\right)}=0.0550$$

(3)列表计算统计量 q 值。根据公式(8-11)和例 8-1 的结果计算 q 值。结果见表 8-6。

表 8-6　例 8-1 的 SNK 检验计算表

对比组 A 与 B (1)	$\lvert\bar{x}_A - \bar{x}_B\rvert$ (2)	q 值 (3)	组数 a (4)	q 界值 0.05 (5)	q 界值 0.01 (6)	P 值 (7)
1 与 2	0.231	4.556	2	2.88	3.86	<0.01
1 与 3	0.581	11.460	3	3.47	4.42	<0.01
1 与 4	0.691	12.820	4	3.82	4.75	<0.01
2 与 3	0.350	6.744	2	2.88	3.86	<0.01
2 与 4	0.460	8.364	3	3.47	4.42	<0.01
3 与 4	0.110	2.000	2	2.88	3.86	>0.05

3. 确定 P 值，做出统计推断

q 界值不仅考虑自由度，而且考虑组数 a，即任意两对比组包含的组数，见表 8-6 中第(4)栏。以组数 a 和 $\nu_{误差}=35$ 查 q 界值表(附表 6)，由于表中没有自由度为 35 的临界值，可取自由度为 30 和 40 时相应界值的平均值，将获得的临界值列于表 8-6 第(5)栏和第(6)栏。将第(3)栏计算的 q 值与相应的 q 界值进行比较，当计算获得的 q 值大于界值时，P 值小于 0.05 或 0.01，得各组的 P 值列于表 8-6 第(7)栏。由表 8-6 可以看出，按 $\alpha=0.05$ 水准，1 组和 2 组、1 组和 3 组、1 组和 4 组、2 组和 3 组、2 组和 4 组的样本均数差异均有统计学意义，而 3 组和 4 组的样本均数差异则无统计学意义。

二、LSD-t 检验

LSD-t 检验即最小显著性差异(least significant difference)t 检验，适用于某一对或某几对在专业上有特殊意义的均数间的比较，如多个处理组与对照组的比较，或者某几个处理组间的比较，一般在设计阶段确定哪些均数需要进行多重比较。检验统计量 t 值的计算公式为

$$t=\frac{\lvert\bar{x}_A-\bar{x}_B\rvert}{S_{\bar{x}_A-\bar{x}_B}}=\frac{\lvert\bar{x}_A-\bar{x}_B\rvert}{\sqrt{MS_{误差}\left(\frac{1}{n_A}+\frac{1}{n_B}\right)}},\nu=\nu_{误差} \tag{8-12}$$

同样对例 8-1，若事先计划比较孕母不吸烟组与每日吸烟量少于 1 包组及每日吸烟量少于 1 包组与每日吸烟量大于或等于 1 包组新生儿出生体重的差异，则采用 LSD-t 检验。其检验步骤如下。

1. 建立检验假设，确定检验水准

$H_0:\mu_A=\mu_B$，即所研究的两个对比组的总体均数相等；

$H_1:\mu_A\neq\mu_B$，即所研究的两个对比组的总体均数不等。

$\alpha=0.05$。

2. 计算检验统计量

已知 $n_1=11,n_2=10,n_3=10,n_4=8,MS_{误差}=0.0269$。

(1) 计算差值的标准误。

本例各组例数不全相等,故任意两组均数差值的标准误分别计算如下:

$$S_{\bar{x}_1-\bar{x}_2}=S_{\bar{x}_1-\bar{x}_3}=\sqrt{0.0269\left(\frac{1}{11}+\frac{1}{10}\right)}=0.0717$$

$$S_{\bar{x}_1-\bar{x}_4}=\sqrt{0.0269\left(\frac{1}{11}+\frac{1}{8}\right)}=0.0762$$

$$S_{\bar{x}_2-\bar{x}_3}=\sqrt{0.0269\left(\frac{1}{10}+\frac{1}{10}\right)}=0.0733$$

$$S_{\bar{x}_2-\bar{x}_4}=S_{\bar{x}_3-\bar{x}_4}=\sqrt{0.0269\left(\frac{1}{10}+\frac{1}{8}\right)}=0.0778$$

(2) 计算统计量 LSD-t 值。

计算结果如表 8-7 所示。

表 8-7 例 8-1 的 LSD-t 检验计算表

对比组 A 与 B (1)	$\lvert\bar{x}_A-\bar{x}_B\rvert$ (2)	t 值 (3)	t 界值		P 值 (6)
			0.05 (4)	0.01 (5)	
1 组与 3 组	0.581	8.103	2.03	2.72	<0.01
3 组与 4 组	0.110	1.414	2.03	2.72	>0.05

3. 确定 P 值,做出统计推断

以 $\nu_{误差}=35$ 查 t 界值表,并确定 P 值,列于表 8-7 中。从表中可以看出,按 $\alpha=0.05$ 水准,1 组与 3 组的均数差异有统计学意义,3 组与 4 组的均数差异无统计学意义。

三、Dunnett-t 检验

Dunnett 检验方法的检验统计量为 t_D,故又称 Dunnett-t 检验。它适用于 $g-1$ 个试验组与 1 个对照组的比较。其统计量计算公式为

$$t_D=\frac{|\bar{x}_T-\bar{x}_C|}{S_{\bar{x}_A-\bar{x}_B}}=\frac{|\bar{x}_T-\bar{x}_C|}{\sqrt{MS_{误差}\left(\frac{1}{n_T}+\frac{1}{n_C}\right)}},\nu=\nu_{误差} \tag{8-13}$$

同样对例 8-1,若以孕母不吸烟组作为对照来研究孕妇吸烟与新生儿出生体重的关系,则采用 Dunnett-t 检验。其检验步骤如下。

1. 建立检验假设,确定检验水准

$H_0:\mu_T=\mu_C$,即所研究的处理组与对照组的总体均数相等;

$H_1:\mu_T\neq\mu_C$,即所研究的处理组与对照组的总体均数不等。

$\alpha=0.05$。

2. 计算检验统计量

已知 $n_1=11,n_2=10,n_3=10,n_4=18,MS_{误差}=0.0269$。

(1) 计算差值的标准误。

本例各组例数不全相等，故任意两组均数差值的标准误分别计算如下：

$$S_{\bar{x}_1-\bar{x}_2}=S_{\bar{x}_1-\bar{x}_3}=\sqrt{0.0269\left(\frac{1}{11}+\frac{1}{10}\right)}=0.0717$$

$$S_{\bar{x}_1-\bar{x}_4}=\sqrt{0.0269\left(\frac{1}{11}+\frac{1}{8}\right)}=0.0762$$

（2）计算统计量 t_D 值。

计算结果如表 8-8 所示。

表 8-8 例 8-1 的 Dunnett 检验计算表

对比组 A 与 B (1)	$\lvert \bar{x}_A-\bar{x}_B \rvert$ (2)	t_D 值 (3)	t 界值		P 值 (6)
			0.05 (4)	0.01 (5)	
1 组与 2 组	0.231	3.222	2.46	3.12	<0.01
1 组与 3 组	0.581	8.103	2.46	3.12	<0.01
1 组与 4 组	0.691	9.068	2.46	3.12	<0.01

3. 确定 P 值，做出统计推断

以 $\nu_{误差}=35$ 查 Dunnett-t 界值表（见表 8-9，详见附表 7、附表 8），并确定 P 值，列于表 8-8 中。在该表中，不包括对照组，共有组数为 3。由于没有自由度为 35 的临界值，可取自由度为 30 和 40 时相应临界值的平均值。由表可以看出，按 $\alpha=0.05$ 水准，1 组与 2 组、1 组与 3 组、1 组与 4 组的均数差异均有统计学意义。

表 8-9 Dunnett 检验的 t_D 界值表（双侧 $P=0.05$ 部分）

误差的 自由度	处理组数				
	1	2	3	4	5
18	2.10	2.40	2.56	2.68	2.76
19	2.09	2.39	2.55	2.66	2.75
20	2.09	2.38	2.54	2.65	2.73
24	2.06	2.35	2.51	2.61	2.70
30	2.04	2.32	2.47	2.58	2.66
40	2.02	2.29	2.44	2.54	2.62
60	2.00	2.27	2.41	2.51	2.58

第五节 析因设计的方差分析

一、析因设计的基本概念

析因设计（factorial design）是将两个或多个实验因素的各个水平进行全面组合的实验。运用析因设计能够分析各个实验因素的单独效应（simple effect）、主效应（main effect）和因素间的交互效应（interaction）。

例 8-3 研究人员为了了解某升白细胞药物和纯苯对大鼠吞噬指数的影响以及两者同时使用的作用，以 0.3 mL/kg 剂量纯苯给大鼠皮下注射染毒，每周 3 d，共 45 d，同时设置未染毒组。两组大鼠均按照是否给予升高白细胞药物分为给药组和不给药组，实验结果见表 8-10。各处理因素水平的指标平均值及差别见表 8-11。

表 8-10 各组大鼠吞噬指数

	染毒组(a_1)		未染毒组(a_2)	
	给药(b_1)	不给药(b_2)	给药(b_1)	不给药(b_2)
	1.91	1.83	3.85	3.78
	2.20	2.00	3.81	3.91
	2.06	2.12	3.99	4.03
	2.12	1.90	3.90	3.83
	2.09	2.01	3.78	3.85
平均值	2.08	1.97	3.87	3.88

1. 单独效应

单独效应是指其他因素水平固定，同一因素不同水平间指标平均值的差别。例如，表 8-11 中，B 因素固定在 1 水平时，A 因素 1 水平的指标平均值为 2.08，B 因素固定在 1 水平时，A 因素 2 水平的指标平均值为 3.87，则得 B 因素固定在 1 水平时 A 因素的单独效应为 3.87 − 2.08 = 1.79。

表 8-11 2 因素 2 水平析因试验的指标平均值差别

A 因素	B 因素		平均值	b_2-b_1
	b_1	b_2		
a_1	2.08	1.97	2.03	−0.11
a_2	3.87	3.88	3.88	0.01
平均值	2.98	2.93		−0.05
a_2-a_1	1.79	1.91	1.85	

2. 主效应

主效应是指某因素各单独效应的平均值。

A 因素的主效应 = (1.79 + 1.91)/2 = 1.85。

B 因素的主效应 = (−0.11 + 0.01)/2 = −0.05。

3. 交互效应

某因素的各单独效应随另一因素变化而变化，称为两因素间存在交互作用。因素 A 的各单独效应随因素 B 的水平变化而变化的大小，称为交互效应，记作 AB 或 BA。

$$AB = BA = [(a_2b_2 - a_1b_2) - (a_2b_1 - a_1b_1)]/2 = (1.91 - 1.79)/2 = 0.06$$

二、变异分解

两因素析因设计总的变异和自由度可分解为：

$$SS_{总} = SS_{处理} + SS_{误差} = (SS_A + SS_B + SS_{AB}) + SS_E$$

$$\nu_{总} = \nu_{处理} + \nu_{误差} = (\nu_A + \nu_B + \nu_{AB}) + \nu_E$$

如果处理因素 A 有 a 个水平，处理因素 B 有 b 个水平，每种处理组合有 n 个受试对象，则全部受试对象的总数 $N = a \times b \times n$。用 x_{ijk} 表示每个受试对象的观察值。其中 $i(i = 1, 2, \cdots, a)$ 为 A 因素的水平；$j(j = 1, 2, \cdots, b)$ 为 B 因素的水平；$k(k = 1, 2, \cdots, n)$ 为 A、B 两因素某水平组合下受试对象的序号，则两因素析因设计方差分析的计算公式如表 8-12 所示。

表 8-12　两因素 $a \times b$ 析因设计方差分析计算公式

变异来源	SS	ν	MS	F 值
处理	$\sum_i \sum_j n_{ij}(\bar{x}_{ij} - \bar{x})^2$ 或 $\sum_i \sum_j \frac{(\sum_k x_{ijk})^2}{n} - C$	$ab - 1$		
A	$\sum_i n_i(\bar{x}_i - \bar{x})^2$ 或 $\sum_i \frac{(\sum_j \sum_k x_{ijk})^2}{nb} - C$	$a - 1$	$\frac{SS_A}{a - 1}$	$\frac{MS_A}{MS_{误差}}$
B	$\sum_j n_j(\bar{x}_j - \bar{x})^2$ 或 $\sum_j \frac{(\sum_i \sum_k x_{ijk})^2}{na} - C$	$b - 1$	$\frac{SS_B}{b - 1}$	$\frac{MS_B}{MS_{误差}}$
AB	$SS_{处理} - SS_A - SS_B$	$(a-1)(b-1)$	$\frac{SS_{AB}}{(a-1)(b-1)}$	$\frac{MS_{AB}}{MS_{误差}}$
误差	$SS_{误差} = SS_{总} - SS_{处理}$	$N - ab$ 或 $ab(n-1)$	$\frac{SS_{误差}}{ab(n-1)}$	
总变异	$\sum x^2 - \frac{(\sum x)^2}{N}$	$N - 1$ 或 $(abn - 1)$	$\frac{SS_{总}}{N - 1}$	

三、析因设计方差分析的基本步骤

在某项研究中，假设有两种处理因素 A、B，各处理因素有不同水平，研究各处理因素水平对某项指标影响及两者同时使用的作用，其析因设计方差分析的基本步骤如下。

(1) 建立检验假设，确定检验水准。

对于因素 A：

H_0：A 因素各水平的总体均数相等；

H_1：A 因素各水平的总体均数不等。

对于因素 B：

H_0：B 因素各水平的总体均数相等；

H_1：B 因素各水平的总体均数不等。

对于交互作用 AB：

H_0：A、B 两因素无交互效应；

H_1：A、B 两因素有交互效应。

均取 $\alpha = 0.05$。

（2）计算检验统计量。

按表 8-12 中相应的公式计算检验统计量 SS、MS、F 值及自由度。

（3）确定 P 值，做出统计推断。

查 F 界值表，若 $F_A > F_{0.05(\nu_A,\nu_E)}$，则 $P < 0.05$，差别有统计学意义；若 $F_B < F_{0.05(\nu_B,\nu_E)}$，则 $P > 0.05$，差别无统计学意义；若 $F_{AB} < F_{0.05(\nu_{AB},\nu_E)}$，则 $P > 0.05$，交互作用无统计学意义。

四、实例分析

下面以例 8-3 为例说明析因设计资料方差分析的基本步骤，各处理因素水平的指标平均值差别见表 8-13 及表 8-11。

表 8-13　各组大鼠吞噬指数

	染毒组(a_1)		未染毒组(a_2)		合计
	给药(b_1)	不给药(b_2)	给药(b_1)	不给药(b_2)	
	1.91	1.83	3.85	3.78	
	2.20	2.00	3.81	3.91	
	2.06	2.12	3.99	4.03	
	2.12	1.90	3.90	3.83	
	2.09	2.01	3.78	3.85	
n_i	5	5	5	5	20(N)
$\bar{x}_i$	2.08	1.97	3.87	3.88	2.95($\bar{x}$)
$\sum x_i$	10.38	9.86	19.33	19.40	0.95(s)
$\sum x_i^2$	21.59	19.49	74.76	75.31	

析因设计资料方差分析的基本步骤：

（1）建立检验假设，确定检验水准。

对于因素 A：

H_0：A 因素各水平的总体均数相等；

H_1：A 因素各水平的总体均数不等。

对于因素 B：

H_0：B 因素各水平的总体均数相等；

H_1：B 因素各水平的总体均数不等。

对于交互作用 AB：

H_0：A、B 两因素无交互效应；

H_1：A、B 两因素有交互效应。

均取 $\alpha = 0.05$。

（2）计算检验统计量。

按表8-12中相应的公式计算，得 $SS_{总}=17.2805$，$\nu_{总}=19$；$SS_A=17.0940$，$\nu_A=1$；$SS_B=0.0101$，$\nu_B=1$；$SS_{AB}=0.0174$，$\nu_{AB}=1$；$SS_E=0.1589$，$\nu_E=16$；$F_A=1721.02$，$F_B=1.02$，$F_{AB}=1.75$。

（3）确定 P 值，做出统计推断。

查 F 界值表，$F_A>F_{0.05(1,16)}$，$P<0.05$，差别有统计学意义；$F_B<F_{0.05(1,16)}$，$P>0.05$，差别无统计学意义；$F_{AB}<F_{0.05(1,16)}$，$P>0.05$，交互作用无统计学意义。

将例8-3的有关计算结果列成方差分析表（表8-14）。

表8-14　例8-3的方差分析结果

变异来源	自由度	平方和	均方	F 值	P 值
总变异	19	17.2805			
A	1	17.0940	17.0940	1721.02	<0.0001
B	1	0.0101	0.0101	1.02	0.3277
AB	1	0.0174	0.0174	1.75	0.2042
误差	16	0.1589	0.0099		

第六节　多个样本方差齐性检验

从理论上讲，进行方差分析的数据应满足以下两个条件：① 各样本相互独立，均来自正态分布总体。② 各样本来自的总体的方差相等，即具有方差齐性。

资料的正态性和方差齐性可以通过统计学检验来判断。两独立样本的方差齐性检验用 F 检验，本节主要介绍另外两种方差齐性检验方法：Bartlett χ^2 检验与 Levene 检验（Levene's test）。Bartlett χ^2 检验通常要求各样本来自正态分布的总体，而 Levene 检验对各样本的分布类型不做要求，结果更稳健。多数情况下采用 Levene 检验通过统计软件来检验方差是否齐同。进行方差齐性检验时，通常设置 α 为0.10。

一、Bartlett χ^2 检验

检验统计量计算公式如下：

$$\chi^2=\frac{\sum_{i=1}^{k}\left[(n_i-1)\ln\frac{S_c^2}{S_i^2}\right]}{1+\frac{\sum_{i}(n_i-1)^{-1}-(N-k)^{-1}}{3(k-1)}},\nu=k-1 \tag{8-14}$$

$$S_c^2=\frac{\sum_{i=1}^{k}(n_i-1)S_i^2}{\sum_{i=1}^{k}(n_i-1)}$$

上式中，S_c^2 为合并方差，对于完全随机设计资料，有 $S_c^2=MS_{组内}$。

例 8-4 对例 8-1 数据进行方差齐性 Bartlett χ^2 检验。

(1) 建立检验假设,确定检验水准。

$H_0:\sigma_1^2=\sigma_2^2=\sigma_3^2$,即 3 个总体方差齐;

$H_1:\sigma_1^2$、σ_2^2、σ_3^2 不全相等,即 3 个总体方差不齐。

$\alpha=0.10$。

(2) 计算检验统计量。

根据公式(8-14)及表 8-2 资料进行计算:

$$S_c^2=\frac{(11-1)\times 0.18^2+(10-1)\times 0.17^2+(10-1)\times 0.17^2+(8-1)\times 0.13^2}{(11-1)+(10-1)+(10-1)+(8-1)}=0.0275$$

$$\chi^2=\frac{(11-1)\ln\frac{0.0275}{0.18^2}+(10-1)\ln\frac{0.0275}{0.17^2}+(10-1)\ln\frac{0.0275}{0.17^2}+(8-1)\ln\frac{0.0275}{0.13^2}}{1+\frac{[(11-1)^{-1}+(10-1)^{-1}+(10-1)^{-1}+(8-1)^{-1}]-(39-4)^{-1}}{3\times(4-1)}}$$

$=0.8341$

$$\nu=4-1=3$$

(3) 确定 P 值,做出统计推断。

以自由度 $\nu=3$,查 χ^2 界值表(附表 9),$0.750<P<0.900$,按 $\alpha=0.10$ 水准,$P>\alpha$,不拒绝 H_0,差异无统计学意义,尚不能认为 3 个总体方差有差异。

二、Levene 检验

Levene 方差齐性检验的计算较为烦琐,一般是运用统计软件来做 Levene 方差齐性检验。本节简要介绍运用 SAS 软件做 Levene 方差齐性检验。

例 8-5 对例 8-1 数据进行方差齐性 Levene 检验。检验基本步骤如下。

(1) 建立检验假设,确定检验水准。

$H_0:\sigma_1^2=\sigma_2^2=\sigma_3^2$,即 3 个总体方差齐;

$H_1:\sigma_1^2$、σ_2^2、σ_3^2 不全相等,即 3 个总体方差不齐。

$\alpha=0.10$。

(2) 计算检验统计量。

运用 SAS 统计软件计算得 Levene 检验的统计量值为 $F=0.41$,$P=0.7473$。

本例 SAS 程序如下:

```
proc glm;                        /* 方差分析 */
class group;                     /* 设置因素变量 */
model x = group;                 /* 设置方差分析模型 */
means group/ HOVTEST;            /* 方差齐性检验设置 */
run;
```

本例 SAS 程序运算的主要结果如表 8-15 所示。

表 8-15　Levene 检验的方差分析表

变异来源	自由度	平方和	均方	F 值	P 值
组间	3	0.000898	0.000299	0.41	0.7473
误差	35	0.025600	0.000731		

(3) 确定 P 值，做出统计推断。

本例 $P=0.7473$，按 $\alpha=0.10$ 水准，$P>\alpha$，不拒绝 H_0，差异无统计学意义，尚不能认为 3 个总体方差有差异。

随机区组设计方差分析的应用条件与完全随机设计方差分析的应用条件相同，但需要分别对处理组间及区组间进行正态性检验和方差齐性检验。若两组中有一组严重背离正态性或者方差齐性，则不满足方差分析的应用条件，可采用后续章节介绍的非参数检验方法。

对于例 8-2，运用 SAS 软件分析，3 个处理组间的方差齐性 Levene 检验 $F=0.73$，$P=0.4887$，满足方差齐性；12 个区组间 Levene 检验 $F=0.12$，$P=0.9996$，也满足方差齐性。

【知识点】

(1) 方差分析的基本思想是：根据资料的设计类型（即变异的不同来源），将全部观察值之间的变异——总变异分解为两个或多个部分，除随机误差外，其余每个部分的变异都可用某个因素的作用来解释，通过比较不同变异来源的均方，借助 F 分布做出统计推断，以了解某因素对观察指标是否有影响或某因素是否有效应。

(2) 方差分析的应用条件是：各样本相互独立，均来自正态分布总体；各样本来自的总体的方差相等，即方差齐性。当资料不满足以上条件时，应考虑变量变换或非参数检验方法。

(3) 方差分析常用于 3 个及 3 个以上均数的比较，也可用于 2 个样本均数的比较，后者与 t 检验等价，即 $F=t^2$。

(4) 在方差分析中，随机区组设计资料的误差变异等于原组内变异（如按完全随机设计）减去区组因素（即控制因素、非处理因素，或混杂因素）引起的变异。因此，随机区组设计比完全随机设计的统计效率高。

(5) 若方差分析得出多个均数间的差别有统计学意义，则尚需对多均数间进行两两比较。根据研究设计可分为两种情况：所有均数间的两两比较（SNK-q 检验等）和某些均数间的两两比较（LSD-t 检验、Dunnett-t 检验等）。

练 习 题

一、最佳选择题

1. 完全随机设计资料的方差分析中，必然有________。

A. $SS_{组间} > SS_{组内}$

B. $MS_{组间} < MS_{组内}$

C. $MS_{总} = MS_{组间} + MS_{组内}$

D. $SS_{总} = SS_{组间} + SS_{组内}$

E. $\nu_{组间} < \nu_{组内}$

2. 如果方差分析结果为 $F_{处理} > F_{0.05,(\nu_1,\nu_2)}$，则统计推断是________。

A. 各总体均数不全相等或全不相等

B. 各总体均数都不相等

C. 各样本均数都不相等

D. 各样本均数间的差别都有显著性

E. 至少有两个样本均数不等

3. 完全随机设计方差分析的实例中有________。

A. 组间 SS 不会小于组内 SS

B. 组间 MS 不会小于组内 MS

C. F 值不会小于 1

D. F 值不会是负数

E. 组间 MS 不会大于组内 MS

4. 某研究者在 4 种不同温度下分别独立地重复 10、11、12 和 13 次试验，共测得某定量指标的数据 46 个，则该资料方差分析的误差自由度是________。

A. 40　　B. 41　　C. 42　　D. 43　　E. 44

5. 要对配对设计资料进行两样本均数的比较，若满足条件，可选择________。

A. 随机区组设计的方差分析

B. z 检验

C. 成组 t 检验

D. 卡方检验

E. 以上都不对

6. 方差分析中的组间均方表示的是________。

A. 全部变量值的变异大小

B. 仅仅抽样误差的大小

C. 处理与随机及抽样误差的大小

D. 仅仅处理作用的大小

E. 仅仅随机误差的大小

7. 对同一计量资料，当处理组数为两组时，方差分析结果与 t 检验结果比较，________。

A. 方差分析的结果更可靠

B. t 检验的结果更可靠

C. 二者完全等价且 $\sqrt{t} = F$

D. 二者完全等价且 $t^2 = F$

E. 二者理论上不同

8. 若 k 个组方差齐性检验结果为 $P < 0.1$，则可认为________。

A. 各样本方差全相等

B. 各总体方差全相等

C. 总体方差全不相等

D. 至少有两个总体均数不等

E. 至少有两个总体方差不等

9. 用单因素方差分析比较5个总体均数，得出 $P<0.05$。若需要进一步了解其中的对照组与其他4个实验组总体均数有无差异，可选用的检验方法是________。

A. Z 检验
B. t 检验
C. 方差分析
D. Dunnett-t 检验
E. SNK-q 检验

10. 某研究者将80只小白鼠随机分配到4种不同的饲料组中，喂养1个月后，观察每只小白鼠的肝重比值(即肝重/体重)，期望了解各饲料对小白鼠肝重比值的影响情况是否相同。如果该资料满足正态性和方差齐性的条件，正确的统计分析思路应当是________。

A. 进行6次 t 检验
B. 进行6次 z 检验
C. 先做方差分析，后做 t 检验
D. 先做方差分析，后做 Dunnett-t 检验
E. 先做方差分析，后做 SNK-q 检验

二、简述题

1. 请简述方差分析的基本思想和应用条件。
2. 请简述多组均数方差分析的主要步骤。
3. 请简述方差分析与 t 检验的异同点。
4. 请简述多个样本定量资料的总体均数比较的统计学分析思路。

三、计算分析题

1. 将同一个体的12份血液标本随机等分成3组，分别用甲、乙、丙3种抗凝剂处理后测得红细胞沉降率见下表。试问:3种抗凝剂作用的差异是否有统计学意义?

3种抗凝剂比较实验

抗凝剂	红细胞沉降率/(mm/h)			
甲	17	16	16	15
乙	10	11	12	12
丙	11	9	8	9

2. 为研究雌激素对子宫发育的作用，将12只未成年大白鼠按种系相同、体重相近划分为4个区组，每个区组3只，随机安排注射0.2 μg/100 g、0.4 μg/100 g、0.8 μg/100 g 3种不同剂量的雌激素，一段时间后取出子宫并称重，结果见下表。试比较试验结果中3种剂量组大白鼠子宫质量的差异有无统计学意义。

未成年雌性大白鼠的子宫重量　　单位:mg

区组	雌激素注射剂量(μg/100g)		
	0.2	0.4	0.8
甲	106	116	145
乙	42	68	115
丙	70	111	133
丁	42	63	87

3. 绝经后骨质疏松症是原发性骨质疏松症中最常见的类型，其特点是骨量减少。有研

究者为了探讨雌激素对预防骨质疏松症的作用,用去卵巢雌性SD大鼠建立绝经后骨质疏松症动物模型,观察切除卵巢后补充17β-雌二醇对大鼠骨量的影响。该研究者将30只10月龄SD雌性大鼠随机分为假手术组、卵巢切除组和卵巢切除后补充雌激素组,每组10只,12周后处死大鼠,取其股骨称重,结果见下表。请对3组结果进行比较(独立资料服从正态性、方差齐性条件)。

3组大鼠股骨重量　　单位:mg

卵巢切除后补充雌激素组($i=1$)	卵巢切除组($i=2$)	假手术组($i=3$)
744	730	736
722	638	802
806	713	722
645	691	685
785	522	754
652	667	633
728	625	813
668	596	616
632	611	624
765	540	818

4. 将同种属的28只大白鼠按窝别、性别、体重条件配成7个区组,用不同剂量的某种药物1周后,测得大白鼠血清中某指标值如下表所示。试分析此药不同剂量对血清中该指标值的影响有无不同。

用药后不同剂量组血清中的某指标值　　单位:μmol/L

区组	剂量0(对照)	剂量1	剂量2	剂量3
1	63	190	138	54
2	79	238	220	144
3	45	300	83	92
4	45	140	213	100
5	51	175	150	36
6	72	300	163	90
7	64	207	185	87

第九章　定性资料行列表的χ^2检验

在医学研究中，人们除了关心总体均数或总体方差的差别是否有统计学意义外，还常常关心两个或多个率以及两个或多个构成比之间(譬如两种或多种治疗方法对某疾病的治愈率)的差别是否有统计学意义。χ^2检验(Chi-square test)是解决此类问题最常用的统计学方法，它主要应用于反应变量为分类变量的计数数据。

χ^2检验是现代统计学的创始人之一Pearson(英国，1857—1936)于1900年提出的一种具有广泛用途的统计方法。它可用于两个或多个率的比较、两个或多个构成比的比较、定性资料的关联度分析及拟合优度检验等。该检验对于总体的分布不做任何假设，因此它属于非参数检验法。理论证明，χ^2值是实际观察频数(observed frequency，O)与期望频数(expected frequency，E，或称为理论频数)之差的平方再除以期望频数所得的统计量。

$$\chi^2 = \sum \frac{(O-E)^2}{E} \tag{9-1}$$

χ^2检验的基本思想是：χ^2值反映了观察频数与期望频数吻合的程度(或差别的程度)。观察频数与期望频数的吻合程度越好，即两者差别越小，则χ^2值越小。如果无效假设H_0成立，则观察频数与期望频数之差一般不会很大，出现大的χ^2值的概率P值小。若实际计算出的χ^2值较大，超过了设定的检验水准所对应的界值，则有理由怀疑无效假设的真实性，从而拒绝H_0。另外，χ^2值的大小，除了与差值$O-E$有关外，还取决于格子数(严格说是自由度)的多少。公式(9-1)中$(O-E)^2/E$都是正值，故格子数越多，χ^2值就越大。因此，考虑χ^2值大小时要同时考虑自由度的影响。自由度可由公式(9-2)求得，相应自由度的χ^2值与P值的关系可查书后χ^2界值表(附表9)。

$$\nu = (\text{行数}-1)\times(\text{列数}-1) \tag{9-2}$$

χ^2检验用途广泛。本章主要介绍两个独立样本四格表资料的χ^2检验、配对设计资料的χ^2检验、多个独立样本R×C列联表资料的χ^2检验。

第一节　两独立样本四格表资料的 χ^2 检验

独立样本四格表资料的 χ^2 检验可以用于检验两个样本率或两个构成比是否有差异。

例 9-1　为了研究升温毯联合自发热贴的主动保温措施在老年患者前列腺电切术中的保温应用效果，某医院选取 2017 年 1 月至 12 月择期行前列腺电切术的老年患者 100 例，采用随机数字表法分为实验组和对照组，每组 50 例。两组患者在进入手术室至离开恢复室全程采用升温毯主动保温，手术截石位时双下肢覆盖棉毯被动保温。实验组在摆放体位前双足脚掌部袜子外面粘贴一次性自发热贴主动保温。记录两组患者术后寒战发生次数见表 9-1。试分析升温毯联合自发热贴干预是否能有效地预防术后寒战的发生。

表 9-1　两组术后寒战发生情况比较

处理	发生	未发生	合计	发生率/%
实验组	1	49	50	2.0
对照组	16	34	50	32.0
合计	17	83	100	17.0

一、2×2 列联表 χ^2 检验的基本思想

我们将表 9-1 的原始数据用符号表示，整理成表 9-2，该形式为 2×2 列联表（2×2 contingency table）。因为此表格的基本数据分布在四个格子中，故被称为四格表。

表 9-2　四格表资料的基本形式

处理	发生	未发生	合计
甲	a	b	$a+b$
乙	c	d	$c+d$
合计	$a+c$	$b+d$	$n=a+b+c+d$

独立样本四格表的检验目的是检验两种处理方法或两种处理方法的发生率是否不同，或者结局属性与处理水平是否无关（即它们相互独立）。其中，行的和、列的和的表达见公式（9-3），a、b、c、d 的期望频数的计算如表 9-3 所示（某个格子的期望频数等于该格子所在行合计乘以所在列合计再除以总样本含量）。该计算方法同样适用于多行多列的行列表。

$$\begin{aligned} n_{C1} &= a+c \qquad n_{C2} = b+d \\ n_{R1} &= a+b \qquad n_{R2} = c+d \end{aligned} \tag{9-3}$$

表9-3　四格表资料期望频数的计算公式

处理	发生	未发生	合计
甲	$E_{11}=\frac{n_{C1}n_{R1}}{n}$	$E_{12}=\frac{n_{C2}n_{R1}}{n}$	n_{R1}
乙	$E_{21}=\frac{n_{C1}n_{R2}}{n}$	$E_{22}=\frac{n_{C2}n_{R2}}{n}$	n_{R2}
合计	n_{C1}	n_{C2}	$n=a+b+c+d$

二、2×2列联表χ^2检验的基本步骤

1. 建立检验假设并确定检验水准

H_0：$\pi_1=\pi_2$，即两组术后寒战发生率相等；

H_1：$\pi_1=\pi_2$，即两组术后寒战发生率不等。

$\alpha=0.05$。

2. 计算检验统计量

按照公式求期望频数：

$$E_{11}=\frac{n_{C1}n_{R1}}{n}=\frac{50\times17}{100}=8.5\qquad E_{12}=\frac{n_{C2}n_{R1}}{n}=\frac{50\times83}{100}=41.5$$

$$E_{21}=\frac{n_{C1}n_{R2}}{n}=\frac{50\times17}{100}=8.5\qquad E_{22}=\frac{n_{C2}n_{R2}}{n}=\frac{50\times83}{100}=41.5$$

按照公式(9-1)求χ^2值：

$$\chi^2=\sum\frac{(O-E)^2}{E}=\frac{(1-8.5)^2}{8.5}+\frac{(49-41.5)^2}{41.5}+\frac{(16-8.5)^2}{8.5}+\frac{(34-41.5)^2}{41.5}=15.946$$

$$\nu=(\text{行数}-1)\times(\text{列数}-1)=(2-1)\times(2-1)=1$$

3. 确定P值，做出推断

查χ^2界值表，自由度为1，$\chi^2_{0.05,1}=3.84$。本例中χ^2值为$15.946>3.84$，故$P<0.05$。按$\alpha=0.05$水准，拒绝H_0，两总体率的差别有统计学意义，故认为两个处理组术后寒战发生率不同，对照组的寒战发生率高于实验组。

三、2×2列联表χ^2检验的连续性校正公式

χ^2分布是连续型分布，χ^2界值表中的数据是根据这种连续型理论分布计算出来的。本章用于χ^2检验的原始数据属于分类资料，是不连续的，因此计算的χ^2值也是不连续的。特别是自由度为1的四格表资料，在总样本量≥40的条件下，如果表格中所有期望频数均≥5，则认为资料的分布逼近χ^2分布；如果表格中有小于5、大于1的期望频数，则需对χ^2值做Yates连续性校正（Yates correction for continuity），校正后的χ^2检验可得到更合理的P值。四格表χ^2检验的Yates校正公式为

$$\chi^2=\sum\frac{(|O-E|-0.5)^2}{E}\tag{9-4}$$

例 9-2 为了降低乳腺癌改良根治术后并发症的发生率，研究者选取某三级甲等医院普外科 2017 年 3 月至 2018 年 2 月收治的行乳腺癌改良根治术的患者 55 例作为实验组，2016 年 2 月至 2017 年 1 月收治的行乳腺癌改良根治术的患者 57 例作为对照组。两组在常规治疗、护理的基础上，实验组应用压力传感器控制胸带压力，两组患者行根治术后皮瓣坏死的发生情况见表 9-4。试问：应用压力传感器控制胸带压力是否可以有效预防乳腺癌改良根治术后皮瓣坏死的发生？

表 9-4 两组术后皮瓣坏死发生情况的比较

处理	发生	未发生	合计	发生率/%
实验组	1	54	55	1.8
对照组	7	50	57	12.3
合计	8	104	112	7.1

1. 建立检验假设并确定检验水准

H_0：$\pi_1 = \pi_2$，即两组术后皮瓣坏死的发生率相等；

H_1：$\pi_1 \neq \pi_2$，即两组术后皮瓣坏死的发生率不等。

$\alpha = 0.05$。

2. 计算检验统计量

该资料为四格表资料，按照公式求期望频数：

$$E_{11} = \frac{n_{C1}n_{R1}}{n} = \frac{55 \times 8}{112} = 3.9 \qquad E_{12} = \frac{n_{C2}n_{R1}}{n} = \frac{55 \times 104}{112} = 51.1$$

$$E_{21} = \frac{n_{C1}n_{R2}}{n} = \frac{57 \times 8}{112} = 4.1 \qquad E_{22} = \frac{n_{C2}n_{R2}}{n} = \frac{57 \times 104}{112} = 52.9$$

本例中最小的期望频数 E_{11} 小于 5 但大于 1，可选用校正公式：

$$\chi^2 = \sum \frac{(|O - E| - 0.5)^2}{E}$$

$$= \frac{(|1-3.9|-0.5)^2}{3.9} + \frac{(|54-51.1|-0.5)^2}{51.1} + \frac{(|7-4.1|-0.5)^2}{4.1} + \frac{(|50-52.9|-0.5)^2}{52.9}$$

$$= 3.18$$

$\nu =$（行数 -1）$\times$（列数 -1）$= (2-1) \times (2-1) = 1$

3. 确定 P 值，做出推断

查 χ^2 界值表，自由度为 1，$\chi^2_{0.05,1} = 3.84$。本例中 χ^2 值为 $3.18 < 3.84$，故 $P > 0.05$。按 $\alpha = 0.05$ 水准，不拒绝 H_0，即两总体率的差别无统计学意义，尚不能认为两个处理组术后皮瓣坏死的发生率不同。

四、两个构成比资料的 χ^2 检验

例 9-3 为了研究注入加温 CO_2 气体对接受腹腔镜手术的新生儿及小婴儿体温的影响，研究者选取天津市某儿童医院 2016 年 1 月至 2017 年 5 月新生儿外科腹腔镜手术患儿 56 例

作为研究对象，将注入加温后 CO_2 气体的 32 例设为实验组，将注入室温 CO_2 气体的 24 例设为对照组。两组资料的男性及女性例数如表 9-5 所示。试分析两组中男女的构成比是否有差别。

表 9-5　实验组和对照组男性及女性的例数(%)

处理	男	女	合计
实验组	13(40.6)	19(59.4)	32(100.0)
对照组	9(37.5)	15(62.5)	24(100.0)
合计	22(39.3)	34(60.7)	56(100.0)

1. 建立检验假设并确定检验水准

H_0:两处理组男女构成比相等;

H_1:两处理组男女构成比不等。

$\alpha=0.05$。

2. 计算检验统计量

$$E_{11}=\frac{n_{C1}n_{R1}}{n}=\frac{32\times22}{56}=12.6 \qquad E_{12}=\frac{n_{C2}n_{R1}}{n}=\frac{32\times34}{56}=19.4$$

$$E_{21}=\frac{n_{C1}n_{R2}}{n}=\frac{24\times22}{56}=9.4 \qquad E_{22}=\frac{n_{C2}n_{R2}}{n}=\frac{24\times34}{56}=14.6$$

$$\chi^2=\sum\frac{(O-E)^2}{E}=\frac{(13-12.6)^2}{12.6}+\frac{(19-19.4)^2}{19.4}+\frac{(9-9.4)^2}{9.4}+\frac{(15-14.6)^2}{14.6}=0.05$$

$$\nu=(\text{行数}-1)\times(\text{列数}-1)=(2-1)\times(2-1)=1$$

3. 确定 P 值，做出推断

查χ^2界值表，自由度为 1，$\chi^2_{0.05,1}=3.84$。本例中χ^2值为 $0.05<3.84$，故 $P>0.05$。按 $\alpha=0.05$ 水准，不拒绝 H_0，两处理组男女构成比差别无统计学意义，尚不能认为实验组和对照组男性和女性构成比不同。

第二节　配对四格表资料的χ^2检验

例 9-4　为了评价腰椎间盘突出症辨证分型评估表的应用效果，某医院选取 84 例患者，对比护士采用评估表辨证分型结果和医疗专家的专业辨证分型结果是否有差异。结果显示，84 例腰椎间盘突出症患者中，护士根据评估表判断为血瘀气滞型 80 例，其他证型 4 例；医疗专家判断为血瘀气滞型 83 例，其他证型 1 例(表 9-6)。护士的评估表辨证分型结果与医疗专家的辨证分型结果的一致率(一致率=两种辨证结果一致人数÷辨证总人数)为 96.43%。试分析护士的评估表辨证分型结果与医疗专家的专业辨证分型结果是否存在差异。

表 9-6 护士的评估表辨证分型结果与医疗专家的专业辨证分型结果比较

护士的评估表辨证分型	医疗专家的专业辨证分型		合计
	血瘀气滞型	其他证型	
血瘀气滞型	80(a)	0(b)	80
其他证型	3(c)	1(d)	4
合计	83	1	84

本例为配对设计的计数资料。配对设计常用于两种检测方法、两种诊断方法或两种细菌培养方法的比较，其特点是对样本中各观察单位分别用两种方法检测或处理，然后按两分类变量计数结果。观察结果有四种情况，可整理成表 9-6 的形式。其中，a 和 d 为两种观察结果一致的两种情况，b 和 c 为两种观察结果不一致的两种情况。当两种处理方法无差别时，对总体有 B = C，即两总体率相等($\pi_1=\pi_2$)。由于抽样误差的存在，样本中的 b 和 c 往往不等，为此可使用 McNemar 假设检验方法，其检验统计量计算公式为(9-5)和(9-6)，检验的自由度为 1。

$$b+c\geqslant 40\text{ 时}, \chi^2=\frac{(b-c)^2}{b+c} \tag{9-5}$$

$$b+c<40\text{ 时}, \chi^2=\frac{(|b-c|-1)^2}{b+c} \tag{9-6}$$

值得注意的是，McNemar 检验仅考虑两种方法不一致的情况(b,c)，未考虑样本含量 n 和两种方法一致结果的两种情况(a,d)，一般用于样本含量不是很大的资料。当 n 很大且 a 与 d 的数值很大时，即两种方法的一致率较高的情况下，即使检验结果差别有统计学意义，其实际意义也可能并不大，在实际应用中要加以甄别。

本例的检验步骤如下：

1. 建立检验假设并确定检验水准

$H_0:B=C$，即两种方法获得的结果一致；

$H_1:B\neq C$，即两种方法获得的结果不一致。

$\alpha=0.05$。

2. 计算检验统计量

因为 $b+c=3<40$，所以使用校正公式(9-6)：

$$\chi^2=\frac{(|b-c|-1)^2}{b+c}=\frac{(|0-3|-1)^2}{3+0}=1.33$$

$$\nu=(\text{行数}-1)\times(\text{列数}-1)=(2-1)\times(2-1)=1$$

3. 确定 P 值，做出推断

查 χ^2 界值表，自由度为 1，$\chi^2_{0.05,1}=3.84$。本例中 χ^2 值为 $1.33<3.84$，故 $P>0.05$。按 $\alpha=0.05$ 水准，不拒绝 H_0，两种方法获得的分型结果无统计学差异，尚不能认为护士采用评估表获得的辨证分型结果与医疗专家的专业辨证分型结果存在差异。

第三节　R×C 列联表资料的χ^2检验

上节介绍了四格表(2×2)资料的χ^2检验。本节将扩展为 R 行和 C 列的 R×C 列联表(contingency table)资料的χ^2检验,用于多个样本率或多个构成比的比较。R×C 列联表资料的χ^2检验计算公式见公式(9-1)。如果多个样本率或多个构成比比较的结果有统计学意义,则往往需要考虑进行两两比较。

一、多个样本率的比较

例 9-5　为了探讨白血病患儿鞘内注射后去枕平卧时间不同对并发症发生情况的影响,研究者于2017 年6 月5 日至12 月28 日选取北京市某三级甲等儿童专科医院处于维持治疗阶段且须进行鞘内注射的白血病患儿为研究对象。按照患儿入院先后顺序,应用随机数字表将患儿随机分为 3 组,分别为鞘内注射后去枕平卧 2 h(A 组)、3 h(B 组)、4 h(C 组),观察患儿鞘内注射后 1 周内疼痛、烦躁等并发症的发生情况。结果共有 180 例患儿完成研究(每组 60 例,表 9-7)。试比较 3 组患儿疼痛、烦躁的发生率是否有差异。

表 9-7　3 组患儿鞘内注射后 1 周内疼痛、烦躁等并发症的发生情况

处理	发生	未发生	合计	发生率/%
A 组	9(9.7)	51(50.3)	60	15.0
B 组	12(9.7)	48(50.3)	60	20.0
C 组	8(9.7)	52(50.3)	60	15.4
合计	29	151	180	16.1

本例的检验步骤如下:

1. 建立检验假设并确定检验水准

$H_0:\pi_1=\pi_2=\pi_3$,即 3 组患儿鞘内注射后 1 周内疼痛、烦躁的发生率相等;

H_1:3 组患儿鞘内注射后 1 周内疼痛、烦躁的发生率不等或不全相等。

$\alpha=0.05$。

2. 计算检验统计量

根据公式计算出理论频数,并将理论频数填写在表 9-7 中各实际观察频数后的括号内。

$$\chi^2=\sum\frac{(O-E)^2}{E}$$

$$=\frac{(9-9.7)^2}{9.7}+\frac{(51-50.3)^2}{50.3}+\frac{(12-9.7)^2}{9.7}+\frac{(48-50.3)^2}{50.3}+\frac{(8-9.7)^2}{9.7}+\frac{(52-50.3)^2}{50.3}$$

$$=1.07$$

$\nu=(\text{行数}-1)\times(\text{列数}-1)=(3-1)\times(2-1)=2$

3. 确定 P 值，做出推断

查 χ^2 界值表，自由度为 2，$\chi^2_{0.05,2}=5.99$。本例中 χ^2 值为 $1.07<5.99$，故 $P>0.05$。按 $\alpha=0.05$ 水准，不拒绝 H_0，3 组患儿鞘内注射后 1 周内疼痛、烦躁的发生率无统计学差异，尚不能认为 3 组患儿鞘内注射后 1 周内疼痛、烦躁的发生率不等或不全相等。

二、多个构成比的比较

例 9-6 为了比较不同鼻空肠管置管方法在机械通气患者中应用的安全性和有效性，研究者将福建省某三级甲等医院重症医学科 2015 年 3 月 1 日至 2017 年 8 月 31 日收治的机械通气且须放置鼻空肠管的患者随机分为 A、B、C 3 组，分别采用平卧位法（A 组）、头前屈位法（B 组）和头后仰位法（C 组）进行鼻空肠管置管，3 组患者人工气道种类如表 9-8 所示。试分析 3 组患者人工气道种类的构成比是否有差异。

表 9-8 3 组患者人工气道种类的构成情况

处理	人工气道		合计
	气管插管	气管切开	
A 组	46(47.3)	13(11.7)	59
B 组	47(47.3)	12(11.7)	59
C 组	48(46.5)	10(11.5)	58
合计	141	35	176

本例的检验步骤如下：

1. 建立检验假设并确定检验水准

H_0：3 组患者人工气道种类构成相同；

H_1：3 组患者人工气道种类构成不同。

$\alpha=0.05$。

2. 计算检验统计量

根据公式计算出理论频数，并将理论频数填写在表 9-8 中各实际观察频数后的括号内。

$$\chi^2=\sum\frac{(O-E)^2}{E}$$

$$=\frac{(46-47.3)^2}{47.3}+\frac{(13-11.7)^2}{11.7}+\frac{(47-47.3)^2}{47.3}+\frac{(12-11.7)^2}{11.7}+\frac{(48-46.5)^2}{46.5}+\frac{(10-11.5)^2}{11.5}$$

$$=0.433$$

$\nu=(\text{行数}-1)\times(\text{列数}-1)=(3-1)\times(2-1)=2$

3. 确定 P 值，做出推断

查 χ^2 界值表，自由度为 2，$\chi^2_{0.05,2}=5.99$。本例中 χ^2 值为 $0.433<5.99$，故 $P>0.05$。按 $\alpha=0.05$ 水准，不拒绝 H_0，3 组患者人工气道种类的构成无统计学差异，尚不能认为 3 组患者的人工气道种类的构成比有差异。

三、R×C 列联表χ^2检验的注意事项

(1) 要求每个格子中的理论频数E均≥5,或者$1 \leqslant E < 5$的格子数不超过总格子数的1/5。当有$E<1$或$1 \leqslant E < 5$的格子较多时,可采用并行并列、删行删列、增大样本含量的办法使其符合 R×C 表资料χ^2检验的应用条件。多个率的两两比较可采用 R×C 表分割的办法。

(2) 多个样本率比较,若所得统计推断为拒绝H_0,接受H_1时,只能认为各总体率之间总的来讲有差别,但不能说明任两个总体率之间均有差别。要进一步推断哪两个总体率之间有差别,须进一步做多个样本率的多重比较。

(3) χ^2检验适用于无序分类资料,对于单向有序分类资料(等级资料),适合采用秩和检验(见本书第十章)。

第四节　多个样本率间的多重比较

当多个样本率比较的 R×C 列联表资料的χ^2检验推断结论为拒绝H_0、接受H_1时,只能认为各总体率之间总的来说有差别,不能说明任两个总体率之间有差别。若要进一步推断哪两个总体率有差别,则需要采用样本率间的多重比较。本节将介绍χ^2分割法(partitions of χ^2 method)。

一、多个实验组间的两两比较

k个实验组间,任两个率进行比较时,需要进行$\binom{k}{2}$次独立的四格表χ^2检验,再加上总的行×列表资料的χ^2检验,共$\binom{k}{2}$次检验。其检验水准α'用下列公式估计:

$$\alpha' = \frac{\alpha}{\binom{k}{2}+1} \tag{9-7}$$

上式中,$\binom{k}{2} = \frac{k(k-1)}{2}$,$k$为样本率的个数。

例9-7　为了探讨分化型甲状腺癌患者^{131}I治疗后大量饮水开始时间对其治疗效果的影响,研究者将83例分化型甲状腺癌患者随机分为3组,分别在给予^{131}I治疗后12 h(A组)、24 h(B组)、36 h(C组)开始大量饮水,3组患者大量饮水后36 h可以出院的例数如表9-9所示。试分析^{131}I治疗后大量饮水开始时间不同是否对出院率的影响有差异。

表 9-9　3 组甲状腺癌患者出院情况的比较

处理	出院	未出院	合计
A 组	8	18	26
B 组	4	26	30
C 组	0	27	27
合计	12	71	83

1. 建立检验假设并确定检验水准

$H_0: \pi_A = \pi_B$，即任两对比组的总体出院率相等；

$H_1: \pi_A \neq \pi_B$，即任两对比组的总体出院率不等。

$\alpha = 0.05$。

2. 计算检验统计量

本例为 3 个实验组间的两两比较，其检验水准 α' 用公式(9-7)计算得

$$\alpha' = \frac{0.05}{\frac{3(3-1)}{2}+1} = \frac{0.05}{4} = 0.0125$$

根据公式(9-1)分别计算出两对比组的检验统计量 χ^2 值，查 χ^2 界值表确定 P 值，将结果整理成表 9-10。

表 9-10　3 组患者出院率的两两比较

	对比组	出院	未出院	合计	χ^2 值	P 值
对比组 1	A 组	8	18	26	2.515	>0.0125
	B 组	4	26	30		
	合计	12	44	56		
对比组 2	A 组	8	18	26	7.531*	<0.0125
	C 组	0	27	27		
	合计	8	45	53		
对比组 3	B 组	4	26	30	2.098*	>0.0125
	C 组	0	27	27		
	合计	4	53	57		

* 连续性校正的 χ^2 值。

3. 确定 P 值，做出推断

按 $\alpha' = 0.0125$ 水准，A 组与 C 组比较，拒绝 H_0，接受 H_1，可以认为给予 ^{131}I 治疗后 12 h（A 组）和 36 h（C 组）开始大量饮水对出院率的影响有统计学差异，尚不能认为 A 组和 B 组、B 组和 C 组的出院率有统计学差异。

二、实验组与同一对照组的比较

各实验组与同一个对照组需要比较，而各实验组间不需要比较。其检验水准 α' 用公式(9-8)进行估计：

$$\alpha' = \frac{\alpha}{2(k-1)} \tag{9-8}$$

上式中，k 为样本率的个数。

例 9-8　以表 9-9 资料中的治疗后 12 h（A 组）为对照组，B 组和 C 组为实验组，试分析两个实验组与对照组的总体出院率有无统计学差别。

1. 建立检验假设并确定检验水准

$H_0:\pi_C = \pi_T$，即各实验组与对照组的总体出院率相等；

$H_1:\pi_C \neq \pi_T$，即各实验组与对照组的总体出院率不等。

$\alpha = 0.05$。

2. 计算检验统计量

$$\alpha' = \frac{\alpha}{2(3-1)} = 0.0125$$

3. 确定 P 值，做出推断

A 组与 B 组比较：$\chi^2 = 2.515$，$P > 0.0125$；

A 组与 C 组比较：$\chi^2 = 7.531$，$P < 0.0125$。

按 α' 水准，A 组与 C 组比较，拒绝 H_0，接受 H_1，可以认为给予^{131}I 治疗后 12 h（A 组）和 36 h（C 组）开始大量饮水对出院率的影响有统计学差异，尚不能认为在给予^{131}I 治疗后 12 h（A 组）和 24 h（B 组）开始大量饮水对出院率的影响有统计学差异。

【知识点】

（1）χ^2 检验是一种应用范围较广的计数资料的假设检验方法。它主要应用于检验两个样本率（两个构成比）之间差别的显著性、多个样本率（多个构成比）之间差别的显著性或配对设计两样本率的比较。

（2）四格表 χ^2 检验公式和使用条件见表 9-11。

表 9-11　四格表 χ^2 检验使用条件

设计类型	假设检验	公式应用
成组设计	$H_0:\pi_1 = \pi_2$ $H_1:\pi_1 \neq \pi_2$	① 当 $n \geqslant 40$ 且 $E \geqslant 5$ 时，$\chi^2 = \sum \frac{(O-E)^2}{E}$ ② 当 $n \geqslant 40$，但 $1 \leqslant E < 5$ 时，$\chi^2 = \sum \frac{(\lvert O-E \rvert - 0.5)^2}{E}$ ③ 当 $n < 40$，或 $E < 1$，或概率 $P \approx \alpha$ 时，适合应用 Fisher 确切概率法
配对设计	$H_0:B = C$ $H_1:B \neq C$	① 当 $b+c > 40$ 时，$\chi^2 = \frac{(b-c)^2}{b+c}$ ② 当 $b+c \leqslant 40$ 时，$\chi^2 = \frac{(\lvert b-c \rvert - 1)^2}{b+c}$

练 习 题

一、最佳选择题

1. 对四格表资料做χ^2检验使用校正公式的条件是________。

A. 总例数大于40

B. 至少有一个理论频数大于5

C. 所有实际频数都小于5大于1,且总例数大于40

D. 有小于5但大于1的理论频数出现,且总例数大于40

E. 所有实际频数都大于1

2. 通过同时使用CT和磁共振两种方法检测200名患者是否患有肺癌来研究两种检测方法检出率的差别,应使用的检验方法是________。

A. 两样本四格表χ^2检验　　B. McNemar配对χ^2检验

C. Fisher确切概率法　　D. Yates连续性校正χ^2检验

E. z检验

3. 四格表的自由度________。

A. 一定等于1　　B. 大于或等于1

C. 总例数减1　　D. 行数乘列数后减1

E. 行数减去1乘以列数减去1

4. 下列实际问题可以采用行列表χ^2检验的是________。

A. 比较2个零售店猪肉表层沙门菌平均数

B. 比较3个社区花生的黄曲霉毒素b_1污染率

C. 比较两种病情按轻、中、重分组的疾病构成

D. 比较3种治疗方法结果为"治愈""显效""有效""好转"的疗效高低

E. 比较对照组和处理组血压均值的大小

5. 三个样本率分别为83.9%、84.0%、53.9%,推断其总体率是否相同的统计学方法为________。

A. 秩和检验　　B. 配对资料的χ^2检验

C. 四格表资料的χ^2检验　　D. 行×列表资料的χ^2检验

E. 单因素方差分析

6. 三个率进行比较时,结果为$\chi^2 > \chi^2_{0.05,2}$, $P < 0.05$,则结论为________。

A. 三个样本率不同或不全相同　　B. 三个样本率均不相同

C. 三个总体率均不相同　　D. 三个总体率不同或不全相同

E. 三个总体率完全不同

7. 欲比较两家医院疾病种类的构成是否不同,适宜的假设检验方法为________。

A. F 检验　　B. t 检验

C. 秩和检验　　D. χ^2 检验

E. z 检验

二、简述题

1. 简述χ^2检验的基本思想。

2. 四格表资料χ^2检验有哪两种类型？如何应用？

3. 应用 R×C 列联表资料的χ^2检验需要注意哪些问题？

三、计算分析题

1. 为了研究一种新的补钙制剂的临床效果，某研究者将100名缺钙儿童随机分组。40人用新的补钙制剂，其中32人血钙恢复正常；60人用普通钙片作为对照组，其中30人恢复正常。

（1）根据上述观察结果计算恢复率并列表展示。

（2）试问：服用新的补钙制剂和普通钙片的缺钙儿童血钙恢复率有无不同？

2. 某实验室将80份疑似受黄曲霉污染的食品标本分别用A方法和B方法进行霉菌检测，结果显示：两种方法均检出阳性的样本36例，两种方法皆为阴性的样本31例，A方法阳性B方法阴性的样本8例，A方法阴性B方法阳性的样本5例。请回答下列问题：

（1）将数据绘制成合适的统计表。

（2）用适宜的统计方法分析两种检测方法的检测结果是否相同？

3. 某项研究观察3种药物驱虫的疗效，在服药7 d后查得粪中虫卵的阴转率如下表所示：

3种药物驱虫的疗效

药物	服药人数	阴转人数	阴转率/%
甲药	37	28	75.7
乙药	38	18	47.4
丙药	34	10	29.4
合计	109	56	51.4

试问：3种药物的疗效是否有差别？

第十章 基于秩次的非参数检验

如果所研究总体为某个已知的数学形式，对其总体参数进行假设检验，这类检验方法被称为参数检验（parametric test）。前面介绍的 t 检验和方差分析都有这样的共同特点：一是要求各组样本来自正态分布总体，二是对正态分布的参数——均数进行假设检验。但在实际的研究分析中，若资料的总体分布形式无法确定，没有总体参数，就无法用参数检验了。对于计量资料，若不满足前述参数检验的假设检验条件，一是可尝试变量变换，使得资料满足参数检验条件，二是运用非参数检验（nonparametric test）方法。

非参数检验对总体分布不做严格假定，可用于分析无法进行参数检验的资料。非参数检验直接对总体分布进行假设检验，又称为无分布形式假定检验（assumption-free test）或任意分布检验（distribution-free test）。本章介绍的是常用的基于秩转换（rank transformation）的非参数检验，又称秩和检验。该方法是先将计量资料由小到大，或者将等级资料由弱到强转换为秩次，然后利用秩次计算检验统计量，进而得出 P 值并下结论。

对于适合用参数检验的计量资料（满足正态性和方差齐性条件），如果用非参数检验方法，则会损失信息，降低检验效能。即对于适合用参数检验的资料，用参数检验方法若能得出有统计学意义的结果，此时用非参数检验方法却有可能无法得出有统计学意义的结果。对于数据的一端或两端无确定数值（如 <0.1、>4.8）的计量资料，则直接考虑选择秩和检验。对于等级资料，如果进行行×列表的 χ^2 检验，仅能对组间的构成比进行推断，这往往并非研究目的，而进行秩和检验则可推断出组间等级强度的差别。

第一节 Wilcoxon 符号秩和检验

Wilcoxon 于 1945 年提出的符号秩和检验（Wilcoxon signed-rank test）可用于配对设计资料，相当于推断差值的中位数与 0 是否有差别；它也可用于单样本资料，相当于推断单个样本所来自的总体中位数与某已知总体中位数是否有差别。

一、两相关样本资料

该检验方法通过配对设计所得资料两组差值的中位数与 0 的比较来推断两种处理方法或某种处理前后是否有差异。

例 10-1　某研究者对肝细胞癌患者进行动脉化疗栓塞术(TACE)治疗，测得患者治疗前后上皮来源的中性粒细胞活化肽－78(ENA-78)含量见表 10-1 第(2)、(3)栏。试问：治疗前后患者 ENA-78 含量水平有无差别？

表 10-1　治疗前后患者 ENA-78 含量水平

患者编号(1)	ENA－78 含量/(ng/mL)			正秩(5)	负秩(6)
	治疗前(2)	治疗后(3)	差值 d (4)＝(2)－(3)		
1	1.20	27.16	－25.96		4
2	9.51	1.20	8.31	2	
3	1.20	1.20	0.00	—	—
4	2.11	9.51	－7.40		1
5	45.14	61.79	－16.65		3
6	9.51	105.48	－95.97		5
7	97.07	368.95	－271.88		7
8	375.54	9.51	366.03	8	
9	107.56	1.20	106.36	6	
10	1.20	1.20	0.00	—	—
合计				$T_+=16$	$T_-=20$

(1) 该研究中各观察对象均通过定量的方法测得数据，且有度量衡单位，根据前面所学内容，可以判断该数据为计量资料。每个患者均获得治疗前后 ENA-78 含量两个测量结果，为配对设计。

(2) 对于配对设计的计量资料，首先考虑使用第七章介绍的配对设计资料的 t 检验，但是当样本含量较小时，该分析方法要求差值服从正态分布。表 10-1 资料第(4)栏数据经正态性检验显示不服从正态分布($P=0.003$)，故不宜用参数方法进行配对 t 检验，应采用 Wilcoxon 符号秩和检验。

(3) Wilcoxon 符号秩和检验的过程如下：

① 建立检验假设，确定检验水准。

$H_0:M_d=0$，差值的总体中位数为 0(治疗前后 ENA-78 含量总体分布位置相同)；

$H_1:M_d\neq0$，差值的总体中位数不为 0(治疗前后 ENA-78 含量总体分布位置不同)。

$\alpha=0.05$。

② 计算检验统计量 T。

先舍去差值为 0 的对子，余下的对子数作为有效对子数 n。根据差值的绝对值由小到大进行编秩，然后将差值按照正负分列在正、负秩次列中。若差值的绝对值相等，即同秩(ties)

时，取其平均秩次。当样本含量较小时，如果相同秩次较多，检验结果会存在偏性，因此应提高测量精度，尽量避免出现较多同秩。最后分别求出正负秩次之和 T_+ 与 T_-。在 T_+ 与 T_- 中任取一个秩和作为检验统计量 T。

③ 确定 P 值，做出推断

本例排秩结果见表 10-1 第(5)、(6)栏，总的对子数 $n=10$，第 3 号和第 10 号患者治疗前后相等，其差值不参与编秩，余下的有效对子数 $n=8$。正秩和 $T_+=16$，负秩和 $T_-=20$。我们可以通过计算 $T_+ + T_-$ 是否等于 $\frac{n(n+1)}{2}$ 来验算秩和计算是否无误。本例 $T_+ + T_- = \frac{8(8+1)}{2}=36$，结果表明秩和计算无误。任取一个秩和作为检验统计量 T，本例取 $T=T_+=16$。

当 $5 \leqslant n \leqslant 50$ 时，可查供配对设计用的 T 界值表(附表 10)，若统计量 T 在上下界值范围内，则 P 值大于该表上方所示相应的概率水平；若统计量 T 在上下界值范围外或恰好等于界值，则 $P \leqslant \alpha$。接着向右移一栏，继续与界值相比。本例按照 $n=8$、$T=16$ 查附表 10，得到 $P>0.10$，在 $\alpha=0.05$ 检验水准下，不拒绝 H_0，尚不能认为患者治疗前后 ENA-78 含量水平不同。

当 $n>50$ 时，n 超出附表 10 的范围。此时，随着 n 的逐渐增大，T 值的分布逐渐逼近均数 $\mu_T=\frac{n(n+1)}{4}$，方差 $\sigma_T^2=\frac{n(n+1)(2n+1)}{24}$ 的正态分布，即 $T \sim N(\mu_T, \sigma_T^2)$。可用正态近似法进行检验。又因 T 变量是不连续的，而 u 分布是连续的，故公式(10-1)与公式(10-2)使用了连续性校正数 0.5。

$$u=\frac{|T-\mu_T|-0.5}{\sigma_T} \tag{10-1}$$

此时，统计量 u 近似服从标准正态分布，查标准正态分布界值表(附表 1，或附表 2 t 界值表中 ν 为 ∞ 时的界值)，获得 P 值。

当存在相同秩次时(不包括差值为 0 者)，由公式(10-1)得到的 u 值偏小，则采用公式(10-2)计算统计量 u。

$$u=\frac{|T-\mu_T|-0.5}{\sqrt{\sigma_T^2-0.5\sum\frac{t_j^3-t_j}{24}}} \tag{10-2}$$

上式中，t_j 为第 j 个相同秩次的个数($j=1,2,\cdots$)。

Wilcoxon 符号秩和检验的基本思想是：推断配对资料的差值是否来自中位数为 0 的总体。假设两种处理的效应相同，即 H_0 成立，或差值总体的中位数 $M_d=0$，则差值的总体分布应该是关于 0 对称的，总的秩和为 $T=\frac{N(N+1)}{2}$，$T_+=T_-=\frac{N(N+1)}{4}$；而对于样本来说，其正秩和(T_+)与负秩和(T_-)应相近。由于 $T_+ + T_-=\frac{n(n+1)}{2}$，$T_+=\frac{n(n+1)}{2}-T_-$，所以选择 T_+ 和 T_- 是等价的，这时 T 值越接近 $\frac{n(n+1)}{4}$，越支持 H_0 成立；反之，T 越远离 $\frac{n(n+1)}{4}$，越不支持 H_0 成立。因此，在 H_0 成立的假设前提下，若出现 T 远离 $\frac{n(n+1)}{4}$，并且 $P<\alpha$，则可以

认为这是一个小概率事件，可认为在一次抽样中不会发生，于是拒绝 H_0，接受 H_1；反之，则没有理由推断 H_0 不成立。对于 H_1 为真时，大多数情况下 T 应距离 $\frac{n(n+1)}{4}$ 相对较远或很远，P 值应较小或很小，故拒绝 H_0。

二、单样本资料

该检验通过求出样本中各观测值与已知总体的中位数 M_0 的差值，进而比较差值的中位数与 0 是否有差异。目的是推断单样本所来自总体的中位数 M 与已知总体的中位数 M_0 是否有差异。

例 10-2 已知某地正常人尿氟含量的中位数为 45.30 μmol/L。今在该地某厂随机抽取 12 名工人，测得工人的尿氟含量见表 10-2 第(1)栏。试问：该厂工人的尿氟含量是否与当地正常人的尿氟含量有差异？

(1) 该研究中各观察对象均通过定量的方法测得数据，且有度量衡单位，根据前面所学内容，可以判断该数据为计量资料。每个工人均测得尿氟含量。这 12 个人是从该厂所有工人中随机抽取的一份样本，为单样本设计。

(2) 对于单样本设计的计量资料，首先考虑使用第七章中介绍的单样本 t 检验，但是当样本含量较小时，该分析方法要求样本服从正态分布。表 10-2 资料第(1)栏数据经正态性检验显示不服从正态分布($P=0.032$，Shapiro-Wilk 法)，故不宜采用参数方法(单样本 t 检验)，应采用 Wilcoxon 符号秩和检验。

表 10-2 12 名工人的尿氟含量与 45.30 比较

尿氟含量/(μmol/L) (1)	尿氟含量/(μmol/L) −45.30 (2)	正秩 (3)	负秩 (4)
44.21	−1.09		1.5
45.30	0.00	—	—
46.39	1.09	1.5	
49.47	4.17	3	
51.05	5.75	4	
53.16	7.86	5	
53.26	7.96	6	
54.37	9.07	7	
57.16	11.86	8	
67.37	22.07	9	
71.05	25.75	10	
87.37	42.07	11	
合计	—	$T_+=64.5$	$T_-=1.5$

(3) 单样本 Wilcoxon 符号秩和检验过程如下：

H_0：$M_d=0$，即尿氟含量的总体中位数 $M=45.30$；

H_1：$M_d\neq0$，即尿氟含量的总体中位数 $M\neq45.30$。

$\alpha=0.05$。

将差值的绝对值按照从小到大编秩，结果见表 10-2 第(3)、(4)栏，工人数 $n=12$，第 2 个工人的差值为 0，不参与编秩，余下的有效人数 $n=11$。有两个差值相等，都是1.09，居第1、2 位次，取其平均秩次$\frac{1+2}{2}=1.5$，接下来的差值 4.17 排第 3 位，其他差值依次排秩。最终该例题正秩和 $T_+=64.5$，负秩和 $T_-=1.5$。$T_+ + T_- = \frac{11\times(11+1)}{2}=66$，结果表明秩和计算无误。任取一个秩和作为检验统计量 T，本例取 $T=T_-=1.5$，查附表 10，得到 $P<0.01$，在 $\alpha=0.05$ 检验水准下，拒绝 H_0，结合本例中各测量值与 45.30 之差值的中位数为7.91，可以认为该厂工人的尿氟含量高于当地正常人。

第二节 两独立样本比较的 Wilcoxon 秩和检验

两独立样本比较的 Wilcoxon 秩和检验(Wilcoxon rank sum test)可用于推断两独立样本计量资料或等级资料所来自的总体分布是否有差异。

一、两独立样本计量资料

例 10-3 为了研究孕妇患有妊娠并发症对葡萄糖耐受水平有无影响，对 17 名孕妇做葡萄糖耐受水平试验，其中有 9 名孕妇曾患有妊娠并发症，而另外 8 名没有患妊娠并发症，见表 10-3 中第(1)、(3)栏。试比较患与未患妊娠并发症的孕妇葡萄糖平均耐受水平是否有差异。

表 10-3 患与未患妊娠并发症的孕妇葡萄糖耐受水平试验比较

患妊娠并发症		未患妊娠并发症	
葡萄糖耐受水平/(mg/dL) (1)	秩次 (2)	葡萄糖耐受水平/(mg/dL) (3)	秩次 (4)
110	1	120	4.5
119	3	140	11
133	9	162	14
127	6	184	17
141	12	132	8
117	2	128	7
135	10	177	15
120	4.5	143	13
		181	16
$n_1=8$	$T_1=47.5$	$n_2=9$	$T_2=105.5$

(1) 该研究中各观察对象均通过定量的方法测得数据，且有度量衡单位，根据前面所学内容，可以判断该数据为计量资料。每名孕妇均测得葡萄糖耐受水平。这 17 名孕妇按照是否患有妊娠并发症分为两组，因此为两独立样本。

(2) 对于两独立样本计量资料，首先考虑使用第七章中介绍的两独立样本 t 检验，但是当样本含量较小时，该分析方法要求各样本服从正态分布，且两样本的总体方差齐性。由方差齐性检验结果可知，两组葡萄糖耐受水平的总体方差不等，$F=5.45$，$P=0.003$，因此比较两组孕妇的葡萄糖耐受水平不宜用参数方法（两独立样本 t 检验）。该资料除可以用前面讲过的 t' 检验外，还可以用两独立样本的 Wilcoxon 秩和检验。

(3) 两独立样本比较的秩和检验过程如下：

H_0：患与未患妊娠并发症的孕妇葡萄糖耐受水平总体分布相同；

H_1：患与未患妊娠并发症的孕妇葡萄糖耐受水平总体分布不同。

$\alpha=0.05$。

将两组原始数据混合后由小到大排序编秩，遇到相同的数据时，取平均秩次。分别将两组的秩次相加，得到两组的秩和 T_1 和 T_2。如果两组样本含量不等，以样本含量较小组的样本量作为 n_1，其秩和 T_1 作为检验统计量 T；如果两组样本量相等，可任取一组秩和作为统计量 T。本例两组样本量不等，患妊娠并发症组秩和为 T_1，其样本量为 n_1。

设 $N=n_1+n_2$，则有 $T_1+T_2=\frac{N(N+1)}{2}$。本例 $N=17$，$T_1+T_2=153$，经验证，秩和计算无误。本例检验统计量 $T=T_1=47.5$。

当 $n_1\leqslant 10$ 且 $n_2-n_1\leqslant 10$ 时，可根据 n_1 和 n_2-n_1 查两样本比较的秩和检验用 T 界值表（附表 11）。若 T 在上下界值范围内，则 P 值大于附表上方相应的概率水平；若 T 在上下界值范围外或恰好等于界值，则 $P\leqslant\alpha$。接着继续与其他界值相比。本例 $n_1=8$，$n_2-n_1=9-8=1$，对应的双侧 $\alpha=0.05$ 的 T 界值范围为 51～93，$T=47.5$ 在该界值范围之外，$P<0.05$；$\alpha=0.02$ 的 T 界值范围为 47～97，$T=47.5$ 在该界值范围之内，所以 $0.02<P<0.05$。按照 $\alpha=0.05$ 水准，拒绝 H_0，接受 H_1，认为两总体分布位置不同，可认为患妊娠并发症与未患妊娠并发症孕妇葡萄糖平均耐受水平不同。由于患妊娠并发症组的平均秩次为 $47.5/8=5.94$，低于未患妊娠并发症组的平均秩次 $105.5/9=11.72$，因此可以认为患妊娠并发症的孕妇葡萄糖平均耐受水平低于未患妊娠并发症的孕妇。

当 $n_1>10$ 或 $n_2-n_1>10$，超出 T 界值表范围时，这时统计量 T 近似服从总体均数为 $\mu_T=\frac{n_1(N+1)}{2}$、方差 $\sigma_T^2=\frac{n_1n_2(N+1)}{12}$ 的正态分布。由于秩为离散性数据，正态分布为连续性变量的分布，所以需要对秩和 T 进行连续性校正，并用正态近似法确定 P 值。计算正态分布统计量 u：

$$u=\frac{\left|T-\frac{n_1(N+1)}{2}\right|-0.5}{\sqrt{\frac{n_1n_2(N+1)}{12}}} \tag{10-3}$$

公式(10-3)中,分子部分减0.5为连续性校正。如果存在较多的相同观察值同秩时,需要计算校正数 $C=1-\frac{\sum(t_j^3-t_j)}{N^3-N}$,并对上述 u 值校正得校正后的 $u_C=\frac{u}{\sqrt{C}}$。如果 $u \geqslant u_{0.05/2}$,$P \leqslant 0.05$,则拒绝 H_0,认为两总体分布不同;反之,$P>0.05$,不拒绝 H_0,尚不能认为两总体分布不同。

秩和检验的基本思想是:将两组原始数据混合后由小到大编秩,分别计算两组的秩和 T_1 和 T_2。设 n_1 和 n_2 为两组样本含量,$N=n_1+n_2$,则 $T_1+T_2=\frac{N(N+1)}{2}$。当两总体分布相同时,两个样本来自同一总体,两组秩和的理论值分别为$\frac{n_1(N+1)}{2}$和$\frac{n_2(N+1)}{2}$。因此 H_0 成立时,两组秩和应该与理论值相差不大。小样本时,为查表方便,通常定义样本含量较小的一组为第一组,样本含量为 n_1,并取该组的秩和 T_1 作为检验统计量 T。可以证明:当 H_0 成立时,秩和 T 服从总体均数为$\frac{n_1(N+1)}{2}$的对称分布,当样本量较大时,秩和 T 近似服从总体均数为$\frac{n_1(N+1)}{2}$、方差为$\frac{n_1n_2(N+1)}{12}$的正态分布;当 H_0 不成立时,大多数情况下统计量秩和 T 将远离其理论值$\frac{n_1(N+1)}{2}$。因此利用秩和 T 借助 Wilcoxon 秩和检验的临界值表或近似正态分布的检验统计量可以实现假设检验。

二、两独立样本等级资料

例10-4 某地3岁以下儿童血清Ⅲ型腺病毒中和抗体阳性率资料列于表10-4。试问:不同年龄组儿童的血清Ⅲ型腺病毒中和抗体阳性率是否一致?

表10-4 某地3岁以下儿童血清Ⅲ型腺病毒中和抗体阳性率

年龄组	血清份数	阳性份数	阳性率/%
新生儿	17	6	35.29
1个月~	79	7	8.86
13个月~	42	8	19.05
25~36个月	27	17	62.96

(1) 该研究中观察对象共分为4个年龄组,观测结果为血清Ⅲ型腺病毒中和抗体是否阳性,即分组变量是有序的,而指标变量为二分类无序变量。研究目的是比较4个不同年龄组儿童血清Ⅲ型腺病毒中和抗体阳性率是否有差异。对于这样的资料,应忽略分组变量的有序性质,将其视作计数资料,即4个独立样本率的比较。

(2) 采用第九章中的χ^2 检验进行多个样本率的比较,此处不再赘述。

例10-5 某研究欲观察人参的镇静作用,选取32只同批次的小白鼠,将其中20只随机等分到人参组(以5%的人参浸液对小白鼠进行腹腔注射)和对照组(以等量蒸馏水对小白鼠进行同样注射)。实验结果如表 10-5 所示。试问:实验结果能否说明人参有镇静作用?

表 10-5　人参镇静作用的实验研究结果

镇静等级	人参组	对照组
-	4	11
±	1	0
+	2	1
++	1	0
+++	12	0

(1) 该研究分组变量无序,共 2 个水平,指标变量有序,共 5 个等级。研究目的是比较两组的疗效(镇静程度)是否有差异。因此资料为两独立样本设计等级资料。

(2) 对于这样的资料,用 χ^2 检验不妥,因为它只对两组不同等级的构成比进行检验,无法考虑两组疗效中各等级的取值。而等级资料是一种半定量资料,是有大小之分的,因此应采用本节第一部分介绍的 Wilcoxon 秩和检验。

(3) 分析步骤同例 10-3。对于等级资料,其秩和运算过程的特点是相同的秩次较多。

H_0:人参没有镇静作用(两样本来自两个相同总体);

H_1:人参有镇静作用(两样本来自两个不同总体)。

$\alpha = 0.05$。

将两组各个镇静等级的结果合并,列于表 10-6 的第(3)栏,如“ - ”共有 15 个。为了便于最终解释结果,将镇静等级由弱(-)到强(+++)编秩。等级“ - ”的秩次范围为 1 ~ 15,平均秩次是 $\frac{1+15}{2} = 8.0$。依此类推,可以计算出各镇静等级的秩次范围[表 10-6 第(4)栏]和平均秩次[表 10-6 第(5)栏]。

根据第(5)栏和第(1)、(2)栏可分别算出两组的秩和:

人参组的秩和为 $4 \times 8.0 + 1 \times 16.0 + 2 \times 18.0 + 1 \times 20.0 + 12 \times 26.5 = 422$;

对照组的秩和为 $11 \times 8.0 + 0 \times 16.0 + 1 \times 18.0 + 0 \times 20.0 + 0 \times 26.5 = 106$。

本例样本量较大,因此采用 Wilcoxon 检验的正态近似公式。例数较小组样本量为 n_1,其对应的秩和 T_1 即为检验统计量 $T = 106$。在有序分类资料中会有较多同秩(ties),故采用校正公式。本例 $u = 3.3476$,$\sqrt{C} = \sqrt{1 - \frac{(15^3 - 15) + (3^3 - 3) + (12^3 - 12)}{32^3 - 32}} = \sqrt{0.84} = 0.92$,

$u_C = \frac{u}{\sqrt{C}} = 3.3476/0.92 = 3.64$。

查标准正态分布界值表(附表 1,或附表 2 t 界值表中 ν 为 ∞ 时的界值),$u_C > u_{0.001/2} = 3.29$,$P < 0.001$。

表 10-6　人参镇静作用实验研究的秩和检验计算表

镇静等级	人参组 (1)	对照组 (2)	合计 (3)=(1)+(2)	秩次范围 (4)	平均秩次 (5)	秩和	
						人参组 (6)=(1)×(5)	对照组 (7)=(2)×(5)
-	4	11	15	1～15	8.0	32	88
±	1	0	1	16	16.0	16	0
+	2	1	3	17～19	18.0	36	18
++	1	0	1	20	20.0	20	0
+++	12	0	12	21～32	26.5	318	0
合计	20	12	32	—	—	422	106

按照 $\alpha=0.05$ 的检验水准，拒绝 H_0，接受 H_1，可认为两总体分布之间的差别有统计学意义。人参组平均秩次 =422/20 =21.1，对照组平均秩次 =106/12 =8.83，前者大于后者，所以可认为人参有镇静作用。

第三节　多个独立样本比较的 Kruskal-Wallis *H* 检验

完全随机设计多个样本比较的秩和检验（Kruskal-Wallis *H* test）可用于推断多个独立样本计量资料或等级资料所来自的总体分布是否有差异。该检验方法可看作是两独立样本 Wilcoxon 秩和检验的拓展。

一、多个独立样本计量资料

例 10-6　对大白鼠按照完全随机设计分为 4 组，给予不同剂量的激素后，测量耻骨间隙宽度的增加量（mm），结果如表 10-7 所示。试分析不同剂量激素干预组大白鼠耻骨间隙宽度的平均增加量有无差异。

表 10-7　4 组大白鼠耻骨间隙宽度的增加量　　单位：mm

分组	1	2	3	4	5	6
甲组	0.15	0.30	0.40	0.50		
乙组	1.20	1.35	1.40	1.50	1.90	2.30
丙组	0.50	1.20	1.40	2.00	2.20	2.20
丁组	1.50	1.50	2.50	2.50		

（1）该资料共分为 4 组，检测指标为耻骨间隙宽度的增加量，属于计量资料。研究目的是比较 4 组耻骨间隙宽度的增加量是否有差异，属于完全随机设计的多个独立样本的比较。

（2）对于完全随机设计的多个独立样本计量资料的比较，首先考虑使用本书第八章介绍的完全随机设计的方差分析，但是该分析方法要求各样本是相互独立的随机样本、服从正态分布、各份样本的总体方差齐。对这4组样本进行方差齐性检验可知，$P=0.025$，按 $\alpha=0.10$ 水准，结果表明该资料不满足方差分析的方差齐性要求，所以应采用完全随机设计多个样本比较的秩和检验(Kruskal-Wallis H test)。检验过程如下：

H_0：接受不同剂量激素的大白鼠耻骨间隙宽度的增加量总体分布相同；

H_1：接受不同剂量激素的大白鼠耻骨间隙宽度的增加量总体分布不同或不全相同。

$\alpha=0.05$。

将各组数据混合后由小到大编秩，若有相等数值，则取平均秩次。例如，第1组和第3组各有一个0.50，按照顺序，所居位次是4和5，取平均秩次为4.5，依此类推。4组统一排秩后，各组分别求秩和 R_i 及平均秩次，结果见表10-8。

表10-8　耻骨间隙宽度增加量的秩次与秩和

甲组($n_1=4$)		乙组($n_1=6$)		丙组($n_3=6$)		丁组($n_4=4$)	
增加量/mm	秩次	增加量/mm	秩次	增加量/mm	秩次	增加量/mm	秩次
0.15	1.0	1.20	6.5	0.50	4.5	1.50	12.0
0.30	2.0	1.35	8.0	1.20	6.5	1.50	12.0
0.40	3.0	1.40	9.5	1.40	9.5	2.50	19.5
0.50	4.5	1.50	12.0	2.00	15.0	2.50	19.5
		1.90	14.0	2.20	16.5		
		2.30	18.0	2.20	16.5		
R_i	10.5	—	68.0	—	68.5	—	63.0
$\overline{R_i}$	2.63	—	11.33	—	11.42	—	15.75

按下式计算检验统计量 H 值：

$$H=\frac{12}{N(N+1)}\sum_{i=1}^{g}n_i(\overline{R_i}-\overline{R})^2=\frac{12}{N(N+1)}\sum_{i=1}^{g}\frac{R_i^2}{n_i}-3(N+1) \qquad (10\text{-}4)$$

上式中，N 是总样本量，即 $N=\sum_{i=1}^{g}n_i$；R_i 是第 i 组秩和；g 是组数；n_i 是第 i 组的样本量。当各样本数据存在较多的相同秩次时，按照上式算得的 H 值偏小，须计算校正 H_C 值：

$$H_C=\frac{H}{C}=\frac{H}{1-\dfrac{\sum(t_j^3-t_j)}{N^3-N}} \qquad (10\text{-}5)$$

上式中，t_j 为第 j 个相同秩次的个数。本例按照公式(10-4)得到 $H=10.50$。因为本例相同秩次较多，数据中有6个相同数据，其中0.5、1.2、1.4、2.2、2.5各两个，1.5有三个，所以根据公式(10-5)计算得 $H_C=10.57$。

确定 P 值，做出推断。当组别数等于3，且每组样本量 $n_i\leq5$ 时，可以查 H 界值表(附表12)。当各组样本量较大时，检验统计量 H 值近似服从自由度 $\nu=g-1$ 的 χ^2 分布。本例无法通过 H 界值表获得 P 值。可根据 $\nu=4-1=3$，查 χ^2 分布界值表，$\chi^2_{0.05,3}=7.81<10.57$，即得 $P<0.05$(借助统计软件可以得到 $P=0.014$)，按 $\alpha=0.05$ 水准，拒绝 H_0，接受 H_1，故可认为接受

不同剂量(4 种)激素的大白鼠平均耻骨间隙宽度的增加量总体分布不全相同。

类似方差分析,当拒绝 H_0 后,须运用专门的多重比较方法确定哪些组之间的总体平均效应是有差异的。设 R_A 和 R_B 分别为 A 组和 B 组样本的秩和,其平均秩次分别为$\overline{R_A}$和$\overline{R_B}$。假定共有 g 组样本,当样本含量较大时,可采用 Nemenyi 两两比较的秩和检验方法,公式如下:

$$\chi^2=\frac{\overline{R_A}-\overline{R_B}}{\sigma_{\overline{R_A}-\overline{R_B}}}=\frac{\overline{R_A}-\overline{R_B}}{\frac{N(N+1)}{12}\left(\frac{1}{n_A}+\frac{1}{n_B}\right)\left(1-\frac{\sum(t_j^3-t_j)}{(N^3-N)}\right)},\ \nu=g-1 \qquad (10\text{-}6)$$

上式中所有符号的含义与前面的相同。当被比较的两组所对应的总体分布相同时,公式(10-6)中的统计量近似服从自由度为 $g-1$ 的 χ^2 分布,所以当出现所计算出来的 $\chi^2>\chi^2_{\alpha,\nu=g-1}$时,$P<\alpha$,可以推断被比较的两组所对应的总体分布不同。本例中,共有 4 组需要进行两两比较。有关两两比较的χ^2 值和 P 值等的检验结果如表 10-9 所示,其中的 P 值可借助统计学软件计算χ^2 分布的概率获得,也可通过查本书所附χ^2 界值表(附表 9)获得。

表 10-9 中第(3)栏差值由表 10-8 最后一行计算而得,第(4)栏数据由公式(10-6)计算所得,由此可见,按照 $\alpha=0.05$ 水准,只有甲组和其他 3 组间差异有统计学意义,其他各组之间差异均无统计学意义。非参数检验的多重比较方法还有扩展 t 检验、Bonferroni 法、Tukey 法等。有兴趣的读者可以参阅相关专业性图书。

表 10-9 数据的非参数多重比较

A 组 (1)	B 组 (2)	$\overline{R_A}-\overline{R_B}$ (3)	χ^2值 (4)	P 值 (5)
甲组	乙组	-8.708	5.235	0.022
	丙组	-8.792	5.336	0.021
	丁组	-13.125	9.910	0.002
乙组	丙组	-0.083	0.001	0.980
	丁组	-4.417	1.346	0.246
丙组	丁组	-4.333	1.297	0.255

Kruskal-Wallis 检验的基本思想是:先将各处理组数据混合在一起,然后按由小到大的顺序进行编秩,如果有相同数据,则取平均秩次。记观测值 Y_{ij}的秩为 R_{ij},对每一个处理组观测值的秩求和得到 $R_i=\sum_{j=1}^{n_i}R_{ij}$,其中 $i=1,\cdots,g$,是每一处理组的编号,$j=1,\cdots,n_i$,是每一处理组内部个体值的编号。由 $\overline{R}_i=\frac{R_i}{n_i}$计算每一处理组的平均秩次,当无效假设($H_0$:$g$ 个总体分布相同)为真时,各组资料来自同一总体,则秩应该在 g 个处理组样本之间均匀分布,每个样本实际的平均秩 $\overline{R}_i$ 与所有资料的平均秩 $R=\frac{N+1}{2}$的偏差应该很小或较小;如果备择假设(H_1:g 个总体分布不全相同)为真,这些 $\overline{R}_i$ 之间的差异可能较大或很大,相应的 $\overline{R}_i-\overline{R}$ 可能

较大或很大。可以证明：当无效假设 H_0 为真并且各组样本量较大时，检验统计量 H 近似服从自由度 $\nu=g-1$ 的 χ^2 分布，当检验统计量 $H>\chi^2_{0.05,\nu}$时，对无效假设 H_0 为真而言，这是一个小概率事件，对于一次随机抽样而言，一般是不会发生的。而当备择假设 H_1 为真时，出现当前研究结果的检验统计量 $H>\chi^2_{0.05,\nu}$的概率相对较大或很大，所以当检验统计量 $H>\chi^2_{0.05,\nu}$时，就可以拒绝无效假设 H_0。

二、多个独立样本等级资料

例 10-7　3 组产妇在产后一个月内的泌乳量见表 10-10。试问：3 组产妇的泌乳量是否有差异？

表 10-10　3 组产妇产后一个月内的泌乳量分布

泌乳量	早产	足月产	过期产
无	30	132	10
少	36	292	14
多	31	414	34
合计	97	838	58

（1）该资料分组变量为三分类有序变量（早产、足月产、过期产），指标变量为三分类有序变量（无、少、多）。研究目的是比较 3 组产妇的泌乳量是否有差异，因此该资料应视作单向有序行列表，属于完全随机设计的多个样本等级资料的比较。

（2）对于这样的等级资料，如果用此前所学的χ^2 检验是不妥的，因为它只对 3 组产妇的不同泌乳量的等级构成比进行检验，无法考虑 3 组泌乳量取值的等级关系。而等级资料是一种半定量资料，是有大小之分的。此时应采用本节第一部分介绍的 Kruskal-Wallis H 检验。其分析步骤同上例，而其秩次、秩和的运算特点与两独立样本的等级资料一样（例 10-5），即相同的秩次较多。

将 3 组产妇泌乳量的等级结果合并，列于表 10-11 的第（5）栏；为便于最终解释，将泌乳量由无到多编秩。表中 R_i 为各组的秩和，$\overline{R}_i$ 为各组的平均秩次。

表 10-11　3 组产妇产后一个月内的泌乳量分布秩和检验计算表

泌乳量 （1）	早产 （2）	足月产 （3）	过期产 （4）	合计 （5）	秩次范围 （6）	平均秩次 （7）
无	30	132	10	172	1 ~ 172	86.5
少	36	292	14	342	173 ~ 514	343.5
多	31	414	34	479	515 ~ 993	754.0
合计	97	838	58	993	—	—
R_i	38335	423876	31310	—	—	—
$\overline{R}_i$	395.21	505.82	539.83	—	—	—

H_0：3 组产妇在产后一个月内的泌乳量相同；

H_1:3 组产妇在产后一个月内的泌乳量不同或不完全相同。

$\alpha = 0.05$。

按照公式(10-4)和(10-5),分别计算得 $H = 14.31$ 和 $H_C = 17.04$。以 $\nu = 3 - 1 = 2$ 查 χ^2 界值表得 $P < 0.005$,按照 $\alpha = 0.05$ 水准,拒绝 H_0,接受 H_1,可认为 3 组产妇在产后一个月内的泌乳量不同或不完全相同。

进一步进行组间多重比较。根据公式(10-6)计算 χ^2 值,并按照 $\nu = 3 - 1 = 2$ 分别查 χ^2 界值表得如下结果:

$\chi^2_{早产,足月产} = 15.40, P < 0.005$;

$\chi^2_{早产,过期产} = 10.99, P < 0.005$;

$\chi^2_{足月产,过期产} = 0.91, 0.50 < P < 0.75$。

因此,可以认为早产妇与足月产妇、过期产妇相比,在产后一个月内的泌乳量有差异,结合平均秩次可知早产妇泌乳量低于足月产和过期产;尚不能认为足月产妇和过期产妇在产后一个月泌乳量有差异。

【知识点】

(1) 参数检验(parametric test)要求所研究总体为某个已知的数学形式,并对其总体参数进行假设检验;而非参数检验(nonparametric test)对总体分布不做严格假定,可用于分析无法进行参数检验的资料。

(2) 对于适合用参数检验的计量资料(满足正态性和方差齐性条件),不宜用非参数检验方法,因为用非参数检验会损失信息,从而降低检验效能。

(3) 对于等级资料,应进行非参数检验,并可推断出组间等级强度的差别。如果进行行×列表的 χ^2 检验,只能对组间的构成比进行推断,往往无法达到研究目的。

(4) 非参数检验中,在对数据进行排秩时,遇到相同数据或等级,要取平均秩次。

(5) 在假设检验中,选择统计学方法存在正确与错误、优与劣的问题。例如,对方差严重不齐的两独立样本计量资料,选用两独立样本 t 检验进行资料统计分析是错误的;反过来,对于满足两独立样本 t 检验条件的资料若选择两独立样本的 Wilcoxon 秩和检验,则不能认为这样选择统计分析方法是错的,只能认为所选的统计分析方法不是最优的。

(6) 配伍区组设计的计量资料如果满足正态性、方差齐性条件,则应用本书第八章介绍的配伍区组设计资料的方差分析。但是如果不满足方差分析的条件,则可以应用 Friedman 秩和检验方法(又称 M 检验)。感兴趣的读者可查阅相关专业图书。

练　习　题

一、最佳选择题

1. 两独立样本连续性定量资料比较，当资料分布类型不清时，应选择________。

A. t 检验　　B. u 检验　　C. 秩和检验

D. χ^2 检验　　E. 方差分析

2. 两独立样本连续性定量资料的比较，应首先考虑________。

A. t 检验　　B. 秩和检验　　C. χ^2 检验

D. 资料符合哪种检验的条件　　E. t 检验与秩和检验均可

3. 对两样本均数做比较时，已知 n_1、n_2 均小于 30，总体方差不齐且分布呈偏态，宜用________。

A. t 检验　　B. t'检验　　C. 秩和检验

D. 无法检验　　E. 方差分析

4. 秩和检验与 t 检验相比，其优点是________。

A. 不受分布限制　　B. 公式更为合理　　C. 检验效能高

D. 抽样误差小　　E. 编秩

5. 两组有序分类资料的比较宜采用________。

A. 配对 t 检验　　B. 秩和检验　　C. F 检验

D. χ^2 检验　　E. 两样本 t 检验

6. 有序分类资料的秩和检验中，各等级的平均秩次为________。

A. 该等级的秩次范围的上界

B. 该等级的秩次范围的下界

C. 该等级的秩次范围的上界、下界的均数

D. 该等级的秩次范围的上界、下界之和

E. 该等级的秩次范围的上界、下界之差

7. 两独立样本比较的秩和检验，其检验统计量 T 是________。

A. 以秩和较小者为 T

B. 以秩和较大者为 T

C. 以例数较小者的秩和为 T

D. 以例数较大者的秩和为 T

E. 以二者秩和的平均值为 T

二、简述题

1. 什么是非参数检验？它与参数检验有什么区别？

2. 两组或多组等级资料的比较，为什么不宜用 χ^2 检验，而应该用基于秩转换的非参数

检验?

3. 两独立样本比较的 Wilcoxon 秩和检验,当 $n_1>10$ 或 $n_2-n_1>10$ 时,可用正态近似法,这时的检验是属于参数检验还是属于非参数检验,为什么?

三、计算分析题

1. 采用重量法和乙二胺四乙酸(EDTA)法对9个水样中硫酸盐的含量进行测定,结果见下表。若该资料不满足参数检验的条件,试比较两法测定结果有无差别。

两种方法测定水中硫酸盐含量的比较 单位:mg/L

水样号	重量法	EDTA 法
1	115.3	115.3
2	354.0	355.4
3	337.5	336.2
4	222.3	215.2
5	156.4	159.5
6	56.6	57.6
7	58.5	59.5
8	658.6	653.2
9	1792.6	1786.7

2. 某实验室观察局部温热治疗方法对小鼠移植肿瘤的疗效,以生存日数作为观察指标,实验结果见下表。试问:局部温热治疗小鼠移植肿瘤是否可以延长小鼠生存日数?

两组小鼠移植肿瘤的疗效比较 单位:d

分组	生存日数											
实验组	10	12	15	15	16	17	18	20	23	>90		
对照组	2	3	4	5	6	7	8	9	10	11	12	13

3. 采用3种手术方法(A方法为环状韧带修复术,B方法为环状韧带重建术,C方法为残留环状韧带切除术后关节紧缩缝合术)治疗51例儿童陈旧性 Monteggia's 骨折的临床观察结果见下表。试评价3种手术方法的疗效。

3 种手术方法治疗儿童陈旧性 Monteggia's 骨折的效果

手术方法	疗效评价				合计
	优	良	中	差	
A 方法	6	9	3	1	19
B 方法	3	8	6	3	20
C 方法	2	5	4	1	12
合计	11	22	13	5	51

4. 某地用4种药物杀灭钉螺,每次选取200只活钉螺,用药后清点死亡钉螺数并计算每批钉螺的死亡率,结果见下表。

4 种药物杀灭钉螺试验结果

分组	试验次数	每批钉螺死亡率/%						
甲药物组	6	46.5	39.5	40.5	32.5	49.5	30.0	
乙药物组	6	36.0	29.0	20.5	22.5	16.5	26.0	
丙药物组	4	24.0	8.5	9.2	6.5			
丁药物组	7	4.5	6.5	2.5	4.5	18.2	50.0	43.1

请分析这 4 种药物的效果有无差异。

第十一章 线性回归与相关

在医学研究和诊疗中,我们经常要判断变量和变量之间的相互关系。回归分析和相关分析就是研究事物或现象之间联系的方法。变量和变量间存在多种关系,其中最简单的关系就是两个变量间的线性关系。线性关系虽然比较简单,但有成熟的理论体系,能够在误差允许的范围内,对许多问题进行描述,解释医学问题,因而它的实际应用极为广泛。例如,通过分析血药浓度和时间的关系来指导临床用药,通过分析不同年龄组血糖与体重的关系来评估不同年龄段人群患糖尿病的风险等。

相关分析可用于确定两个变量之间是否存在关联,以及关联程度有多强。在确定了两个变量间的相互关系后,想进一步了解变量间的函数关系,通过易于检测的指标来计算不容易检测的指标,就称为"回归"。"回归"名称最早由英国遗传学家弗朗西斯·高尔顿(Francis Galton)引入,他在一篇著名的论文 *Family Likeness in Stature* 中报道,虽然有这样一个趋势:父母高,子女也高,父母矮,子女也矮,即父母的身高对子女的身高起决定性作用,但给定父母的身高,子女的平均身高却趋向或者"回归"于种族人群的平均身高,即通过种群的身高可以预估子女的身高。回归分析主要是通过建立回归方程来说明某一变量随另一个或多个变量的变化而变化的规律,强调单方依存;而相关分析则是研究两个或多个变量相互依存变动的规律,强调相互依存。

回归与相关分析主要根据变量类型划分为不同的方法。其中线性回归大致可以分为以下三类:一个因变量和一个自变量的简单线性回归;一个因变量和多个自变量的多重线性回归;多个因变量和多个自变量的多元回归。本章介绍简单线性回归和相关分析的概念,以及线性回归与相关的关系。

第一节 线性回归

一、线性回归的概念

线性回归是研究因变量(dependent variable)与自变量(independent variable)相依关系的技术。在统计分析中,如果结果变量是一个连续变化的变量，为了用最简便的方式描述因变量与自变量之间的依存关系，一般首先考虑线性回归方法。因变量又称应变量（response variable），是一个具有随机分布的随机变量，依赖于一个或多个自变量。自变量有时也被称为解释变量（explanatory variable）或预测变量（predictor variable），它既可以是定量变量，也可以是分类变量。

通常情况下，简单线性回归可以建立如下模型：

$$\hat{Y} = a + bX \tag{11-1}$$

上式中，$\hat{Y}$ 为 X 取某个数值时所对应的因变量 Y 的条件总体均数；X 为自变量；a 为回归模型的截距（intercept），也称常数项（constant），表示自变量取值为 0 时因变量的估计值；b 为回归模型的斜率，称为回归系数（regression coefficient），表示自变量每变化一个单位，因变量估计值的变化量。假定已知关系式（11-1）的具体形式，将某样本点的自变量取值 X_i 代入关系式（11-1），可得到该样本在回归线上的估计值（或称预测值）$\hat{Y}_i$，该样本点因变量实测值 Y_i 与估计值 $\hat{Y}_i$ 之差 $d_i = Y_i - \hat{Y}_i$，称为残差（residual）。

线性回归可以通过容易测量的指标来估计不容易得到的指标。它有以下四个应用条件：

（1）因变量与自变量应是线性关系，可以通过绘制并观察散点图来初步确认，也可以通过计算得到数据证据；

（2）各观察对象相互独立；

（3）线性模型的残差应符合正态分布，即对自变量的每一种取值情况，因变量的取值服从正态分布，这一条件如不满足，可以考虑进行变量转换，使其服从正态分布后再拟合线性回归模型；

（4）对于任意自变量取值，因变量取值的方差相等，可以通过绘制并观察残差与自变量的散点图来确认。

二、回归方程的估计

估计得到 a、b 的数值，即可确定回归方程。求解 a、b 实际上就是怎样“合理地”找到一条能最好地代表数据点分布趋势的直线。将各样本点实测值 Y_i 与假定回归线上估计值 $\hat{Y}_i$ 的纵向距离 $d_i = Y_i - \hat{Y}_i$ 称为残差（residual）（图 11-1）。好的拟合效果应使各样本点的残差尽可能小。可以采用残差的平方值之和来代替，使各点残差平方和最小，这就是最小二乘（least sum of squares）原则。根据最小二乘原则，使残差平方和最小以寻求回归模型参数估计值的方法，称为最小二乘法。用最小二乘法得到的估计值，叫最小二乘估计。

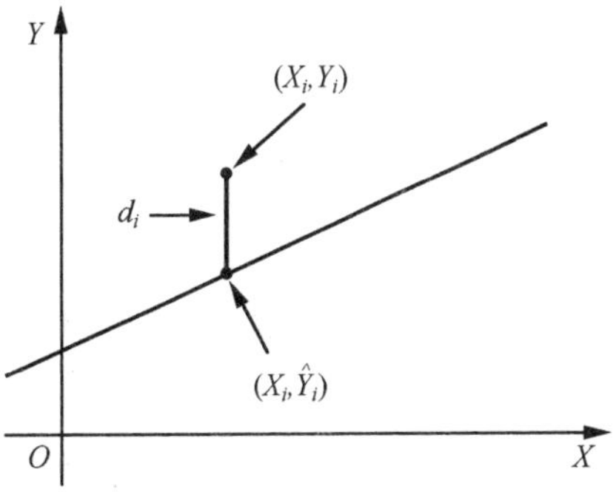

图 11-1　简单线性回归残差示意图

按照最小二乘原则，数学上容易得到 a、b 的计算公式为：

$$b = \frac{l_{XY}}{l_{XX}} = \frac{\sum_{i=1}^{n}(X_i - \overline{X})(Y_i - \overline{Y})}{\sum_{i=1}^{n}(X_i - \overline{X})^2} \tag{11-2}$$

$$a = \overline{Y} - b\overline{X} \tag{11-3}$$

上式中，l_{XY}为 X 与 Y 的离均差交叉乘积和。

例 11-1 在某地一项膳食调查中，调查对象是 14 名 40～60 岁的中年健康妇女，其基础代谢水平（kJ/d）与体重（kg）数据见表 11-1。试估计基础代谢水平对其体重影响的线性回归方程。

表 11-1 14 名中年妇女的基础代谢与体重数据

编号	基础代谢水平/(kJ/d)	体重/kg	编号	基础代谢水平/(kJ/d)	体重/kg
1	4175.6	50.7	8	3970.6	48.6
2	4435.0	53.7	9	3983.2	44.6
3	3460.2	37.1	10	5050.1	58.6
4	4020.8	51.7	11	5355.5	71.0
5	3987.4	47.8	12	4560.6	59.7
6	4970.6	62.8	13	4874.4	62.1
7	5359.7	67.3	14	5029.2	61.5

要知道中年健康妇女的基础代谢水平与体重是否有线性关系，最简单的方法就是绘制散点图即将基础代谢水平和体重的数值分别对应 X 坐标和 Y 坐标的位置（图 11-2）。根据散点图可以假定，对于 X 各个取值，相应的 Y 总体趋势在一条直线上。

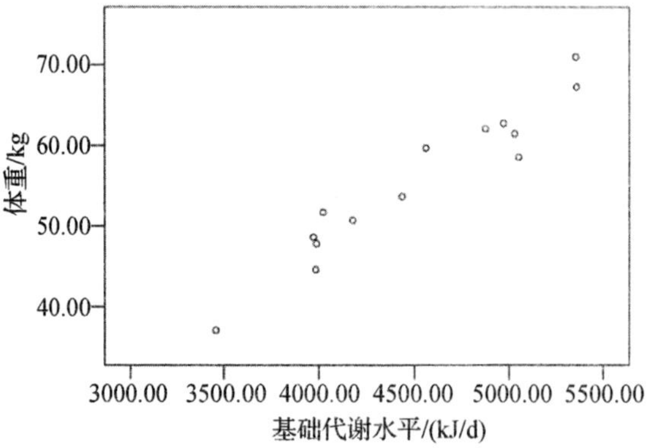

图 11-2 14 名中年妇女基础代谢水平与体重之间关系的散点图

根据对原始数据及散点图（图 11-2）的观察，两变量间呈现直线趋势，故可按公式（11-2）计算回归系数 b：

$$b=\frac{l_{XY}}{l_{XX}}=\frac{\sum_{i=1}^{n}(X_i-\overline{X})(Y_i-\overline{Y})}{\sum_{i=1}^{n}(X_i-\overline{X})^2}=61.42$$

按公式(11-3)计算截距 a：

$$a=\overline{Y}-b\overline{X}=1106$$

得到线性回归方程：

$$\hat{Y}=1106+61.42X$$

三、线性回归的假设检验

建立的回归方程是基于样本数据对回归关系进行的描述和分析，而对于这种关系是否具有统计学意义的问题，与其他统计量类似，也要进行统计推断，需要进一步判断回归关系是否由随机误差导致。判断回归关系实际上就是判断它所来自总体的这种函数关系是由误差带来的，还是确实存在的，即对于总体是否总体回归系数 $\beta\neq0$。

如图 11-3 所示，Y_i 表示第 i 个观测单位因变量的实测值，$\hat{Y}_i$ 表示根据所建立的回归方程计算出的预测值，$\overline{Y}$表示所有 n 个样本观测值的平均值，则总变异 $\sum_{i=1}^{n}(Y_i-\overline{Y})^2$ 可以划分为残差部分 $\sum_{i=1}^{n}(Y_i-\hat{Y}_i)^2$ 和回归可以解释的部分 $\sum_{i=1}^{n}(\hat{Y}_i-\overline{Y}_i)^2$，即

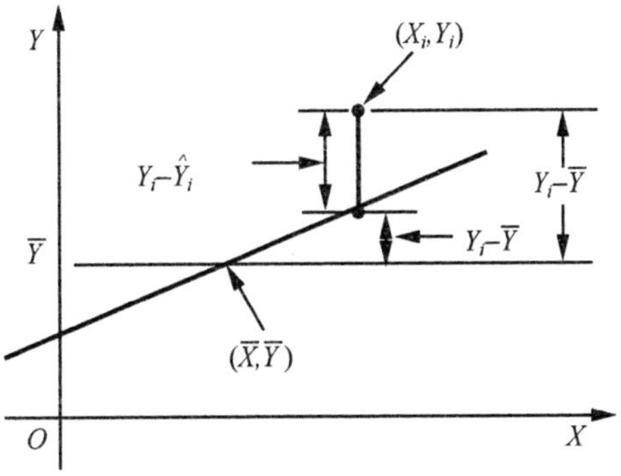

图 11-3 变异划分示意图

$$\sum_{i=1}^{n}(Y_i-\overline{Y})^2=\sum_{i=1}^{n}(\hat{Y}_i-\overline{Y})^2+\sum_{i=1}^{n}(Y_i-\hat{Y}_i)^2$$

用符号表示为

$$SS_{总}=SS_{回}+SS_{残}$$

即

$$SS_{回}=\sum_{i=1}^{n}(\hat{Y}_i-\overline{Y})^2,SS_{残}=\sum_{i=1}^{n}(Y_i-\hat{Y})^2$$

拟合效果越好，回归可以解释的部分占总变异的比重就越大，相应的残差部分则会越小。上述三项的自由度分别为 $n-1,1,n-2$。

(1) 方差分析方法。

建立假设 $H_0:\beta=0,H_1:\beta\neq0$。

根据方差分析原理，可以得到对应的 F 统计量为

$$F=\frac{SS_{回}/\nu_{回}}{SS_{残}/\nu_{残}}=\frac{SS_{回}/1}{SS_{残}/(n-2)}$$

当经过自由度修正的 $SS_{回}$ 比经过自由度修正的 $SS_{残}$ 值大到一定程度时，说明总体差异主要是由“回归”造成的，因此统计值变大，P 值变小。当 P 值小到统计水平值时，一般为0.05，从而认为回归结果有统计学意义，通过对应的自由度1和 $n-1$，计算（查 F 界值表）得到对应的临界 P 值。

（2）t 检验方法。

对假设 $\beta=0$ 的检验也可以构造统计量 t 进行 t 检验：

$$t=\frac{b-1}{S_b}=\frac{b-1}{\dfrac{S_{Y \cdot X}}{\sqrt{l_{XX}}}},\nu=n-2$$

上式中，$S_{Y \cdot X}=\sqrt{\dfrac{\sum(Y-\overline{Y})^2-b^2 l_{XX}}{n-2}}$，称为回归的剩余标准差。通过对应的自由度 $n-2$，计算 t 值，得到对应的临界 P 值（查 t 界值表）。

类似于总体均数的置信区间估计，总体回归系数 β 的 $1-\alpha$ 置信区间可根据下式计算：

$$(b-t_{\alpha/2,n-2}S_b,b+t_{\alpha/2,n-2}S_b)$$

对例11-1中的直线回归方程进行假设检验，经过计算可得 $SS_{总}=4645447.01$，$SS_{回}=4318227.71$，$SS_{残}=4645447.01-4318227.71=327219.3$，所以

$$F=\frac{SS_{回}/1}{SS_{残}/12}=158.361$$

$F_{0.05(1,12)}=4.75<158.361$，$P<0.05$，因此可以认为体重与基础代谢水平间的线性关系有统计学意义。

第二节 线性相关

一、线性相关的概念

在研究两变量之间的关系时，有时候并不要求或暂时不需考虑预测问题，只是关心两变量之间是否确实存在线性相关关系，并想要回答相关的方向以及如何定量地描述关联程度，此时可以采用线性相关（linear correlation）分析。线性相关是在双变量正态分布假设下的相关分析方法。

从例11-1的散点图11-2的散点分布情况来看，体重和基础代谢水平之间呈正向关系，即体重增加，基础代谢水平也呈上升趋势。虽然从图象可以看出变量间的关系趋势，但还需要通过数据计算来确认变量间的关系趋势。

二、相关系数的计算

评价两个变量间线性相关性的参数被称为相关系数（correlation coefficient）。最常用的

相关系数是 Pearson 积差相关系数(coefficient of product-moment correlation)。它可用于定量描述两个变量间线性关系的密切程度,计算公式为:

$$\text{线性相关系数}=\frac{X\text{和}Y\text{的协方差}}{\sqrt{(X\text{的方差})(Y\text{的方差})}} \tag{11-4}$$

当公式(11-4)中的协方差和方差为总体的协方差和方差时,相关系数即为总体相关系数;若为样本的协方差和方差,则相关系数为样本相关系数。

样本的协方差计算公式如下:

$$X\text{和}Y\text{的样本协方差}=\frac{\sum_{i=1}^{n}(X_i-\overline{X})(Y_i-\overline{Y})}{n-1} \tag{11-5}$$

总体协方差往往是未知的。与总体平均值和方差类似,总体协方差也可以通过样本协方差来估计。

从公式(11-5)来看,若 X 和 Y 的协方差大于零,X 集合和 Y 集合的样本值大多是同时大于或同时小于各自平均值的。反之,若 X 和 Y 的协方差小于零,则在 X 集合样本值小于其平均值时,Y 集合样本值大多大于其平均值;而在 X 集合样本值大于其平均值时,Y 集合样本值大多小于其平均值。若 X 和 Y 的协方差等于或接近零,则 X 和 Y 分布在其平均值上下扰动。X 和 Y 的协方差越大,X 和 Y 的正相关趋势越强。

将公式(11-5)代入公式(11-4)可得

$$r=\frac{l_{XY}}{\sqrt{l_{XX}l_{YY}}}=\frac{\sum_{i=1}^{n}(X_i-\overline{X})(Y_i-\overline{Y})}{\sqrt{\sum_{i=1}^{n}(X_i-\overline{X})^2\sum_{i=1}^{n}(Y_i-\overline{Y})^2}} \tag{11-6}$$

r 为样本相关系数,总体的相关系数一般用 ρ 表示,l 为对应的离均差平方和。通过对比公式(11-5)和(11-6)可以发现,相关系数类似于正态分布的标准化,都对相应的方差进行了标准化。

对例 11-1,根据公式计算可得

$$r=\frac{l_{XY}}{\sqrt{l_{XX}l_{YY}}}=\frac{70303.23}{\sqrt{114.56\times4645447.01}}=0.96$$

结果表明,中年妇女的基础代谢水平与体重呈正相关关系。

三、相关系数的假设检验

相关分析除了计算 X 和 Y 的样本相关系数的大小外,还需要考虑其相关性是否有统计意义。在这里,先讨论 X 和 Y 是双正态分布的样本的情况。相关系数统计推断的第一步是确定检验假设:

$$H_0:\rho=0;H_1:\rho\neq0。$$

利用回归系数 r,构建检验统计量 t:

$$t=\frac{r-0}{S_r} \tag{11-7}$$

通过比较样本相关系数 r 与样本相关系数标准误(S_r)的大小来判断相关性是否为由随机误差造成的偶然现象。S_r 的计算公式为

$$S_r = \sqrt{\frac{1-r^2}{n-2}} \tag{11-8}$$

可以证明,公式 11-7 中的统计量 t 在 H_0 成立时,服从自由度为 $n-2$ 的 t 分布。

利用例 11-1 数据,通过计算得

$$t = \frac{r-0}{S_r} = \frac{0.96}{\sqrt{\frac{1-0.96^2}{14-2}}} = 11.88$$

通过查 t 界值表得 $t_{0.0005,12} = 4.32 < 11.88$,故 $P < 0.0005$,拒绝 H_0,接受 H_1,认为体重与基础代谢水平之间存在正相关性。注意:P 值的大小并不能衡量相关性的强弱程度,只是反映了相关关系存在的可信程度。

第三节 秩相关

Pearson 相关分析仅适用于符合双变量正态分布的样本,属于参数检验。对那些不符合正态分布的样本、总体分布未知的样本或者有一个或两个变量是有序变量的样本,则需要用秩相关分析来计算 Spearman 相关系数。

例 11-2 某研究者观察了 10 例年龄 6 个月至 7 岁之间的贫血儿童的血红蛋白含量(g/dL)与贫血体征数据(表 11-2),试分析其相关性。

表 11-2 贫血儿童的血红蛋白含量与贫血体征数据

编号	血红蛋白含量/(g/dL)	秩次(P)	贫血体征	秩次(Q)
1	5.00	1	+++	10
2	5.80	2	++	7
3	6.10	3	+	6
4	7.30	4	-	1
5	8.80	5	++	7
6	9.10	6	++	7
7	11.10	7	-	1
8	12.30	8	-	1
9	13.50	9	-	1
10	13.80	10	-	1
合计	—	55.00	-	42.00

该例中,贫血体征是有序变量,不适合用 Pearson 相关分析,因此,进行秩相关分析。参考公式(11-6),按照表 11-2 中的秩次值进行计算即可获得 Spearman 相关系数。表 11-2 中

的 P 为 X 的秩次，Q 为 Y 的秩次。

$$l_{PP}=82.5,l_{QQ}=111.6,l_{PQ}=-74$$

$$r=\frac{l_{PQ}}{\sqrt{l_{PP}l_{QQ}}}=-0.77$$

求出秩相关系数后，进一步查 r_s 界值(附表 14)。计算所得相关系数值越大，概率 P 值越小。本例 $r_{0.02,10}=0.745<0.77$，所以总体相关性存在，且为负相关，即随着贫血儿童血红蛋白含量的上升，患儿贫血体征减轻。

第四节　线性回归与相关应用的注意事项

本章主要介绍了线性回归与相关的分析方法。在回归与相关分析的方法选择及方法应用上有一些注意事项。

一、回归与相关分析的应用

在应用回归与相关分析时，首先应该根据分析的目的选择因变量、自变量及统计分析方法。进行线性相关分析的两个变量之间没有主次之分，而在进行线性回归时，应根据专业上的要求考虑，一般如果有内在联系的两个变量之间存在因果关系，那么应以原因变量作为 X，以结果变量作为 Y。如果变量之间的因果关系难以确定，则应将易于测量的变量或者变异较小的作为自变量 X，另一个变量作为因变量 Y。做回归分析要有实际意义，不能把毫无因果关联的两个变量随意进行回归分析，必须结合专业知识，进行合理的解释并得出结论。

其次，应该先绘制散点图，在散点图提示有直线趋势存在时，再进行线性回归或相关分析；如果散点图未显示明确的线性趋势，还可以根据散点分布类型，选择合适的数据变换方法或曲线模型。绘制散点图还有助于发现一些过大或过小的离群点(outlier)，这些点很可能会对回归方程的系数及相关系数的估计产生较大影响，应及时复核检查，不能简单剔除。除了绘制散点图外，还可以在构建出回归模型后，以求出的各点残差作为纵坐标，相应的自变量取值或预测值作为横坐标，绘制残差图，来考察数据是否符合模型假设条件，包括两变量间存在线性关系、误差服从均数为 0 的正态分布、方差齐性、各观测值独立等。如果数据符合模型的各项基本假定，则残差图上的散点不应呈现任何特殊的结构。

再次，注意回归直线用于预测的适用范围。一般以自变量 X 取值范围为限，避免外延(extrapolation)。若无充分理由说明超出自变量范围时两变量间仍存在线性关系，则尽量不要把估计的范围扩大到建立方程时的自变量的取值范围之外。由于超出样本取值范围的线性关系是否成立难以判断，所以外推要慎重。

最后，要注意对回归和相关的结果 P 值进行正确解释和应用。P 值大小只能反映变量间真实线性关系存在的可信度，不能说明关系的密切程度；如果想要反映密切程度，应考察相关系数或回归系数的绝对值及其置信区间。

二、回归分析与相关分析的关系

线性相关与线性回归是两种不同的统计分析方法。线性相关分析两个变量间是否有关联,直观上就是两个变量是否具有正向、反向关系或没有线性关系。计算得到的相关系数值越大,两个变量间的线性关系越密切。在极端情况下,所有散点能够连成一条直线;当相关系数近似零或为零时,两个变量没有线性相关趋势,此时统计推断的检验统计量的数值也接近零,从而对应的 P 值接近 1(图 11-4)。

根据两个样本的分布情况选择正确的分析方法,可使得分析结果与实际情况差距更小。参数检验适用于分布已知、分布情况可以由参数覆盖的样本,非参数检验则不对样本的具体分布做假定。本章介绍的 Pearson 检验用于符合二元正态分布的样本,而 Spearman 检验可用于不满足此条件的样本。在实际应用中,若满足 Pearson 检验的条件,应优先选用 Pearson 检验。虽然从理论上 Spearman 检验适用于任何分布的样本,但在检验功效上低于 Pearson 检验。

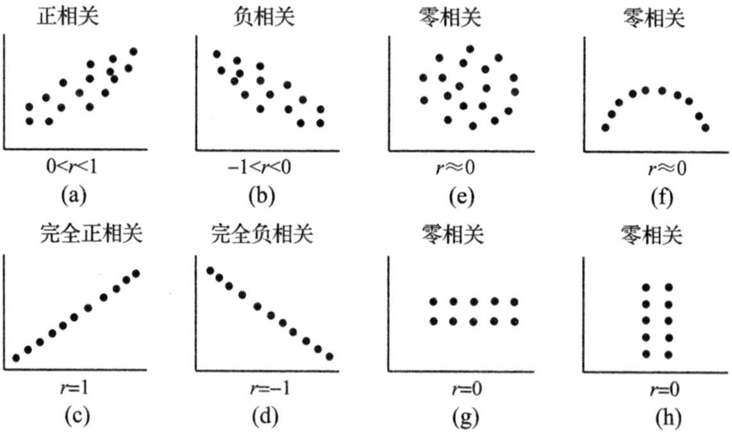

图 11-4 线性相关的各种情况

线性相关只是反映了两个变量之间关联的强度,二者没有具体的函数关系,无法达到通过变量 A 来推断变量 B 的目的。线性回归则是在线性相关的基础上解决了此问题,即利用最小二乘法原理,通过计算可以找到一条直线,使得散点到直线的距离最小,并通过计算得到两个变量的函数关系式。通过相关系数可以评价两个变量函数关系的密切程度。线性相关表示两个变量之间的相互关系是双向的;线性回归则反映两个变量之间单向的依存关系,更适合分析因果关系的数量变化。除此之外,还需要评估这个函数关系是否由因变量的随机扰动导致,最终确定两个变量间的定量关系。

相关系数 r 与线性回归方程中回归系数 b 的正负号相同。r 和 b 为正,说明 X 与 Y 的数量变化的方向是一致的,X 增大,Y 也增大;符号为负,说明二者变化的方向相反。对同一样本可以得出 r 与 b 互相转化的公式,相关系数与回归系数两种假设检验结果完全等价。相关

与回归可以互相解释。r 的平方称为决定系数(coefficient of determination),可表示为

$$R^2 = r^2 = \frac{l_{XY}^2}{l_{XX}l_{YY}} = \frac{l_{XY}^2/l_{XX}}{l_{YY}} = \frac{SS_{回归}}{SS_{总}}$$

R^2 表示回归平方和在总平方和中所占的比重,即其值越接近 1,回归效果越好。决定系数和相关系数有确定的关系,例如 $r=0.5$,则 $R^2=0.25$,说明一个因变量的变异有 25% 可以根据自变量来解释。

【知识点】

(1) 线性回归分析常用于分析两个变量之间是否存在线性依存关系,通过散点图可以直观描述两个变量的数量变化关系。

(2) 对回归方程的参数估计可以使用最小二乘法,回归系数的假设检验可以使用方差分析或者 t 检验方法。

(3) 在回归分析中,因变量是随机变量,自变量既可以是随机变量,也可以是给定的量。在两个变量都是随机变量的情况下,如果因果关系不明确,应以变异小的变量作为自变量。

(4) 相关系数 $-1 \leqslant r \leqslant 1$,可以用于描述两个变量间相互关系的密切程度和方向,Pearson 相关系数用于双正态随机变量的数据分析。

(5) 线性相关分析中,两个变量之间的关系是双向的;线性回归则反映两个变量之间单向的依存关系,更适合分析因果关系变量的数量变化。

(6) 对同一资料进行相关与回归分析,相关系数 r 与回归方程中的 b 正负号相同。

(7) 如果散点图显示两变量间虽不是直线相关关系,但可以通过某种变量变换转变为直线相关关系,则可以对变换后的数据建立模型。需要注意的是,经数据变换得到的参数估计值并不能使原始数据的残差平方和最小,但通常二者比较接近。

(8) 对同一样本可以得出 r 与 b 互相转化的公式,两种假设检验的结果完全等价。

练 习 题

一、最佳选择题

1. 线性相关假设检验得到 $P>\alpha$,可认为________。

A. 两变量无关　　B. 两变量有关

C. 两变量无直线关系　　D. 两变量无曲线关系

E. 两变量有曲线关系

2. 在线性回归中,如果将自变量 X 乘以一个不为 0 或者不为 1 的常数,则有________。

A. 截距改变　　B. 回归系数改变

C. 两者都改变　　D. 两者都不改变

E. 以上情况都可能发生

3. 如果直线相关系数 $r=1$，则一定有________。

A. $SS_{总}=SS_{残}$　　B. $SS_{残}=SS_{回}$

C. $SS_{总}=SS_{回}$　　D. $SS_{总}>SS_{回}$

E. 以上都不正确

4. 如果直线相关系数 $r=0$，则一定有________。

A. 直线回归的截距等于0　　B. 直线回归的截距等于$\overline{Y}$或$\overline{X}$

C. 直线回归的 $SS_{残}$ 等于0　　D. 直线回归的 $SS_{总}$ 等于0

E. 直线回归的 $SS_{残}$ 等于 $SS_{回}$

5. 如果两样本 $r_1=r_2$，$n_1>n_2$，那么________。

A. $b_1=b_2$　　B. $t_{r1}=t_{r2}$

C. $b_1>b_2$　　D. $t_{b1}=t_{r1}$

E. $t_{b1}=t_{b2}$

6. 用最小二乘法确定直线回归方程的原则是________。

A. 各观测点距离直线的纵向距离相等

B. 各观测点距离直线的纵向距离平方和最小

C. 各观测点距离直线的垂直距离相等

D. 各观测点距离直线的垂直距离平方和最小

E. 各观测点距离直线的纵向距离最小

7. 对于线性回归分析，下列说法错误的是________。

A. 在回归分析中，变量间的关系若是非确定关系，那么因变量不能由自变量唯一确定

B. 线性相关系数可以是正的，也可以是负的

C. 在回归分析中，如果 $r^2=1$，说明 x 与 y 完全相关

D. 样本相关系数 $r\in(-1,1)$

E. 对双变量线性回归系数的检验与相关系数的检验结果等价

二、简述题

1. 如何根据样本数据判断总体线性回归关系是否成立？

2. 双变量线性回归与相关的区别与联系有哪些？

3. 线性回归分析中应注意哪些问题？

三、计算分析题

1. 某医院妇产科医生调查了31例待产妇尿雌三醇含量(mg/24h)与新生儿的体重(kg)水平，调查结果见下表：

31 例待产妇尿雌三醇含量与新生儿体重数据

编号	尿雌三醇/(mg/24h)	新生儿体重/kg	编号	尿雌三醇/(mg/24h)	新生儿体重/kg
1	7	2.50	17	17	3.20
2	9	2.50	18	25	3.20
3	9	2.50	19	27	3.40
4	12	2.70	20	14	3.40
5	14	2.70	21	15	3.40
6	16	2.40	22	15	3.40
7	15	3.00	23	16	3.50
8	15	3.00	24	19	3.40
9	12	3.00	25	18	3.50
10	13	3.10	26	17	3.60
11	15	3.00	27	18	3.70
12	15	3.10	28	20	3.80
13	21	3.00	29	22	4.00
14	24	2.80	30	25	3.90
15	15	3.20	31	24	4.30
16	16	3.20			

(1) 判断待产妇尿雌三醇含量与新生儿体重是否符合正态分布。

(2) 选择合适的方法，判断待产妇尿雌三醇含量与新生儿体重是否有相关关系。

(3) 通过计算得出待产妇尿雌三醇含量与新生儿体重的回归方程并检验是否有统计学意义。

2. 某医生欲研究儿童的身高(cm)与其肺无效腔容积(mL)间的关系，现收集了 15 例数据见下表。

15 名儿童身高与其肺无效腔容积数据

编号	身高/cm	肺无效腔容积/mL	编号	身高/cm	肺无效腔容积/mL
1	175	102	9	110	45
2	167	111	10	116	32
3	165	88	11	123	41
4	160	65	12	130	45
5	157	79	13	129	43
6	156	92	14	142	67
7	149	58	15	147	58
8	153	57			

(1) 请对这两项指标做回归分析并计算回归系数及其 95% 置信区间。

(2) 进行回归系数是否等于 0 的假设检验。

(3) 验证回归系数的假设检验是否存在以下关系：$F = t_b^2$。

第十二章 研究设计

医药卫生领域的研究主要分为实验性研究(experimental study)和调查研究(survey research)。在实验性研究中,研究者对研究对象随机分组并施加干预措施,通过比较不同措施产生的效应来验证某研究假设;而在调查研究中,研究者既不能将研究对象随机分组,也不能人为地对研究对象施加干预措施,只能客观地观察研究对象的属性或特征。无论哪种研究,在实施过程中研究结果都会受到诸多因素的影响。为最大限度地减少误差,获得科学、可靠的结论,在研究开始之前要对整个过程进行精心安排,制订详细、具体的实施方案,即进行研究设计(study design)。科学合理的研究设计可达到事半功倍的效果,是研究取得成功的关键。

第一节 实验设计的基本要素和基本原则

医药卫生研究领域常常需要开展大量的实验来确定或验证研究者在科研过程中提出的科学假设。例如,临床上研究某种新的降糖药的疗效时,研究者须将研究对象(如糖尿病患者)随机分组,使其中一组患者服用待研究的降糖新药,另一组患者服用传统的降糖药,进而比较两组药物的疗效。但在具体试验实施之前,研究者须面对很多问题,如试验中试验对象应如何选择和分组?如何在试验过程中避免服用不同试验药物对试验对象心理产生影响,继而影响到最终疗效的判断?选择什么样的指标可以更好地反映药物疗效?样本量需要多少?试验数据应如何收集以及运用何种统计方法进行分析?研究过程中研究结果会受到诸多因素的影响,如研究对象的年龄、性别和病情等都可能影响药物疗效。如果不采取科学的方法使这些因素在比较组间分布均衡,就不可能得到令人信服的结论。

一、实验设计的基本要素

实验性研究包括三个基本要素,即受试对象(subject)、处理因素(treatment)和实验效应(experimental effect)。例如,在研究利血平对小鼠脑中去甲肾上腺素含量的影响时,研究者用小鼠作为受试对象,利血平作为处理因素,去甲肾上腺素含量作为实验效应。又如,研究某降糖新药的疗效时，试验对象应选择糖尿病患者，处理因素为降糖新药，试验效应是能反映药物疗效指标（如患者空腹血糖或餐后血糖）的下降。处理因素作用于受试对象后产生实验效应（图 12-1），三个要素缺一不可，因此在实验设计时，要先明确三个基本要素，再制订详细的研究计划。

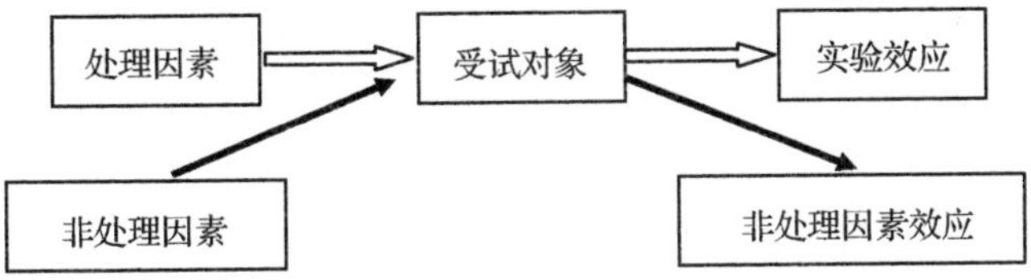

图 12-1　实验设计的基本要素

（一）受试对象

受试对象是指处理因素作用的对象，它根据研究目的来确定。依不同的研究背景和目的，根据受试对象的不同，实验性研究可分为动物实验（animal experiment）、临床试验（clinical trial）和现场试验（field trial）。动物实验的受试对象可以是动物、植物，或者是器官、细胞、血清等生物材料；临床试验的受试对象通常为某疾病患者或健康志愿者；现场试验的受试对象通常为自然人群。

受试对象的选择应有明确的条件，以保证受试对象的同质性和代表性。通常，受试对象应对处理因素具有敏感性、特异性和稳定性；此外，还应考虑受试对象的经济性和可获得性。如果以人为受试对象，还应考虑伦理学问题。做动物实验时，须考虑动物的种属、品系、窝别、性别、体重等可能会影响研究结果的因素；做临床试验时，须考虑患者的临床诊断、病情严重程度、年龄、性别、是否合并其他疾病以及依从性等，并制定严格的纳入和排除标准。例如，研究抗病毒药物恩替卡韦对慢性乙型肝炎的疗效时，受试对象的纳入标准为：① 明确诊断为 HBeAg 阳性或阴性的慢性乙型肝炎患者；② 年龄 18 ~ 70 岁，性别不限；③ 血清 HBsAg 阳性、HBeAg 阳性持续 24 周以上，HBV DNA > 10^5IU/mL；HBeAg 阴性持续 24 周以上，HBV DNA > 10^4IU/mL；④ 血清丙氨酸转氨酶（ALT）水平为正常值上限的 2 ~ 10 倍；⑤ 血清总胆红素（TBIL）≤2.5 倍正常值上限；⑥ 凝血酶原活动度（PTA）≥60%；⑦ 肌酐≤1.5 倍正常值上限。排除标准为：① 合并其他病毒（如 HAV、HCV、HDV、HEV、CMV、EBV 等）感染者；② 肝硬化或肝癌患者；③ 合并严重心、肾、内分泌、造血系统及精神神经疾病者，合并代谢性或自身免疫性疾病患者等；④ 孕妇、哺乳期妇女或对试验药物过敏者。

每个受试对象为一个试验单位。所有满足条件的受试对象即为研究总体。实验过程中从研究总体中随机选入完成实验的对象被称为样本。研究设计时应估计此项实验共需要多少个受试对象（称为样本量）。样本量过少无法达到一定的研究效能；过多则会造成人力和物力的浪费，也会增加质量控制的难度。样本量的估计方法见本章第五节。

（二）处理因素

处理因素是指研究者根据研究目的施加于受试对象，以考察其实验效应的因素。例如，临床上研究降糖药的疗效时，降糖药即为处理因素。试验过程中处理因素的状态被称为水平（level），如比较降糖新药和传统降糖药的疗效研究中，处理因素有两个水平。如同时研究不同剂量降糖新药的疗效，按剂量分为低、中和高三组，加上传统药物作为对照组，则处理因素有四个水平。实验过程中处理因素可以为单个，也可以有多个。只有单个处理因素的试验被称为单处理因素试验，单处理因素试验可以有两水平或多水平。例如，研究药物甲和药物乙联合使用的疗效时，药物甲可设置两个或多个剂量，药物乙也可设置两个或多个剂量，各水平组合成多种试验条件，该试验为两处理因素试验，每个因素各有两个或多个水平。两个或多个处理因素除了主效应外，相互间还常存在交互作用。这一点在实际研究设计和统计分析时应加以考虑，并注意与单处理因素试验设计的区别。

通常一个实验的处理因素不宜过多，且处理因素在整个实验实施过程中要保持一致，即处理因素的标准化。例如，患者服用药物应有标准的用法、用量和疗程，若不规范用药，则很难判断实验效应是否真正由处理因素的作用所致。此外，除处理因素外，实验过程中还有很多非处理因素会影响实验效应，如临床上患者的年龄、性别和病情严重程度等自身因素可能对疗效有影响，这些因素被称为混杂因素。因此，实验过程应通过随机分组或区组随机化等方法加以控制，使非处理因素在处理因素的不同水平间保持均衡。

（三）实验效应

实验效应是指将处理因素施加于受试对象后所产生的效应。它可确切地反映处理因素的作用，是整个实验研究的核心要素。实验效应常通过观察指标来体现，如降糖药的疗效可通过用药前后血糖的下降值来反映。观察指标根据性质不同可分为主观指标和客观指标，如由医生主观判断治疗有效或无效，或者病人自己感觉病情好转或恶化均为主观指标，而血糖的下降值即为客观指标。客观指标多借助仪器测量等手段获得，多为定量指标，能较客观、稳定地反映处理因素的作用，因此实验设计时应尽可能地选用定量的客观指标。即使研究只能选择主观指标，也应尽可能采用量表或评分等方式将指标量化。目前临床研究者越来越重视患者报告结局（patient reported outcome，PRO），采用一系列标准化的问卷作为测评工具，收集患者对自身健康状况、功能状态及治疗感受等作为临床疗效的评价指标，从而为临床治疗实践提供有力的参考。

除客观性外，实验指标的选择还应考虑其灵敏性和特异性。灵敏度是指检出真阳性的能力，特异度是指鉴别真阴性的能力。例如，空腹血糖水平是诊断糖尿病的基本指标，具有较好的灵敏度和特异度。此外，准确性和精密性也是指标选择的依据。准确度是指观测值和真值的接近程度，精密度是指重复测量的指标值与均值的接近程度。

二、实验设计的基本原则

为了保证试验结果科学、可靠，实验设计需要遵循三个基本原则，即对照原则、随机化原则和重复原则。

（一）对照原则

实验研究必须设立对照（control），有比较才有鉴别。例如，评价某感冒药的疗效时，用此药治疗感冒患者 5 天后 80% 痊愈，但仍不能得出“此药有效”的结论。因为对感冒这种自限性疾病,很多人不吃药也会在几天后痊愈,因此需要设立对照组加以比较才能得出结论。设立对照时必须注意齐同、可比,也就是说对照组和试验组相比,除了处理因素不同外,其余条件应尽可能相同或相似,尤其是可能会影响实验效应的非处理因素在比较组间应均衡,才能保证组间的可比性,使得研究结果能真实反映出处理因素不同水平间的效应差异。

实际工作中常用的对照形式有空白对照、实验对照、安慰剂对照、标准对照、相互对照、自身对照、历史对照等,选用何种对照要根据实际研究的专业背景来决定。

1. 空白对照(blank control)

空白对照是指对照组不接受任何处理。空白对照可以反映受试对象在实验过程中的自然变化。例如,研究某药物对小鼠肝脏损伤的影响时,设立一组小鼠不接受药物处理,以反映自然状态下小鼠肝脏损伤的情况。在临床试验中,如果研究某外科手术效果时无法保持盲态,则对照可不采用任何治疗措施,也称无治疗对照(no-treatment control)。

2. 实验对照(experimental control)

实验对照是指对照组不接受任何处理,但接受和处理因素有关的实验因素。例如,研究针灸对小鼠脊髓损伤的治疗效果时,对照组可施加假针灸,以排除受试对象受到针刺激对实验结果产生的影响。

3. 安慰剂对照(placebo control)

安慰剂对照常用于临床试验。对照组接受与试验药物外观、气味、剂型、剂量、用药方式等完全相同但无药理作用的安慰剂,因此可保持盲态。安慰剂对照可避免受试对象和研究者由于心理因素影响而对研究结果有一定的预期所导致的偏倚。但使用安慰剂对照需要注意伦理学问题。如果已有安全可靠的上市药物,或者使用安慰剂会延误病情而错过治疗最佳时期,则不宜使用安慰剂对照。

4. 标准对照(standard control)

标准对照是指用现有的标准方法或常规方法作为对照。标准对照常用于研究新方法是否可以取代常规方法。临床试验中常用已上市的有效药物作为对照,也称阳性药物对照(positive control)。为了避免患者和研究者心理因素对结局的潜在影响,可以同时对试验药物和阳性药物设置安慰剂对照,使试验过程保持盲态,称为双盲双模拟方法。阳性对照比安慰剂对照的伦理学问题更少,在实际工作中常常用到。

5. 相互对照(mutual control)

相互对照是指各个实验组间互为对照。例如,同时研究几种毒素对小鼠肾脏毒性的影响,或者临床试验中研究某药物不同剂量的疗效和不良反应时,各剂量组间互为对照(称为剂量-反应对照,dose-response control)。

6. 自身对照(self control)

自身对照是指对同一受试对象处理前后进行比较(如研究某减肥药的效果,可比较服用减肥药前后受试对象的体重),或者同一对象同时接受不同的处理(如对受试对象的血清标本分别采用两种方法检测,可避免个体差异导致的误差)。

7. 历史对照(historical control)

历史对照也称外部对照(external control),是指与过去的研究结果进行比较。历史对照与试验组的受试对象并非来自同一群体,可比性较差,所以历史对照的应用较为有限。

(二) 随机化原则

选择研究对象后,为了保证非处理因素在实验组和对照组间的分布齐同、可比,必须遵循随机化原则。随机化(randomization)是指将受试对象随机地分组,确保研究对象进入各组的概率相同。随机化处理可使已知或未知的混杂因素在各组受试对象中分布均衡,即除处理因素外,其他可能影响实验结果的因素几乎一致,因而各对比组间实验效应的差别只由处理因素或水平不同所导致,从而消除了混杂因素对研究结果的影响。随机化分组可通过抽签或随机数字表(参阅其他统计学专业书籍)中的随机数(random number)来实现。在实际研究中,一般推荐使用计算机软件(如 SPSS、SAS 等)产生的伪随机数来实现随机化。随机化是所有统计推断的理论基础。

常用的随机化分组方式有完全随机化和区组随机化。临床试验中常用的还有分层区组随机化、动态随机化、中央随机化和随机化分配隐藏等方式。

1. 完全随机化(complete randomization)

完全随机化也称简单随机化(simple randomization),是指将研究对象随机分为两组或多组。根据研究目的,各组的样本数量可以相等,也可以不等。例如,将 30 只小鼠随机等分分入两组或三组的具体实施步骤是:① 将受试对象编号。② 从随机数字表的任一行任一列开始,给每个受试对象读取随机数。随机数位数一般和受试对象数的位数相同,如本例读两位。③ 将随机数从小到大编秩,遇相同随机数时可顺序编秩,并事先规定。本例分两组时,将秩次为 1 ~15 的随机数对应的受试对象分入第 1 组,其余的分入第 2 组(表 12-1)。本例如分三组,可事先规定,秩次分别为 1 ~10、11 ~20 和 21 ~30 的随机数对应的受试对象分别进入第 1、2 和 3 组。

表 12-1 30 个受试对象随机分组

编号	1	2	3	4	5	6	7	8	9	10	11	12	13	14	15
随机数	85	47	04	66	08	34	72	57	59	13	82	43	80	46	15
秩次	28	13	1	17	3	9	19	14	15	4	25	11	23	12	5
分组	2	1	1	2	1	1	2	1	1	1	2	1	2	1	1
编号	16	17	18	19	20	21	22	23	24	25	26	27	28	29	30
随机数	38	26	61	70	04	77	80	20	75	82	72	82	32	99	90
秩次	10	7	16	18	2	22	24	6	21	26	20	27	8	30	29
分组	1	1	2	2	1	2	2	1	2	2	2	2	1	2	2

完全随机化可提高组间均衡性,且简单易行,容易理解。但当样本量较小时,由于存在偶然性,完全随机化并不能保证各组的混杂因素完全均衡。

2. 区组随机化(blocked randomization)

如果实验中已知一些重要的混杂因素可能会影响实验结果,如动物实验中小鼠的窝别、体重等,或临床试验中患者的年龄、性别和病情等因素,这时可采用区组随机化,在受试对象随机化之前先人为地使这些因素在各对比组中分布均衡,进一步提高组间的可比性。区组随机化时先将条件相同或相近的研究对象配成一对(分两组)或一个区组(分多组),再将每个区组中的研究对象随机地分入各组中。用于配成区组的条件通常是已知的影响实验效应的非处理因素。例如,研究三种金属对小鼠的肾毒性作用时,可将30只小鼠按窝别、性别和体重事先配成10个区组,每个区组中包含3只小鼠,其窝别和性别相同,体重相近。再将每个区组中的3只小鼠随机分入三组:① 给每个区组内的受试对象编号;② 给每个受试对象读取一位随机数;③ 将每个区组内的随机数编秩,并事先规定,秩次分别为1、2和3的随机数对应的受试对象分入第1、2和3组(表12-2)。

表12-2 30个受试对象区组随机化

区组	1			2			3			4			5		
编号	1	2	3	1	2	3	1	2	3	1	2	3	1	2	3
随机数	3	4	1	8	0	4	5	2	3	5	6	2	7	0	9
秩次	2	3	1	3	1	2	3	1	2	2	3	1	2	1	3
分组	2	3	1	3	1	2	3	1	2	2	3	1	2	1	3
区组	6			7			8			9			10		
编号	1	2	3	1	2	3	1	2	3	1	2	3	1	2	3
随机数	2	4	8	6	1	8	5	3	8	3	4	5	1	9	0
秩次	1	2	3	2	1	3	2	1	3	1	2	3	2	3	1
分组	1	2	3	2	1	3	2	1	3	1	2	3	2	3	1

除随机化分组外,随机化原则也体现为随机抽样和随机分配试验顺序,它保证了样本的代表性并消除了试验顺序的影响。因此,随机化是消除系统误差最重要的方法之一,是实验设计的重要原则。

3. 随机化分配隐藏

随机化分配隐藏(concealment)是指采取某些技术措施,使参与研究的所有人员,包括研究人员、医生与研究对象等均不知道随机化分配的顺序,以保证随机化分配方案在执行过程中不受人为因素的干扰。

研究已经产生了随机化分组的顺序,但是如果研究实施人员事先知道了全部的分组顺序,就有可能在病例入组时,有选择性地决定某个研究对象是否入组。例如,某一患者根据纳入、排除标准可以入组为005号研究对象,如果研究实施者知道全部分组序列,知道该患者将会被分配到A组,他认为这可能对试验结果不利,因此将该患者排除,等待下一患者入组为005号研究对象,这样就会破坏随机化分组,影响研究质量。

随机化分配隐藏常用的工具为编号的、不透光的密封信封或药品容器。有条件的,也可用中心随机化系统。中心随机法适用于大型、多中心研究，信封法适用于单中心、小样本的临床研究。

信封法是指预先在一个不透光的信封内保存随机分组方案，按入组顺序依次拆开信封，然后根据信封内的分配方案确定患者的分组情况。例如，在样本量为133的研究中，可以在133个信封内分装随机化结果：在标记编号为001的信封内放入分组为A组的纸片，在标记编号为002的信封内放入分组为B组的纸片。

信封分装完成后，将信封发放给研究实施人员。出现第1例患者时，根据纳入、排除标准判断是否纳入研究。如纳入，则拆开001号信封，此时该患者的研究对象编号为001，组别为A组。

注意：分配隐藏和盲法的作用有区别。前者主要控制一种选择偏倚，即倾向性偏倚；后者除能控制选择偏倚外，还能控制信息偏倚。

（三）重复原则

重复（replication）通常是指在相同的实验条件下对多个研究对象进行观察，有时也指整个实验的重复或对同一实验对象进行多次测量。在一次试验中，无论实验组还是对照组，都需要对一定数量的受试对象进行研究，即研究需要一定的样本量。重复可避免由于偶然因素得到的结果而被认为是必然规律，其根本目的是为了估计实验中随机误差的分布规律以及统计分析时减小统计量的随机误差，以提高试验的精度和效能。实验设计中样本量的估计方法详见本章第五节。

第二节　常用实验设计类型

实验研究中常用的实验设计类型包括单处理因素和多处理因素的实验设计方法，其中单处理因素实验设计方法主要有完全随机设计、配对设计、随机区组设计、交叉设计等；多处理因素实验设计方法主要有析因设计等。实际工作中，研究者可根据研究目的结合具体的实验条件选择适当的设计方法。

（一）完全随机设计

完全随机设计（completely randomized design）也称简单随机设计（simple randomized design），是研究单因素两水平或多水平最常见，也最简便的一种实验设计方法。完全随机设计采用完全随机化的方法将所有受试对象分配到两组或多组，对每组受试对象施加不同水平的处理因素，并观察实验效应。随机分组时各组例数可以相等，也可以不等。各组例数相等时称平衡设计（balanced design），不等时为非平衡设计（unbalanced design）。通常平衡设计的统计效率更高，但有时由于某些特殊目的，也可以采用非平衡设计。例如，临床试验中因为伦理学方面的考虑，试验组会被分配较多的样本量，而安慰剂对照组样本量较少。完全随机设计的优点是设计简单、易于实施，研究过程中即使有少量缺失值也可以进行统计分析。其缺点是,有时即使采取了随机化分配,但对比组间的某些混杂因素(如年龄、性别、病情严重程度等)也可能出现不均衡,特别是样本量较少时更易发生,从而影响对比组间的可比性。

完全随机设计资料应依据效应指标的类型选择统计方法。例如,满足正态分布和方差齐性的定量变量可采用独立样本的 t 检验和方差分析,不满足参数检验条件的定量变量或有序分类变量可采用秩和检验,定性变量可采用 χ^2 检验等。具体方法参见本书第七至第十章。

(二) 配对设计

如上所述,即便采用完全随机设计,但由于偶然性,有时混杂因素仍会在各对比组间分布不均衡,尤其是小样本。为了更好地控制混杂因素,可先将受试对象按照某些条件或特征(可能影响实验指标的已知混杂因素)相同或相近的原则配成对子,再将每个对子中的两个观察单位随机分配到两组中,分别施加处理因素的两个水平并观察实验效应,这种设计被称为配对设计(paired design)。实际工作中,对子也可来自相同的受试对象,称为自身配对设计。例如:研究采用甲、乙两法检测某指标的一致性或差异性时,常将一份样品一分为二,再随机分配到两组中;研究某疗法的效果时,可比较每个受试对象治疗前后某效应指标的变化。与完全随机设计相比,配对设计能确保用于配对的因素在对比组之间分布均衡,如果因素选择恰当,可更好地控制混杂因素,减小随机误差,提高实验效率。但如果操作中选取用于配对的关键因素不当,就失去了配对设计的意义,反而降低研究效率。此外,如果实验过程中一个受试对象出现数据缺失,则同对中的另一个对象的数据也无法纳入统计分析。

配对设计资料统计分析方法的选择也取决于效应指标的类型。定量变量可计算配对差值,服从正态分布的差值可用配对 t 检验,不服从正态分布的可用配对秩和检验;定性变量根据研究目的不同选用不同的 χ^2 检验。具体分析方法参见本书第七章、第九章和第十章。

(三) 随机区组设计

当处理因素有多个水平时,为了更好地提高组间均衡性,可将配对设计加以扩展,将条件相同或相近的对子扩展为条件相同或相近的区组,再将区组内的多个受试对象随机分配到处理因素的不同水平中,称为随机区组设计(randomized block design)。和配对设计一样,随机区组设计也要求事先人为控制已知的混杂因素,确保各对比组间除处理因素水平不同外,其他可能影响实验效应的因素分布均衡,这样实验效应差异只由处理因素的不同水平来解释。和完全随机设计相比,随机区组设计进一步提高了组间可比性,提高了检验效能。但是当处理因素的水平数较多时,具体实施过程中将受试对象配成条件相同或相近区组的工作存在困难。此外,一旦区组中某个观测单位出现数据缺失,整个区组的数据使用就都会受到影响。

对随机区组设计数据进行分析时,服从正态分布、方差齐性的定量变量的统计推断通常可采用方差分析;不满足参数检验条件的可采用秩和检验。具体方法分别参见本书第八章和第十章。

除上述三种实验设计方法外,医学研究特别是临床试验中还常用到交叉设计、析因设计等(见本章第三节)。

第三节 临床试验设计的特殊问题

临床试验从本质上说属于实验研究。实验研究的三个基本要素和三个基本原则同样适用于临床试验。但由于临床试验以人为研究对象,因此在试验设计过程中需要考虑更多伦理学及其他特殊问题。

一、临床试验的定义和分期

按照国际协调组织(international conference on harmonization, ICH)制定的《临床试验管理规范》(*guideline for good clinical practice*,GCP),临床试验也称临床研究,是指对人类对象进行的任何旨在发现或证实研究产品的临床、药理学和(或)其他药效学作用,和(或)确定研究产品的任何不良反应,和(或)研究产品的吸收、分布、代谢和排泄,以确定其安全性和(或)有效性的研究。我国《药物临床试验质量管理规范》中指明,临床试验是指任何在人体(病人或健康志愿者)进行的药物的系统性研究,以证实或揭示试验药物的作用、不良反应及(或)试验药物的吸收、分布、代谢和排泄,目的是确定试验药物的疗效和安全性。

以药物临床试验为例,临床试验包括探索性和验证性的研究,一般可分为四期。Ⅰ期临床试验为初步的临床药理学及人体安全性评价试验。其目的是观察人体对于新药的耐受程度和研究药物的药代动力学,为制订给药方案提供依据。Ⅱ期临床试验为治疗作用初步评价阶段。其目的是初步评价药物对目标适应证患者的治疗作用和安全性,还包括为Ⅲ期临床试验研究设计和给药剂量方案的确定提供依据。此阶段研究设计可以根据具体研究目的采用多种形式,包括随机盲法对照临床试验。Ⅲ期临床试验为治疗作用确证阶段。其目的是通过临床试验进一步验证药物对目标适应证患者的治疗作用和安全性,评价利益与风险的关系,最终为药物注册申请的审查提供充分的依据。试验一般应为具有足够样本量的随机盲法对照试验。Ⅳ期临床试验为新药上市后应用研究阶段。其目的是考察广泛使用条件下的药物疗效和不良反应,评价药物在普通或者特殊人群中使用的利益与风险关系,以及改进给药剂量等。

二、设计原则的特殊性

和一般的实验研究相同,临床试验也需要遵循实验设计的三个基本原则:随机化、对照和重复。但由于它以人为受试对象,试验过程中易产生多种偏倚,因此设计原则存在某些特殊性。

(一)盲法和安慰剂对照

采用盲法(blind method)是减少临床试验偏倚的重要措施。盲法是指在临床试验中各方人员为了在整个研究期间对受试对象的随机化分组保持“盲态”而采用的各种方法和手段。盲法的实施可以避免由于临床试验参与者（如受试者或观察者）的主观因素对研究结果产生的影响。例如，受试者如果知道自己被分在试验组，可能出于对药物主观信任的心理因素而导致较好的用药感受；观察者在知道受试者为安慰剂组时也可能对疗效结果评价产生主观的低估偏倚。根据设盲程度的不同，盲法可分为双盲（double blind）、单盲（single blind）和非盲（open label）。其中双盲是指观察者方（包括研究者、参与试验效应评价的研究人员、数据管理人员和统计分析人员等）和受试者方（包括受试者及其亲属或监护人）在整个试验过程中均不知道受试者接受的是何种处理，研究者和受试者对研究结果的主观偏倚均可避免，是临床试验的理想设计方法。特别是对容易受主观因素影响较大的观察指标，如以受试者填写的主观功能性评价量表或者症状有无缓解的自我评价等为主要结局指标的临床试验，尤其需要采用双盲设计方法。为了使盲法顺利实施，试验常采用安慰剂对照形式。当试验采用阳性对照时，也可以采用双盲双模拟技术，通过给试验组同时使用阳性对照的安慰剂，对照组同时使用试验药物的安慰剂，来达到双盲的目的。对某些客观评价指标，为了控制偏倚，也应尽可能使用双盲设计。如果双盲条件不许可，则尽可能考虑单盲。和双盲试验相比，单盲试验只有受试者方不知道接受何种处理，但观察者方知道分组情况。虽然试验过程中无法降低研究者方主观因素导致的偏倚，但还是可避免受试者主观因素对结果的影响。有时受到客观因素的影响，双盲甚至单盲实施的难度都很大，例如在某些医疗器械的临床研究、外科手术或某些药物比较的临床试验中，无法实施双盲或单盲设计，这时只能考虑开放试验，即非盲。在非盲试验中，观察者方和受试者方都知道接受的是何种处理，主观因素引起的偏倚无法避免。

（二）多中心临床试验和随机化

为了在短期内收集到足够多的病例，很多药物临床试验往往在多中心完成。多中心临床试验规模大，其样本较单中心临床试验的样本更具代表性，其结论的应用面也更为广泛，可信度高。多中心临床试验要求各中心按同一个试验方案同时进行临床试验，如采用相同的病情判断标准、实施完全相同的治疗方案、采用同一方法测量效应指标等。试验开始前要对各中心研究人员统一培训，规范标准。试验过程中要对各中心临床试验质量采取统一措施进行监控，以确保将中心效应导致的偏倚降为最低。尽管如此，由于各中心间试验条件的差异，数据分析仍需考虑中心效应。

在多中心临床试验中，研究者通常采用分层区组随机化的方式对受试者进行分组，中心常作为分层因素，在每层内采用区组随机化。为了实现盲法，避免人为或其他因素对研究结果的干扰，多中心临床试验也常采用中央随机化，即由一个独立的机构或组织给各中心实施随机化分配和药物配给。依赖中央随机化系统，多中心临床试验也常采用动态随机化的方法，根据各中心已入组受试者的信息，对新招募的受试者通过一定的计算方式决定其分组结果。

三、临床试验常用类型

在临床试验中，平行组设计、交叉设计和析因设计是最基本的三种试验设计方法。其中平行组设计最为常用。

（一）平行组设计

平行组设计是指将受试对象按照一定的概率随机分组，各组在试验过程中同期开展，平行推进。根据研究目的，可以设一个试验组和一个对照组，称为双臂试验（two-arm trial）；也可以设多个对照组，如同时设阳性药物对照组和安慰剂对照组，称为三臂试验（three-arm trial）；或者将试验药物设为多个剂量水平，探索剂量反应关系。平行组设计采用随机原则进行分组，保证了组间的均衡可比性；设立对照组，且整个试验过程中各组同期、平行推进，有效地控制了各种非处理因素的影响。

根据效应指标的类型，平行组设计的统计推断可以使用不同的方法。对服从正态分布、方差齐性的变量可以采用参数检验方法，如 t 检验或方差分析；对不满足参数检验条件的变量采用秩和检验等非参数方法。如果效应指标为定性变量，可以采用 χ^2 检验。具体方法参见本书第七至第十章。

（二）交叉设计

交叉设计（cross-over design）是一种特殊的自身配对设计。例如，在比较试验药物和对照药物的疗效的临床试验中，可将受试对象随机分组：一组受试对象在试验的第一阶段使用试验药物，在第二阶段使用对照药物；而另一组受试对象在试验的第一阶段使用对照药物，在第二阶段使用试验药物。两个阶段之间设置较长的洗脱期（wash-out period），使前一阶段的残留效应（carry-over effect）消失，受试对象回到本底状态后再进行后一阶段的治疗，以避免后一阶段试验效应评价受前一阶段治疗的影响。上述设计包括两个阶段，处理因素有两个水平，用药顺序形成了交叉，称为 2×2 交叉设计，是交叉设计中最简单的情形。实际工作中，试验目的处理因素可多于两个水平，时间阶段也可多于两个阶段。在试验过程中设置洗脱期是交叉设计的关键。一般交叉设计中洗脱期的长短可由试验药物的半衰期、药物效应或血中药物浓度来决定，有时要注意某些药物可能存在连锁反应，即药物虽然在血液中已经测不出来，但疗效仍然保持，这时应适当延长洗脱期。交叉设计一般适用于病情较稳定的慢性迁延性疾病的疗效观察。通常这些疾病的治疗目的是缓解症状，如原发性高血压、支气管哮喘、失眠、偏头痛等疾病的治疗。交叉设计在生物等效性试验或生物利用度研究中也较为常用。对一些自愈性疾病或短期内易恶化的急性病，以及排泄缓慢、有蓄积作用且较大不良反应的药物则不适合采用交叉设计。

交叉设计的优点是同一对象先后接受不同的治疗，属于自身对照试验，可以节省样本量，提高研究效能。而且和平行组设计相比，如采用安慰剂对照，所有病人都有机会接受试验药物治疗，更符合伦理学要求，还降低了病人入组的难度。但交叉设计需要安排至少两个阶段，中间还要设置洗脱期，试验周期较长，可能增加患者的脱落和质量控制的难度。再者，交叉设计适用的临床场景有限，且处理效应可能受阶段效应或残留效应的影响，统计分析也比平行组设计更为复杂。

交叉设计的统计推断除了考虑处理效应外，还需要考虑用药的顺序效应和阶段效应。

定量变量可以采用方差分析方法。由于每个受试对象先后接受了两种处理，检验处理效应和阶段效应可以使用个体内误差，但检验顺序效应则须使用个体间误差，属于误差变动的方差分析方法，具体方法可参阅相关书目。

（三）析因设计

析因设计(factorial design)是一种研究多因素多水平的试验设计方法。临床上常需要研究不同药物联合使用的疗效，如观察两种镇痛药 A 和 B(两个因素)联合使用对手术患者的镇痛效果，每个因素均有两个水平(试验药物和安慰剂)。这时可将受试对象随机分为四组，分别给予 A 药的安慰剂 + B 药的安慰剂、A 药 + B 药的安慰剂、A 药的安慰剂 + B 药、A 药 + B 药，并观察试验效应。这种设计被称为 2 ×2 析因设计，是析因设计中最简单的方式。在实际应用中，联合用药可包括多种药物，每种药物设置多个剂量。析因设计是多因素多水平的全面组合，各因素在专业上地位平等，且试验过程中所有因素同时施加。因此，析因设计可同时研究各因素的主效应以及因素间的各级交互效应。此外，通过比较各因素各水平不同组合条件下的试验效应来确定最优的联合用药方案。析因设计的缺点是当因素个数较多或因素的水平数较多时，需要做试验的次数太多。

效应指标为定量变量时，析因设计的统计推断可采用方差分析方法。总变异可以分解为各因素的主效应、各因素间的交互效应和误差变异。如果因素间的交互效应没有统计学意义，可直接对各因素的主效应下结论；如果因素间存在交互效应，则需要将某因素水平固定，对另一因素的单独效应做出推断。实际应用时也可以在控制 I 类错误的情况下，直接对各对比组进行多重比较，找出最优效应的试验组合方案。

四、意向性原则和分析集的定义

理论上，临床试验的受试对象知情同意并经随机化分组后，试验组和对照组受试者都应按照试验设计方案进行随访、评价和分析。但临床情况错综复杂，可能有各种原因导致受试者在随访过程中偏离试验设计方案。例如，随机被分到手术治疗的肿瘤患者在术前发现身体状况不宜进行手术，只能采用对照组的保守治疗方法；或者由于受试者依从性不佳没有按设计方案服药，或者出于治疗需要出现合并用药等问题，又或患者在治疗过程中出现严重不良反应而中途退出导致数据缺失。因此，在临床试验数据分析之前，首先需要考虑分析集问题，即哪些受试者应该包含在分析集内，哪些应该排除在外(如果更换了治疗方案，则应按随机化分组的组别还是实际治疗的组别等)。根据国际协调组织(ICH)统计指导原则，临床试验中应采用意向性分析(intention to treat, ITT)原则对受试者进行评估，即主要基于处理意向(临床试验设计方案)而非实际治疗情况。按照 ITT 原则，无论受试者最终有无依照试验设计方案，只要经过随机化分组，就应纳入分析集。即便受试者实际上更换了治疗组别，也应按入组时的组别进行分析，否则就会引入偏差。ITT 原则的好处是最大限度地维持了试验分组的随机性，使各组间基线情况的均衡性最大限度地保留。另外，如果是安慰剂对照试验，无论试验组受试者最终接受了安慰剂，还是对照组受试者最终接受了试验药物治疗，采用 ITT 原则均会低估组间效应差异，而这种更保守的估计方法符合药物评审的原则。然而，ITT 原则在实际操作中往往很难实施，因此，ICH 提出全分析集（full analysis set，FAS）和符合方案集（per protocol set，PPS）的概念。全分析集是指按照 ITT 原则，数据集尽可能多地包含经过随机化分组的受试者，对不符合条件者要以最小的和合理的方法加以剔除。在 FAS 中，不论受试者实际上接受何种处理，都按最初的随机化分组进行分析。PPS 是指数据集中仅包括依从性良好且符合试验设计方案的受试者，因此 PPS 是 FAS 的一个子集。在制订临床试验统计分析计划时，应该将在哪些情况下受试者不纳入 FAS 和 PPS 写入方案；实施时也要在揭盲之前确定，不得随意变动；实际分析时，FAS 和 PPS 主要用于疗效分析，通常认为优效性试验的主要疗效指标采用 FAS，等效性或非劣效性试验则采用 PPS，实际工作中可同时对两个数据集进行分析并比较结果差异。如果两个数据集的分析结论一致，可加强对试验结果可靠性的判断；如果结论不一致，应分析原因，做出解释。采用哪种数据集进行分析，也需要事先写入试验方案和统计分析计划中。除 FAS 和 PPS 外，分析数据前还要定义安全集（safety set，SS），用于安全性分析。在随机化后受试者只要至少接受过一次治疗且至少有一次安全性评价记录，都应被纳入安全集。

五、临床试验的检验类型

在假设检验中，我们通常定义零假设或无效假设 H_0 为两个（或多个）总体均数（或总体率）没有差别，定义备择假设 H_1 为两个（或多个）总体均数（或总体率）有差别，当根据检验统计量确定的 $P<\alpha$ 时，推断总体均数（总体率）间差别有统计学意义，这种检验被称为差异性检验。差异性检验不评价差别的大小，而临床研究中，某些指标即使差别有统计学意义，但实际相差很小时，临床上也认为是没有实际意义的。考虑到临床实际意义，临床试验可根据研究目的不同分为优效性试验（superiority trial）、等效性试验（equivalence trial）和非劣效性试验（non-inferiority trial）。例如，检验试验药物的疗效是否优于对照药，包括是否优于阳性对照药、是否优于安慰剂，或者剂量间效应的比较，此时需要设计优效性试验；检验试验药物和对照药物在临床意义上疗效是否相当（“相当”是指试验药物可能比阳性对照药物疗效好，也可能比阳性对照药物疗效差，但差异无实际临床意义），此时需要设计等效性试验；检验试验药物的疗效是否非劣于阳性对照药物（“非劣”是指即使试验药物比阳性对照药物疗效略差，但差异仍在临床意义上处于可接受范围），此时需要设计非劣效性试验。随着越来越多有效药物的成功研发，新药优于阳性对照药物的可能性越来越小。因此，目前阳性对照药物的临床试验更多采用等效性/非劣效性试验设计。这时虽然试验药物并不比阳性对照药物的疗效优，但如果在其他方面，如安全性、价格或使用方便性等方面具有明显的优势，则开发这类药物还是有价值的。当然，安慰剂对照的临床试验还是应当采用优效性试验设计。上述三种临床试验对应不同的假设检验。

（一）非劣效性试验

非劣效性试验的阳性对照药物一定要有既往和安慰剂比较的可靠的有效性证据，且在本次设计的临床试验中能保持和既往有效性一致的稳定疗效。例如，一些以缓解症状或主观疗效为主要疗效指标的药物，其疗效评价的影响因素较多，疗效的有效性很难保持稳定，因此这类药物试验通常不采用非劣效性试验设计。在确定了阳性对照药物和安慰剂比较的疗效后，还需确定即使比对照药物效果差，但在临床上认为最大允许的疗效差异值，即非劣效性界值(non-inferiority margin)Δ。Δ 的临床意义在于：两种药物的疗效差异如果小于 Δ，临床上可以认为是没有差别的。以高优指标(指标数值越大表示疗效越好的指标)为例，如果试验药物的疗效 T 在数值上比阳性对照药物的疗效 C 小，但差异 $C-T<\Delta$，可认为试验药物的疗效不劣于阳性对照药物。

非劣效性界值是非劣效性设计的关键参数，主要由临床医学专家来确定，需要在临床试验设计阶段事先确定。以高优指标为例，通常阳性药物和安慰剂比较的疗效 $C-P$ 可根据既往临床试验的 Meta 分析确定。例如，根据 Meta 分析得到疗效的点估计和95% CI，其中下限 M 值表示阳性对照药物的疗效有97.5%的可能性高于 $M(M>0)$，为保守起见，设本次非劣效性试验中阳性对照药物的疗效为 M_1，且 $M_1 \leqslant M$。而 Δ 通常要比 M_1 更小，一般设 $\Delta=(1-f)M_1$，$0<f<1$，即试验药物的疗效至少是保守估计的阳性对照药物疗效的 f 倍。实际工作中 f 值一般取0.5～0.8，即$0.5 \leqslant f \leqslant 0.8$。

确定非劣效界值后，以两均数比较为例，非劣效性试验的假设检验步骤如下。

1. 建立假设，确定检验水准

$H_0: C-T \geqslant \Delta$；

$H_1: C-T<\Delta$。

单侧，$\alpha=0.025$。

2. 计算统计量

$$t=\frac{\Delta-(\bar{x}_C-\bar{x}_T)}{s_{\bar{x}_C-\bar{x}_T}},\ \nu=n_C+n_T-2$$

上式中，$s_{\bar{x}_C-\bar{x}_T}$为两样本均数差值的标准误。

3. 确定 P 值，得出结论

如果 $P>0.025$，还不能认为试验药物非劣效于阳性对照药物；如果 $P \leqslant 0.025$，可认为试验药物非劣效于阳性对照药物。

非劣效性统计推断也可用置信区间的方法，计算试验药物和阳性对照药物均数差值的单侧 $100(1-\alpha)\%$ 置信区间的上限 $C_U=(\bar{x}_C-\bar{x}_T)+t_{1-\alpha}s_{\bar{x}_C-\bar{x}_T}$，$t_{1-\alpha}$为单侧界值，通常 α 取0.025，若上限值 $<\Delta$，则可认为试验药物非劣效于阳性对照药物。

(二) 等效性试验

等效性试验关注的是试验药物是否和阳性对照药物的疗效在临床意义上相当，即试验药物可能比阳性对照药物“好”，也可能比阳性对照药物“差”，但疗效差异从临床角度考虑是可以忽略的。因此，等效性检验需要确定两个有临床意义的疗效差异界值，实际应用中一般取等距界值，参考非劣效性试验的方法确定一侧界值为 Δ，则另一侧界值为 $-\Delta$。以高优指标为例，如果 $C-T<\Delta$，同时 $C-T>-\Delta$，就表示试验药物和阳性对照药物的疗效相当。因此，等效性试验的假设检验需要单独做两次单侧检验，称双单侧检验（two one-sided tests，TOST），检验水准一般取单侧 $\alpha=0.05$。以两均数比较为例，等效性试验的假设检验步骤如下。

1. 建立假设，确定检验水准

$H_{01}:C-T\geq\Delta$；　　　$H_{02}:C-T\leq-\Delta$；

$H_{11}:C-T<\Delta$；　　　$H_{12}:C-T>-\Delta$。

均为单侧，$\alpha=0.05$。

2. 计算检验统计量

$$t_1=\frac{\Delta-(\bar{x}_C-\bar{x}_T)}{s_{\bar{x}_C-\bar{x}_T}},t_2=\frac{\Delta+(\bar{x}_C-\bar{x}_T)}{s_{\bar{x}_C-\bar{x}_T}}$$

两个统计量自由度相同，均为 $\nu=n_C+n_T-2$，$s_{\bar{x}_C-\bar{x}_T}$为两样本均数差值的标准误。

3. 确定 P 值，得出结论

如果两个单独检验均 $P\leq0.05$，可认为试验药物和阳性对照药物等效。

同理，等效性检验的统计推断也可采用置信区间的方法，计算两均数差值的双侧 $100(1-\alpha)\%$ 置信区间的下限和上限：

$$C_{\mathrm{L}}=(\bar{x}_C-\bar{x}_T)-t_{1-\alpha}s_{\bar{x}_C-\bar{x}_T}$$
$$C_{\mathrm{U}}=(\bar{x}_C-\bar{x}_T)+t_{1-\alpha}s_{\bar{x}_C-\bar{x}_T}$$

如果$[C_{\mathrm{L}},C_{\mathrm{U}}]$在$[-\Delta,\Delta]$范围内，则可认为两组等效。

（三）优效性试验

安慰剂对照试验需要进行优效性试验设计。在优效性试验设计中，H_0 为试验药物总体疗效小于或等于安慰剂对照药物，H_1 为试验药物总体疗效优于安慰剂对照药物。其具体分析方法与差异性检验的分析方法相同。

第四节　调查设计

调查研究（survey research）是医疗卫生领域一种常用的研究方法。它通常用来了解疾病或健康状态在人群中的分布以便进行病因研究，或者为进一步的实验性研究等提供线索和提出假设。

一、调查研究的特点和分类

（一）调查研究的特点

调查研究属于观察性研究，具有以下特点。

1. 不能人为施加干预措施

调查研究过程中不能对调查对象人为施加干预措施(处理因素)。例如,在中国居民营养与健康状况调查的研究中,被调查人群的营养与健康状况是客观存在的,调查研究要做的是记录和分析这些客观存在的信息,不能人为给调查对象施加某种健康干预行为。

2. 不能随机分组

调查研究中不能将调查对象随机分组。例如,在对中国居民营养与健康状况进行调查分析时,调查对象的城乡分布是客观存在的,不是随机分组的;在吸烟和肺癌关系的队列研究中,研究对象吸烟与否的状态也是客观存在的,吸烟和不吸烟两组人群也不是通过随机分组产生的。

不能人为施加干预措施和不能随机分组是调查研究与实验研究的根本区别。

(二) 调查研究的分类

调查研究是一大类研究方法的统称,其类型有不同的划分方法。

1. 根据调查涉及的研究对象范围划分

(1) 全面调查(complete survey):即普查(census),是指对总体中的全部研究对象进行调查,如某病患病率普查、全国人口普查。全面调查的优点是能得到总体的参数,不存在抽样误差。但由于总体数量庞大,需要消耗较多的人力、物力和财力,且实施时因为工作量大、涉及面广,可能会引入系统误差和过失误差,影响调查质量。因此,普查需要有周密的组织计划,尤其强调调查时点、调查方法和调查标准的统一。

(2) 抽样调查(sampling survey):即从总体中抽取一定数量具有代表性的观察单位组成样本,然后用样本的信息来推断总体特征。抽样调查与全面调查相比,调查范围小,可节省人力、物力和时间,并可获得较为深入细致和准确的资料,大大减少了系统误差和过失误差产生的机会,往往可达到事半功倍的效果。但需要普查普治和患病率太低的疾病则不适合用抽样调查方法进行研究。

2. 根据调查涉及的时间划分

(1) 横断面调查(cross-sectional survey):又称现况调查,是指调查研究对象在某时点断面上疾病、健康状况等的分布情况的一种观察性研究方法。从观察时间来说,其所收集的资料是在特定时间内发生的情况,一般不追溯过去的危险因素或疾病情况,也不追踪观察将来的危险因素或疾病情况。

(2) 病例对照研究(case-control study):是指以患某研究疾病和未患该病的人群作为病例组和对照组,分别调查两组人群既往暴露于某个(或某些)危险因子的情况及程度,以判断暴露该危险因子与某病有无关联及其关联程度大小的一种观察性研究方法。该方法是研究方向由"果"及"因"的回顾性调查法。例如,调查肺癌患者和非肺癌患者过去 20 年间的吸烟情况,从而判断吸烟与肺癌之间有无联系,这就属于病例对照研究。

(3) 队列研究(cohort study):是指选定暴露及未暴露于某个(或某些)因素的两组人群,追踪其各自的结局,并比较两组人群结局发生率的差异,从而判定暴露因子与结局有无因果关联及关联大小的一种观察性研究方法。该方法是由“因”及“果”的前瞻性研究。例如，调查不同饮食习惯与心血管疾病发生的关联即可采用队列研究。

以上方法的具体设计及数据分析详见流行病学教材。

二、调查设计的基本内容

不论应用哪种方法进行研究，都需要事先制订一个周密、完善的调查设计方案，这样才能保证研究的真实性，达到调查研究的目的。

（一）明确调查目的和指标

设计时，首先应根据研究所期望解决的问题，明确该次调查要达到的目的，这是调查设计的重要步骤。虽然各个调查的目的不同，但从统计学角度来说可以归纳为两类：一是了解总体情况即参数，用以说明总体特征。例如，中国居民营养与健康状况调查的目的是通过了解调查对象的贫血患病率来说明中国居民的贫血状况。二是研究变量之间的相互联系，探索影响因素。例如，对中国居民营养与健康状况进行调查发现，高胆固醇血症的患病率随年龄增加有逐渐增高的趋势，女性的这种趋势较为明显，老年女性患病率明显高于同龄男性，结果提示年龄和性别可能是高胆固醇血症的影响因素。

调查目的要通过具体的调查指标来体现，调查目的是选定调查指标的依据。调查指标要精选，尽量使用客观、精确、灵敏度高的指标。

例如，调查中国居民营养与健康状况的目标可具体细化为：掌握我国城乡及不同地区居民营养状况及其差异，掌握我国城乡及不同地区居民高血压、糖尿病、肥胖及血脂异常的患病状况及其差异，了解我国城乡儿童青少年营养与健康状况及其差异等，所以选择了美国国家卫生统计中心/世界卫生组织（NCHS/WHO）推荐的 Z 评分标准及身体质量指数（BMI）分别来判断儿童及成人的营养不良状况；在高血压的知晓、治疗和控制情况的判断中，对各种情况的界定都有明确的定义，如高血压控制率是指被诊断为高血压的调查对象中，目前通过治疗将血压控制在 140/90 mmHg 以下者所占的比例。

（二）确定调查对象和观察单位

根据调查目的确定调查对象，即明确调查总体的同质范围，调查对象要具体，明确时间、地点、人物。例如，上述我国居民营养状况调查项目中，调查对象是全国 31 个省、自治区和直辖市（不含台湾、香港和澳门）抽中样本住户的常住人口，包括居住并生活在一起半年以上的家庭成员和非家庭成员（如亲戚、保姆等其他人）。单身居住者也作为一个住户接受调查。

调查总体或样本由观察单位组成。观察单位也称个体，可以是一个人、一个病例、一个家庭、一个群体。本例的调查项目采用四阶段随机抽样。每一阶段的观察单位分别是县（市、区）、乡/街道、村/居委会、抽中住户的每一个成员。

（三）选择调查方法

1. 选择合适的调查方法

调查方法应根据调查目的、调查对象的范围和具备的调查条件进行合理确定。一般来说,若目的在于了解总体特征,可采用现况调查;目的在于研究事物之间的相互关系和探讨病因,可采用病例对照研究或队列研究;若调查总体不大,可采用全面调查;调查总体较大时,可采用抽样调查。本例中,目的是了解中国居民的营养与健康现状,所以采用了现况调查;由于总体为全国31个省、自治区和直辖市(不含台湾、香港和澳门)的常住人口,范围较大,所以采用的调查方法是多阶段分层整群随机抽样调查。

2. 敏感性问题的随机应答技术

所谓敏感性问题,是指具有高度私密性或大多数人认为不便在公开场合表态及陈述的问题,例如吸毒、卖淫、酒后驾驶、逃税、灰色收入、婚前性行为、性病、艾滋病、考试作弊、同性恋等相关问题。采用常用的调查方法来调查敏感性问题,会产生无应答偏倚或故意说谎偏倚,使调查结果偏离真实值。采用随机应答技术(randomized response technique,RRT)调查敏感性问题可以很好地克服以上偏倚,从而获得更为真实、可靠的数据。

各种随机应答技术下敏感问题的统计量计算公式可参考有关书籍和文献。

(四) 估计样本量大小

估计样本量大小应考虑所调查指标的变异度、参数估计的精度及可信度等影响因素,估计方法有经验法、查表法和计算法。详细内容参见本章第五节。

上述我国居民营养状况调查研究项目中,询问调查及医学体检各抽样阶段样本大小的确定,是以满足对6类地区和不同性别的代表性为原则,在保证调查设计科学性的基础上尽量使用较少投入,获得最大效益,通过多阶段抽样,按有关统计公式计算得到252912人的样本量。

(五) 编制调查表

调查表也称问卷(questionnaire),是调查研究中用于收集资料的一种测量工具,是包括所有调查项目的书面材料或电子文件材料。根据收集资料方法的不同,问卷可分为自填问卷和访谈问卷。问卷设计的好坏可直接影响所收集资料的质量,从而影响调查研究的结果。

1. 调查表的主要内容

(1) 标题。标题应能简明扼要说明调查的主题。

(2) 封面信:指致被调查者的短信。封面信应说明调查者的身份,调查目的、意义、主要内容和自填问卷的填写方法,并表达希望取得被调查者的合作,承诺对调查内容保密(以消除被调查者的思想顾虑)等意愿。

(3) 分析项目:指根据研究目的必须进行调查的项目。分析项目是直接用于计算调查指标,以及分析时排除混杂因素的影响所必需的内容。我国居民营养状况调查的分析项目有调查对象的年龄、性别、民族、职业、身高、体重、血压、血红蛋白、空腹血糖,是否患高血压,近两周内是否服用降压药,每天摄入的蔬菜量等。

(4) 备查项目:指为了保证分析项目填写完整、准确,便于对其进行核对、补充或更正而设置的项目。备查项目通常不直接用于分析。例如,列出调查者、复核者和调查日期,这些备查项目资料有助于查询调查情况和明确责任。

(5) 编码:包括调查表的编号、调查项目编号和回答选项编号。正规的调查表还应该有过录框,将各种数据和编码填于其中,以便录入计算机。随着信息技术和网络的发展,电子问卷的应用日趋广泛,后台项目和选项的编码也显得尤为重要,因为它可以方便后期数据的处理分析。

2. 制定调查表的一般步骤

(1) 明确调查目的。根据调查目的确定调查内容,然后将调查内容概念化、操作化,以便用相应的问题条目来表述。

(2) 提出调查项目。由专题小组根据调查目的,基于专业知识和个人经验提出调查项目,也可以借用已有的同类调查表的项目,形成调查项目池。

(3) 项目筛选。采用专家咨询或专题小组讨论的方法对提出的调查项目进行分析及筛选,确定调查项目。

(4) 确定项目的提问形式和回答选项。项目的提问形式主要有封闭式和开放式两种。

① 封闭式提问:指事先已设计了各种可能的答案,调查对象只需做出选择(即选择题)的提问方式。封闭式问题的优点是:易于回答,节约时间,利于提高调查表的回收率和有效率,记录、汇总、分析方便。其缺点是:调查对象容易随意选答而失真,不能获得封闭答案以外的信息;此外,它的设计有时较困难,某些问题的答案不易列全。一旦设计有缺陷,调查对象就可能无法正确回答问题,从而影响调查质量。因此,在应用时应注意以下问题:一是尽可能列全所有可能的答案,不要使调查对象找不到适合自己的答案,必要时可以在主要答案后加上"其他"之类的答案,以作补充;二是如有多个答案适合,要让调查对象能找到一个最佳答案。但是一般而言,以调查对象只能选一种答案为宜,以避免资料汇总整理时重复或遗漏。

② 开放式提问:指对所提出的问题不提供答案,由调查对象对问题不加限制地自由回答。开放式提问适用于潜在答案太多,无法一一列出,或者研究设计者尚未弄清各种可能答案的情况。例如,在预调查时可采取开放式提问。其优点是,能够调动被调查者的主观能动性,使调查者获取丰富的和事先未知的信息;其缺点是,可能因被访者表达能力差异而产生调查偏倚,且花费的调查时间长,答案不统一,不易归纳、整理和分析,也不便于相互比较。

在实际应用中,由于开放式提问在适用范围和统计分析等方面的缺陷,目前的调查问卷多以封闭式提问为主。有时也结合不同的提问形式使用,甚至在同一个问题中将两者结合起来使用。例如:

您有规律性体检吗? ① 有　② 无

若有,间隔时间是多长?

(5) 对调查项目排序。将筛选出的调查项目按一定的逻辑顺序排列,形成初步的调查表。一般先排列封闭式的、容易回答的问题,开放式及敏感问题宜放在后面,从简单逐步向复杂深化。

(6) 预调查。在正式调查前可在小范围内进行预调查,对调查表的可行性和适用性进行评价,以便发现正式调查中可能出现的问题,进一步修改和完善调查表。

(7) 信度和效度评价。调查表的质量会直接影响调查结果的质量,关系到调查目的能否实现,因此,设计完成调查表后须对其效度和信度进行评价。

① 信度(reliability):指调查表测量结果的可靠性。信度通过测量结果的一致性或稳定性来判断,通常用信度系数来评价。一般将两种或两次测量结果的相关系数作为信度系数。常用的信度指标有重测信度、分半信度、内部一致性信度等。

② 效度(validity):指调查表的有效性和正确性,即调查表确实能反映研究项目所测对象的特征(而不是其他特征)以及特征反映程度的大小。一个调查表的效度越高,说明调查表的结果越能显示其所测对象的真正特征。

效度和信度评价的详细内容参见《心理测量学》及《社会医学》等有关书籍。

3. 项目的提问原则

(1) 简单明了。尽量避免专业术语,采用大众化语言,通俗易懂,遵循“就低不就高”的原则。

(2) 避免混淆、模糊和抽象的词语。例如,口语中的频率副词“经常”“很久”“一般”等,不同个体的理解不同,所以在问卷设计中应避免或减少使用,必要时给以量化、界定。如把“经常”量化为每周一次或更多,“有时”量化为每月 1 ~ 3 次。再如,出生日期有公历和农历日期,年龄有虚岁、实岁等,如不明确界定,调查对象的回答难以达到预期要求。

(3) 避免双重装填的问题。一个项目最好只问一个要点,若包含两个或两个以上问题,导致有些应答者难以做出回答。例如,“您父母的职业是什么?”如果父母双方是不同的职业,调查对象将难以做出回答。

(4) 避免诱导性提问。诱导性提问是指所提出的问题暗示出研究者的观点和见解,容易使无主见的回答者顺着调查者的意思回答。例如,“长期食用腌菜会导致胃癌发生,你支持这样的观点吗?”类似的诱导性提问会产生严重的信息偏倚,使调查结果不可靠。

(六) 制订资料收集计划

资料的收集是一项十分严谨而又复杂的工作,资料的及时性、准确性、客观性是研究课题成功的基本保证。

1. 制订调查人员培训方案

在调查研究的资料收集过程中,调查员的挑选和培训是非常重要和关键的环节,对资料和结果的准确性至关重要。要挑选工作态度好、责任心强、具有一定实际工作经验和文化程度、对调查工作感兴趣的调查员,而且要制订出切实可行的培训方案。通常对调查员的培训内容主要包括:① 宣讲调查的目的、意义及培训与试调查的作用,以提高科研认识和增强责任心;② 认真学习和详细解释调查表的项目与问题,使每一名调查员完全熟悉和充分理解每项调查内容、每个调查问题;③ 统一每个项目的解释标准、调查时间,特殊项目尚需统一询问语气及技巧等,以提高调查员的现场调查技能。总之,通过培训来保证调查工作的顺利进行,确保全体调查员按质按量完成收集资料的工作。

2. 确定资料的收集方式

资料收集方式主要有直接观察法和访问法。两种方法各有适用范围,经常结合起来使用。

（1）直接观察法：指由调查人员到现场对研究对象进行直接观察、检查、测量来取得资料。一般来说，客观指标的测量、临床检查及行为方式的调查等均属于直接观察法。通过直接观察法取得的资料比较真实可靠，但所需人力、财力、时间较多。

（2）访问法：指通过一定形式的问话来获得结果。访问的方式可以是直接访问，如现场问卷调查（自填/他填）、采访、开调查会，也可以是间接访问，如信访、电话访问、电子邮件访问等。直接访问可保证调查对象对问题的理解与设计要求一致和调查资料的准确性。当调查项目较多且理解有困难，尤其是当有些项目必须当面询问时，宜采用此法，但人、财、物及时间等资源消耗较多。间接访问节省人力、财力，但会发生调查对象理解偏差、失访等问题。

在我国居民营养状况调查项目中，身高、体重、血压、空腹血糖、血浆维生素A等指标的测量就是直接观察法，而家庭基本情况登记表、个人健康状况调查表和体力活动调查表等家庭询问调查问卷的完成就属于访问法中的直接访问。

（七）制订资料的整理与分析计划

资料的整理与分析是指将原始资料进行科学加工，去粗取精，去伪存真，使之系统化、条理化，以揭示事物内部的规律和本质。

1. 问卷的接收与核查

问卷接收（questionnaire receiving）是整理工作的第一步。其工作要点是认真地管理好收回的问卷，并做专门的登记，掌握每天调查工作的完成情况。

问卷核查分为完整性核查和逻辑核查。所谓完整性核查，是指对调查表全部项目进行检查，核对填写是否完整无缺。如有漏项，应立即补填。完整性核查应在调查现场进行，否则难以弥补。所谓逻辑核查，主要是指检查逻辑上的矛盾，例如某人的死亡年月不应早于其出生年月。

2. 数据编码

数据编码是指给每一个问答项目的每一个可能答案分配一个代码。在问卷设计时的编码为事前编码（pre-coding），在数据收集后的编码为事后编码（post-coding）。事后编码主要针对开放性问题和封闭性问题中的“其他”项。一般是针对每一个项目，将各种回答进行比较，归纳整理成一些主要类型，进行数据编码。

3. 数据录入

通常使用先进的数据处理软件如Epidata、Access等录入调查表数据。为了保证资料的录入质量，可采用同一份资料由两人分别输入，然后通过软件核对所输入的数据；也可根据调查项目间的逻辑关系编写程序进行逻辑查错，例如性别的编码只有“1”和“2”，不可能出现“3”等。对数值变量资料，可通过简单的统计描述，编制频数表来发现异常值，或者通过作散点图来发现异常点等。总之，调查资料在被输入计算机阶段需要反复检查、核对，以确保资料的完整、准确和可靠。

4. 数据整理

录入原始数据后，要对数据变量和内容进行清理和检查，如变量的缺失值检查、变量类型的转化等，并对数据的整理过程进行详细记录和保存。

5. 数据分析

可根据调查目的、资料类型、适用条件选用合适的统计分析方法进行数据分析。在调查设计阶段就应明确采用什么统计学分析方法，符合参数统计条件时采用哪些方法，不符合参数统计条件时又采用哪些相应的方法。本节前述调查项目的目的是了解中国人群的营养与健康状况，其数据分析主要是计算各种率和比的描述性分析。

6. 医学专业分析

数据分析方法仅仅是解决问题的工具和手段，研究结论应该是在结合相关专业知识的基础上做更加全面综合的分析后得出的。

本节前述调查项目的研究结果显示：城市居民能量食物来源构成中，谷类食物仅占48.5%，脂肪供能比高达35.0%。5岁以下儿童生长迟缓率为14.3%，低体重率为7.8%。低体重率随年龄增长逐渐增加，尤其是农村地区儿童。我国人群超重率为17.6%，肥胖率为5.6%。随年龄的增长，超重率和肥胖率都逐渐升高，大城市的超重率和肥胖率显著高于其他地区。调查结果表明，我国居民营养与健康状况存在较明显的城乡差异及年龄别差异，国家应据此制定相关政策，引导农业及食品产业发展，指导居民采纳健康生活方式。

(八) 制订调查的组织实施方案

调查研究是一项需要多部门配合、多人员参与的社会性很强的研究工作，周密、得力的组织保障是调查研究得以顺利实施的重要保证。调查的组织实施贯穿于调查的全过程，通常需要制订、撰写全面的组织实施方案，以书面或文件形式发到有关人员手中。调查的主要组织实施方案包括以下几个方面的内容。

1. 组织领导

调查研究通常需要多部门的配合与支持。大的调查研究项目需成立调查项目领导小组、技术指导小组，明确各项工作的负责人。为了取得当地行政领导的理解和支持，可考虑请当地行政领导人员加入调查项目领导小组。大型调查研究如有几家单位协作参加，则要选出牵头单位，明确分工，做好经费分配方案，协调好财务管理办法，明确调查成果、知识产权的归属与署名。

2. 宣传发动

对调查项目组成员、调查员、调查地区的协作单位人员及调查对象，都要进行广泛的动员宣传，充分调动全体成员的积极性，取得调查对象的信任和配合。

3. 进度时间安排

对调查研究项目的全过程，制定切实可行的统一进度安排表，严格按照进度表开展各项工作。如果某一环节出现拖延情况，就应及时分析原因、设法补救和赶上进度。

4. 培训管理

在调查员的挑选及人数确定，调查员培训的教师、教材、方式、时间、地点及调查现场的安排，调查员培训所需的经费等方面，均须制订合理的计划，以提高培训质量。

5. 分工协调

一项调查研究，尤其是一项大型的调查研究，涉及单位、人员众多。对牵头单位及人员、协作单位及人员、调查现场有关单位及人员、调查项目领导小组及人员、技术指导小组及人员、各项工作的负责人、一般研究成员、调查督导员、调查员等，要广泛征求意见和认真讨论，研究制订合理明确、具体细致的分工协调方案，做到各司其职，奖惩有据。

6. 经费预算

调查研究项目的费用包括仪器设备添置费、调查表格的印刷费、调查员培训费及劳务费、调查交通费、协作单位及调查现场有关单位的协作费、差旅费、会议费、专家咨询费、通信费、办公用品费等，一定要有明细的预算。经费的使用应统筹兼顾，符合财务管理制度。在多阶段抽样调查中，可在有限的调查研究总费用条件下，确定出使抽样误差达到最小时各阶段的调查样本大小。

7. 现场安排

调查现场的安排落实及调查对象的配合是调查研究人员尤其是高校、科研单位的研究者普遍感到棘手的问题。调查项目组领导要协调参与研究的各部门落实好调查现场。技术指导组专家、现场调查的负责人一定要亲自深入调查现场，按要求落实调查对象。

本节前述中国居民营养与健康状况调查项目由卫生部、科技部和国家统计局共同负责成立了领导小组，日常工作由卫生部主持，技术指导工作由中国居民营养与健康状况调查技术执行组承担。项目工作办公室设在中国疾病预防控制中心营养与食品安全所，负责组建国家项目工作队，对各省调查工作队及调查点骨干进行培训，对现场调查进行技术指导并负责调查全过程的质量控制，负责调查资料汇总、血液样品集中保存及检测、项目总结等工作。各地的调查工作由各省（自治区/直辖市）卫生厅（局）组织实施。为了保证调查工作质量，还设立了中国居民营养与健康状况调查专家委员会来负责技术咨询工作。各省（自治区/直辖市）卫生厅（局）负责组织实施本省的调查，成立省级工作队，负责本省县（区/市）级调查点的组织及管理、现场调查质量控制、数据录入及上报。

三、常用抽样方法

抽样方法分为概率抽样和非概率抽样。所谓概率抽样（probability sampling），是指在总体中每个研究对象都有被抽中的可能，任何一个对象被抽中的概率是已知的或可计算的。非概率抽样（non-probability sampling）是指每个个体被抽样抽中的概率是未知的和无法计算的，主要依据研究者的主观意愿或是否方便等条件来抽取调查对象。

（一）概率抽样方法

1. 单纯随机抽样

单纯随机抽样（simple random sampling）是指先对调查总体的全部观察单位进行统一编号，然后采用随机数字表（table of random number）、统计软件或抽签的方法随机抽取 n（样本大小)个编号,由这 n 个编号所对应的 n 个观察单位构成研究样本。

例 12-1　在中国居民营养与健康状况调查项目中,假设中小城市地区包含 88 个县(市),随机抽取其中 22 个县(市)进行调查,采用随机数字表法进行单纯随机抽样。

首先将该类地区包含的县(市)进行统一编号:1,2,3,…,88;然后从随机数字表中任一行任一列开始向任何方向向抄录 22 个两位数(因最大编号为两位数),例如从第六行第一列开始向右抄录:16,22,77,94,39,49,…;最后将重复数字、首数大于 9 的数弃去,得符合要求的 22 个数:16,22,77,…。将与这 22 个编号对应的县(市)抽出即可。

单纯随机抽样是最基本的抽样方法,也是其他抽样方法的基础。其优点是操作简单、统计量的计算较简便;缺点是:当总体观察单位数量庞大时,给观察单位逐一编号甚为繁复,有时难以做到,且样本分散,组织调查难度较大。

2. 系统抽样

系统抽样(systematic sampling)又称机械抽样或等距抽样,是指事先将总体内全部观察单位按某一顺序号等距分隔成 n(样本大小)个部分,每一部分内含 k 个观察单位;然后从第一部分开始,从中随机抽出第 i 号观察单位,依次用相等间隔 k,机械地在第二部分、第三部分直至第 n 部分内各抽出一个观察单位,组成研究样本(图 12-2)。

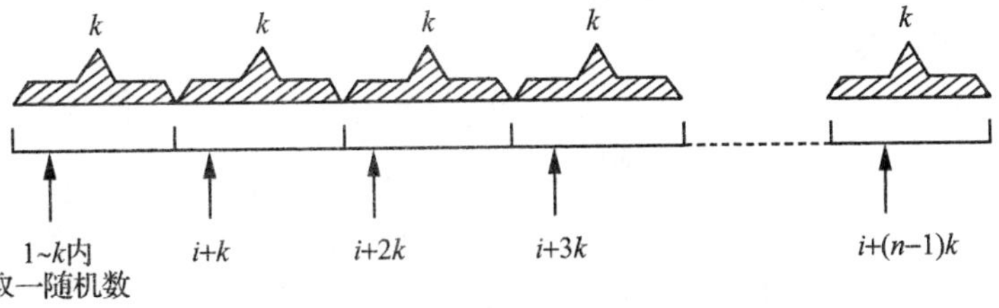

图 12-2　系统抽样示意图

例 12-2　在对中国居民营养与健康状况进行调查时,采用机械抽样从中小城市地区包含的 88 个县(市)中随机抽取 22 个县(市)进行调查。

首先将该类地区包含的县(市)统一编号:1,2,3,…,88;然后确定抽样比例为 1/4(88/22 = 4),故在 1 ~4(号)内随机抽一个数字;假定抽到的随机数为 2,则对应编号为 2,6,10,…,82,86 的县(市)被抽中。

机械抽样的优点是:易于理解、操作简便;被抽到的观察单位在总体中分布均匀,抽样误差一般比单纯随机抽样小。缺点是:在某些特殊情形下会出现偏性或周期性变化;无抽样误差估计的专用公式(可用单纯随机抽样公式来代替)。

3. 分层抽样

分层抽样(stratified sampling)是指先按对观察指标影响较大的某项或某几项特征,将总体分成若干层(strata),然后分别从每一层内随机抽取一定数量的观察单位结合起来组成样本(图 12-3)。

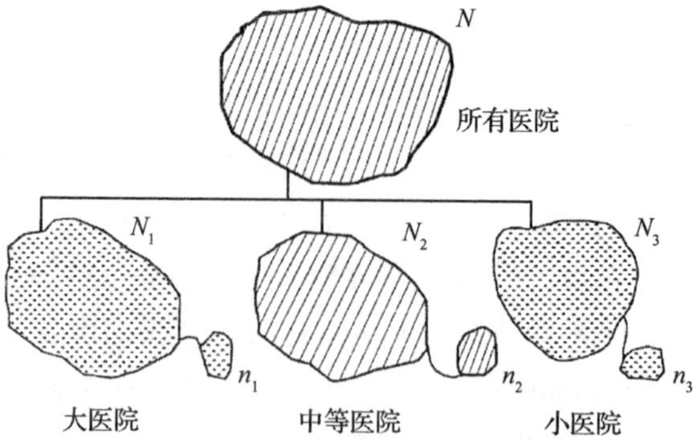

图 12-3 分层抽样示意图(按医院规模分层)

例 12-3 在中国居民营养与健康状况调查项目中,将全国 31 个省、自治区和直辖市(不含台湾、香港和澳门)采用分层抽样的方法抽取部分县/区进行调查。

考虑我国城乡及不同地区经济与社会发展、卫生保健水平和人口素质差别较大,这些因素都与国民营养和健康状况有关,故将经济发展水平层次作为分层的特征,将全国 31 个省、自治区和直辖市划分为大城市、中小城市、一类农村、二类农村、三类农村、四类农村共 6 个不同的经济类型地区,然后采用系统随机抽样在每个经济类型地区各抽取 22 个县(市),最终共确定 132 个调查县/区。

分层抽样的优点是抽样误差小,各层可以独立进行统计分析,尤其适合大规模的调查。缺点是事先要对总体进行分层,操作麻烦。如果只调查一个指标,最好是用该指标作为分层的特征。但实际调查中往往同时须调查多个指标,且考虑调查的行政组织需要,通常用经济状况(好、中、差)、地理位置或行政区划(城市、乡村)作为分层的特征。

4. 整群抽样

整群抽样(cluster sampling)是指先将总体划分为若干群体,形成一个抽样框,然后从中随机抽取几个群体组成样本,对抽中群体的全部个体进行调查(图 12-4)。

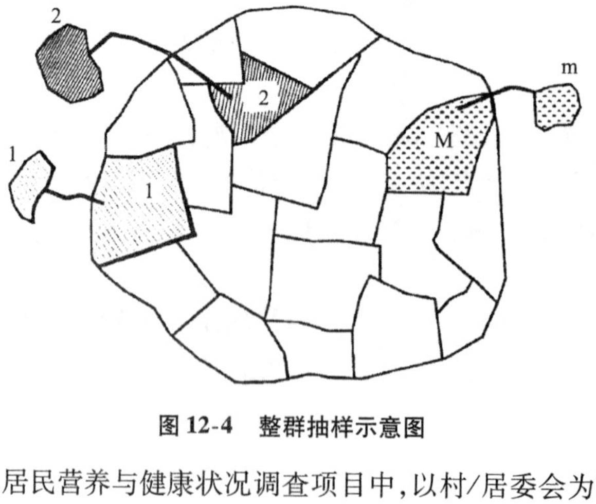

图 12-4 整群抽样示意图

例 12-4 在中国居民营养与健康状况调查项目中,以村/居委会为群,采用随机整群抽样的方法,从每个样本乡镇/街道中抽取 2 个村/居委会,对抽中的村/居委会的全体居民进行营养状况调查。

假设某个街道有 6 个居委会,进行统一编号:1,2,…,6,然后采用随机数字表法,从 6 个编号中随机抽取 2 个编号,编号对应的居委会即为抽中的“群”。

整群抽样的优点是对大规模的抽样调查便于组织和操作,可节省人力、财力,容易控制调查质量;缺点是抽样误差大。

5. 多阶段抽样

单纯随机抽样、系统抽样、分层抽样、整群抽样是四种基本的常用抽样方法,它们的抽样误差由小到大依次为分层抽样、系统抽样、单纯随机抽样、整群抽样。它们各有优缺点,可单独使用,也可几种方法联合使用。在实际应用尤其在较大规模的抽样调查中,常常综合运用这四种基本抽样方法,将整个抽样过程分成若干阶段进行,称为多阶段抽样(multi-stage sampling)。

例 12-5 为了解中国居民营养与健康状况,采用多阶段抽样方法抽取部分居民进行调查。具体抽样过程如下:

(1) 将全国 31 个省、自治区和直辖市(不含台湾、香港和澳门)划分为大城市、中小城市、一类农村、二类农村、三类农村、四类农村 6 层。

(2) 第一阶段分别从每一类地区层内采用系统随机抽样方法各抽取 22 个县/区(一级观察单位)。

(3) 第二阶段分别在各层抽到的样本县/区中采用系统随机抽样方法各抽取 3 个乡/街道(二级观察单位)。

(4) 第三阶段分别在样本乡镇/街道中采用随机整群抽样方法各抽取 2 个村/居委会(三级观察单位)。

(5) 第四阶段分别从抽取的村/居委会中采用整群抽样方法各抽取 90 户家庭(四级观察单位)进行询问调查及医学体检。

(二) 非概率抽样

当总体不明、因特殊调查目的而无法进行概率抽样时,常常采用非概率抽样方法获取样本,此时每个个体被抽中的概率是未知的或无法计算的。非概率抽样调查往往会产生较大的误差,难以保证样本的代表性,因此不能进行统计推断。大规模的正式调查研究一般也很少用非概率抽样方法。但是,一些无法确知总体的调查只能采用非概率抽样,这也是社会医学定性研究中的主要抽样方法。

1. 方便抽样

方便抽样(convenient sampling)也称偶遇抽样(accidental sampling),是指研究者根据目的选择对自己最为便利的方式来选取样本,可以抽取偶然遇到的人或者选择离得最近、最容易找到的人作为调查对象。比如,某位老师想了解大学生对在校期间结婚生子问题的看法,直接在他的教学班级进行问卷调查,就属于方便抽样。

2. 雪球抽样

雪球抽样(snowball sampling)是指先选择并调查几个具有所需特征的人,依靠他们介绍其他认识的符合条件的人,通过后者又可选择更多合乎研究需要的人,以此类推下去,样本就像滚雪球一样越来越大,直到达到所需的样本量。比如,对同性恋者的调查就可采用雪球抽样方法。

3. 配额抽样

配额抽样(quota sampling)也称定额抽样,是指先将总体按某种特征分成几组,然后依据每一组中的个体数占总体的比例来抽取相应数目的个体构成样本的方法。该方法有些类似于分层抽样,由于抽样前进行了分层处理,抽得样本的代表性比单纯的方便抽样要好。

4. 立意抽样

立意抽样(purposive sampling)也称目的抽样或判断抽样,是研究者根据研究目的和主观判断来选择调查对象的抽样方法。例如,要了解居民对社区卫生服务质量的看法,可选择社区常住人口中的成年人作为调查对象。

5. 空间抽样

空间抽样(spatial sampling)是指对具有关联性的各种调查对象及资源进行抽样的一种方法。这种抽样方法在生态、海洋、渔业、林业、农业、人口健康环境、土壤及水资源等方面得到了广泛的应用。例如,对某市住宅区进行问卷调查,需要考虑该市的空间地形、人口密度及基准地价等因素,因此应使用空间抽样的方法。在空间抽样过程中,个人主观经验的不同会给抽样结果造成较大的影响。

四、调查研究的质量控制

在调查研究中,不论采用何种调查方法,都存在影响其准确性的因素,使研究结果偏离真实情况,有时相去甚远。造成这种偏差的原因,归纳起来有两个方面:一是随机误差(random error);二是系统误差(systematic error),即偏倚(bias)。因此,研究者应尽可能采取措施减少这两类误差的发生,以提高研究的精确性和真实性。随机误差难以避免,可通过研究设计和统计学方法(如样本量控制)予以减小与控制。系统误差可发生于研究的各个环节,有方向性,理论上可以避免,是由于各种人为的或偶然的因素造成的,如设计方案不周密、测量仪器不精确、调查询问方法不恰当等,是调查研究中影响质量的一个突出问题。下面主要从调查设计、资料收集、资料整理与分析三个阶段讨论调查研究中质量控制的处理要点。

(一)调查设计阶段

(1)严格的设计。按调查研究设计的步骤和要点制订严格的调查研究计划,严把总体方案设计关。

(2)随机化。在调查研究中,随机化原则主要体现在研究对象的抽取中,应严格遵照抽样方法的要求,确保抽样过程中随机化原则的完全实施,以保证样本具有较好的代表性。在中国居民营养与健康状况调查项目中，采取了多阶段分层整群随机抽样的方法，覆盖全国31个省、自治区和直辖市（不含香港、澳门及台湾），保证了抽取的样本对全国和不同类型地区具有良好的代表性。

（3）匹配。选择研究对象时，各个比较组必须强调可比性。除了研究因素外，其他各种影响因素应尽量齐同，保持均衡、可比。匹配可保证比较组间在某些重要方面的可比性，以较小的样本量获得较高的检验效率。通过匹配可消除混杂因素对研究结果的影响。

（4）预调查。可通过预调查来修订完善设计方案与调查表。

（5）广泛听取专家的意见。

（二）资料收集阶段

（1）严格选择和培训调查员。

（2）正确选择测量工具和检测方法。

（3）提高调查对象的应答率和受检率。

（4）加强项目管理者的抽查监督。

（三）资料整理与分析阶段

（1）及时检查资料的完整性和正确性，及时对问卷进行登记与编码，做到不重不漏，防止差错的发生。

（2）数据“双机录入”，对录入数据做逻辑检查，控制录入质量。

（3）在资料分析阶段，可采用分层分析、标准化法（standardization）和多因素分析等方法识别和控制混杂偏倚。

第五节 样本量估算

样本量（sample size）又称样本容量、样本大小，是指在抽样研究中，每个样本所包含的研究观察单位数的多少。样本量估算是在进行研究设计时要考虑的重要问题。如果样本量过小，计算出的指标稳定性差，则推断总体的精度差，检验效能低；如果样本量过大，可能会存在更多的混杂因素，不易控制研究的质量，造成资源上的浪费，还会加大实际工作的难度。估计样本量的目的是在保证一定精度和检验效能的前提下，确定最少的观察单位数。

样本量估计的前提条件：

（1）假设检验的Ⅰ型错误概率 α 或区间估计中的可信度 $1-\alpha$：α 越小，所需的样本量越大；对于相同的 α，双侧检验比单侧检验所需的样本量更大。

（2）假设检验的Ⅱ型错误概率 β 或检验效能 $1-\beta$：Ⅱ型错误的概率 β 越小或检验效能 $1-\beta$ 越大，所需样本量越大。一般要求检验效能在0.80及以上。

（3）观察指标的总体标准差 σ 或总体概率 π：样本量估计还需要知道一些总体信息。

例如，均数比较需了解个体变异大小，即总体标准差 σ；率的比较需了解总体率 π 的大小。这些参数通常是未知的，通常以相应的样本标准差(s)和率(p)作为估计值，可以通过预调查、查阅文献或借鉴前人的经验估计来获得。

(4) 容许误差或差值 δ，即欲比较或估计的总体参数与样本统计量之间或总体参数之间相差所容许的限度。例如，两个均数的假设检验须知 $\delta=\mu_1-\mu_2$，两个率的假设检验须知 $\delta=\pi_1-\pi_2$。容许误差 δ 越小，所需的样本量越大。

样本量估计常用的方法有查表法、经验法和计算法。查表法是指按照研究条件直接查样本量表来获得样本量。查表法的缺点是样本量的范围受到表的限制。计算法是指使用样本量的计算公式来估算样本量。也可利用专门的软件如 PASS 等对所需的样本量进行估计。样本量的估计公式和估计方法众多，计算也较为复杂，估计结果常因研究目的、资料性质、处理组数、比较的参数种类以及估计方法与公式等的不同而异。下面介绍实验研究和调查研究中常用的样本量估计方法。

一、实验研究的样本量估算

(一) 样本均数与已知总体均数的比较(或配对设计均数的比较)

样本均数与已知总体均数比较所需样本量可用公式(12-1)计算：

$$n=\left[\frac{(z_{\alpha/2}+z_\beta)\sigma}{\delta}\right]^2 \tag{12-1}$$

上式中，n 为所需样本例数，配对设计时为对子数；总体标准差 σ 常用样本标准差 s 估计，配对设计时为每对实验对象差值的标准差；δ 为容许误差；$z_{\alpha/2}$ 为标准正态分布的双侧临界值，单侧检验时可改为单侧临界值 z_α，不论双侧还是单侧检验，z_β 只取单侧临界值。

例 12-6 为了研究新药提升白细胞的疗效，通过预实验得出用药前后白细胞差值的标准差为 $1.5\times10^3/\text{mm}^3$。白细胞计数平均上升 $1\times10^3/\text{mm}^3$ 被认为临床有效。试问：需要多少人参加试验？

已知 $s=1.5\times10^3/\text{mm}^3$，$\delta=1\times10^3/\text{mm}^3$，$\alpha=0.05$，$\beta=0.10$，均取单侧，查 z 临界值表(附表1)，得 $z_\alpha=z_{0.05}=1.645$，$z_\beta=z_{0.01}=1.282$，代入公式(12-1)算得

$$n=\left[\frac{(1.645+1.282)\times1.5}{1}\right]^2\approx20$$

因此需要 20 人参加试验。

(二) 两样本均数的比较

两样本均数比较所需样本量可用公式(12-2)计算：

$$n=\left[\frac{(z_{\alpha/2}+z_\beta)s}{\delta}\right]^2(Q_1^{-1}+Q_2^{-1}) \tag{12-2}$$

上式中，$z_{\alpha/2}$ 和 z_β 的含义同公式(12-1)；s 为两总体标准差 σ 的估计值(一般假设两总体标准差相等)；δ 为两总体均数的差值；Q_1 和 Q_2 为样本比例(sample fraction)，$N=n_1+n_2$，$Q_1=n_1/N$，$Q_2=n_2/N$，因此 $n_1=Q_1N$，$n_2=Q_2N$，$Q_1+Q_2=1$。若 $n_1=n_2$，则 $Q_1=Q_2=0.5$。因

此，两样本例数相等时有下列公式：

$$n_1=n_2=2\left[\frac{(z_{\alpha/2}+z_\beta)s}{\delta}\right]^2 \tag{12-3}$$

例 12-7　某人欲比较黄芪与生血散对粒细胞减少症的疗效。据以往经验，黄芪可增加粒细胞数平均值为 $1\times10^9/L$，生血散可增加粒细胞数平均值为 $2\times10^9/L$。若 $\sigma=1.8\times10^9/L$，取单侧 $\alpha=0.05$，检验功效为 0.80，若黄芪组样本量占整个样本量的 60%，则每组各需要多少病例？若两组例数相等，则每组需要多少病例？

已知 $\sigma=1.8\times10^9/L$，现有 $\delta=(2-1)\times10^9/L$，$\alpha=0.05$，$\beta=0.10$，均取单侧，查 z 临界值表，得 $z_\alpha=z_{0.05}=1.645$，$z_\beta=z_{0.01}=1.282$。

若黄芪组样本量占整个样本量 N 的 60%，即 $Q_1=0.60$，$Q_2=1-0.60=0.40$。将数据代入公式(12-2)算得

$$n=\left[\frac{(1.645+0.842)\times1.8}{1}\right]^2(0.6^{-1}+0.4^{-1})\approx84$$

因此，黄芪组样本量 $n_1=Q_1N=0.60\times84=50$(例)，生血散组样本量 $n_2=Q_2N=0.4\times84=34$(例)。

若两组样本量相等，即 $n_1=n_2$，代入公式(12-3)算得

$$n_1=n_2=2\left[\frac{(1.645+0.842)\times1.8}{1}\right]^2\approx40$$

因此，黄芪组和生血散组均需要病例 40 例。

（三）多个样本均数的比较

多个样本均数比较所需样本量用公式(12-4)计算：

$$n=\frac{\psi^2\left(\frac{\sum_{i=1}^{k}s_i^2}{k}\right)}{\frac{\sum_{i=1}^{k}(\bar{x}_i-\bar{x})^2}{(k-1)}} \tag{12-4}$$

上式中，k 为组数；$\bar{x}_i$ 为各组的均数，$\bar{x}=\frac{\sum\bar{x}_i}{k}$；$s_i$ 为各组的标准差；ψ 值根据 α、β、ν_1、ν_2 查附表得到。计算时先用自由度 $\nu_1=k-1$，$\nu_2=\infty$ 时的 ψ 值代入公式中求 $n_{(1)}$，再用 $\nu_1=k-1$，$\nu_2=k(n_{(1)}-1)$ 的 ψ 值代入公式中求 $n_{(2)}$，再用 $\nu_1=k-1$，$\nu_2=k(n_{(2)}-1)$ 的 ψ 值代入公式中求 $n_{(3)}$，……如此往复，直至前后两次求得的结果趋于稳定，即为所求样本量。若为随机区组设计，则第二次 $\nu_2=(k-1)(n_{(1)}-1)$，且公式中的 $\frac{\sum_{i=1}^{k}s_i^2}{k}$ 用误差均方代替。

例 12-8　拟用三种方案治疗贫血患者。经预测试得各方案治疗后血红蛋白水平(g/L)增加的均数分别为 18.5、13.2 和 10.4，标准差分别为 11.8、13.4 和 9.3。若设 $\alpha=0.05$，$\beta=$

0.10，则各组需要多少例患者？

本例 $\bar{x}=(18.5+13.2+10.4)/3=14.0$

$$\sum_{i=1}^{k} s_i^2 = 11.8^2+13.4^2+9.3^2=405.29$$

$$\sum_{i=1}^{k} (\overline{x_i}-\bar{x})^2=(18.5-14)^2+(13.2-14)^2+(10.4-14)^2=33.85$$

以 $\alpha=0.05$，$\beta=0.10$，自由度 $\nu_1=k-1=3-1=2$，$\nu_2=\infty$，查 ψ 值表（参阅相关书籍），得 ψ 值 $=2.52$，代入公式(12-4)，求得 $n_{(1)}=2.52^2(405.29/3)/[33.85/(3-1)]=50.7\approx 51$。再以 $\alpha=0.05$，$\beta=0.10$，自由度 $\nu_1=k-1=3-1=2$，$\nu_2=k(n_{(1)}-1)=3(51-1)=150$，查 ψ 值表，得 ψ 值 $=2.55$（因表中 ν_2 无 150，故取近似值 $\nu_2=120$），代入公式(12-4)，求得 $n_{(2)}=2.55^2(405.29/3)/[33.85/(3-1)]=51.9\approx 52$。

两次计算结果相近，故每组需要观察 52 例患者。

（四）样本率与已知总体率的比较

样本率与已知总体率比较的样本量可用公式(12-5)计算：

$$n=\left(\frac{z_{\alpha/2}+z_\beta}{\delta}\right)^2\pi_0(1-\pi_0) \tag{12-5}$$

上式中，$z_{\alpha/2}$ 和 z_β 的含义同前；α 有单双侧之分，β 只取单侧；$\delta=\pi_1-\pi_0$，其中 π_0 为已知的总体率，π_1 为预期实验结果的总体率。此公式适合大样本的研究。

例 12-9 已知用传统方法治疗某病的有效率约为 85%，现采用一种新的治疗方法，估计有效率为 95%。欲比较新疗法的有效率是否高于传统疗法，选定 $\alpha=0.05$（单侧），$\beta=0.1$，则至少需要观察多少个病例？

已知 $\pi_0=0.85$，$\pi_1=0.95$，$\delta=0.95-0.85=0.10$，单侧 $\alpha=0.05$，$\beta=0.10$，查 z 临界值表，得 $z_{0.05}=1.645$，$z_{0.10}=1.282$，代入公式(12-5)算得

$$n=0.85\times(1-0.85)\times\left(\frac{1.645+1.282}{0.10}\right)^2\approx 110$$

因此，本试验需观察至少 110 个病例。

（五）两样本率的比较

两样本率比较的样本量用公式(12-6)或(12-7)计算。

(1) 两样本量相等时，用下列公式计算：

$$n_1=n_2=\frac{1}{2}\left(\frac{z_\alpha+z_\beta}{\sin^{-1}\sqrt{p_1}-\sin^{-1}\sqrt{p_2}}\right)^2 \tag{12-6}$$

(2) 两样本量不相等时，用下列公式计算：

$$n=\left(\frac{z_\alpha\sqrt{\bar{p}(1-\bar{p})(Q_1^{-1}+Q_2^{-1})}+z_\beta\sqrt{p_1(1-p_1)Q_1^{-1}+p_2(1-p_2)Q_2^{-1}}}{p_1-p_2}\right)^2 \tag{12-7}$$

上式中，n_1、n_2 分别为两样本量，一般取二者相等；p_1、p_2 分别为两总体率的估计值；$\bar{p}$ 为

两样本的合并率，$\bar{p}=(p_1+p_2)/2$；其他符号意义同前。

例 12-10　用两种药物对糖尿病患者进行康复治疗。经初步观察发现，甲药有效率为70%，乙药有效率为90%。现要进一步试验，设 $\alpha=0.05$，$\beta=0.10$，若甲药组的样本量占40%，乙药组占60%，则两组各需多少病例？若两组样本量相同，则需要多少病例？

已知 $\alpha=0.05$，$\beta=0.10$，$z_{\alpha/2}=z_{0.05/2}=1.96$，$z_\beta=z_{0.10}=1.282$。$p_1=0.70$，$p_2=0.90$，$\bar{p}=(0.70+0.90)/2=0.80$。

若甲药组样本量占样本总量 n 的40%，即 $Q_1=0.40$，$Q_2=1-0.40=0.60$。代入公式(12-7)算得

$$n=\left(\frac{1.96\sqrt{0.8\times(1-0.8)(0.4^{-1}+0.6^{-1})}+1.282\sqrt{0.7(1-0.7)\times0.4^{-1}+0.9(1-0.9)\times0.6^{-1}}}{0.7-0.9}\right)^2$$

$$=176$$

故甲药组 $n_1=Q_1n=0.40\times176=70$ 例，乙药组 $n_2=Q_2n=0.60\times176=106$ 例。

若两样本量相等，代入公式(12-6)算得

$$n_1=n_2=\frac{1}{2}\times\left(\frac{1.96+1.282}{\sin^{-1}\sqrt{0.7}-\sin^{-1}\sqrt{0.9}}\right)^2\approx79$$

因此，每组需治疗79例，两组共需治疗158例。

（六）配对设计两样本率的比较

配对设计两样本率比较的样本量可用公式(12-8)计算：

$$n=[(z_{\alpha/2}\sqrt{2\bar{p}}+z_\beta\sqrt{2(p_1-p)(p_2-p)/\bar{p}})/(p_1-p_2)]^2 \tag{12-8}$$

上式中，$z_{\alpha/2}$ 和 z_β 的含义同前，p_1 和 p_2 为两总体阳性率的估计值，p 为两处理结果一致的总体阳性率，$\bar{p}=(p_1+p_2-2p)/2$。

例 12-11　拟比较甲、乙两种培养基上白喉杆菌的生长情况。初步估计甲培养基的阳性率为91%，乙培养基的阳性率为75%，两种培养基均为阳性的率为73%。请估计需取多少份咽喉涂抹标本做试验。

已知 $p_1=0.91$，$p_2=0.75$，$p=0.73$，$\bar{p}=(0.91+0.75-2\times0.73)/2=0.10$，设 $\alpha=0.05$（双侧），$\beta=0.10$，$z_{\alpha/2}=z_{0.05/2}=1.96$，$z_\beta=z_{0.10}=1.282$。

将以上数据代入公式(12-8)算得

$$n=[(1.96\times\sqrt{2\times0.10}+1.282\times\sqrt{2(0.91-0.73)(0.75-0.73)/0.10})/(0.91-0.75)]^2$$

$$\approx58。$$

因此，需取约58份咽喉涂抹标本。

（七）多个样本率的比较

多个样本率比较的样本量可用公式(12-9)计算：

$$n=\frac{2\lambda}{(2\sin^{-1}\sqrt{p_{max}}-2\sin^{-1}\sqrt{p_{min}})^2} \tag{12-9}$$

上式中，n 为每组所需样本量；p_{max}、p_{min}分别为最大率与最小率；λ 由以 α、β、自由度 $\nu = k-1$时查 λ 界值表（参阅相关书籍）得到，k 为组数。

例 12-12 欲研究三种方法治疗某种疾病的有效率，通过初步试验得甲法有效率为40%，乙法为55%，丙法为65%。设 $\alpha = 0.05$，$\beta = 0.10$，试问：各组需要观察多少病例？

本例 $p_{max} = 0.65$，$p_{min} = 0.40$，$\nu = k-1 = 2$，$\alpha = 0.05$，$\beta = 0.10$，由 λ 界值表查得 $\lambda = 12.65$，代入公式(12-9)得

$$n = \frac{2 \times 12.65}{(2\sin^{-1}\sqrt{0.65} - 2\sin^{-1}\sqrt{0.40})^2} \approx 99$$

因此，各组需观察病例 99 例。

二、调查研究的样本量估算

（一）单纯随机抽样所需样本量的估算

从无限总体抽样时，按公式(12-10)或(12-11)求 n。

估计总体均数的样本量：

$$n = \left(\frac{z_{\alpha/2}\sigma}{\delta}\right)^2 \tag{12-10}$$

估计总体率的样本量：

$$n = \frac{z_{\alpha/2}^2 \pi(1-\pi)}{\delta^2} \tag{12-11}$$

上式中，n 为所需样本例数；δ 为容许误差；σ 为总体标准差；π 为总体率。实际工作中，σ 和 π 通常是未知的，一般可根据预调查或以往的资料估算。如果 σ 同时有几个估计值可资参考，应取较大者。如果 π 同时有几个估计值可资参考，应取最接近 0.5 者；若对总体一无所知，亦可设 $\pi = 0.5$。因为此时 $\pi(1-\pi) = 0.5^2 = 0.25$，为最大，以免 n 失之过小。

从有限总体(N)中抽样时，须将求得的 n 代入公式(12-12)进行校正。当 n/N 很小，比如小于 0.05 时，可以不校正。

$$n_c = \frac{n}{1 + \frac{n}{N}} \tag{12-12}$$

例 12-13 某单位有员工 4000 人，拟用单纯随机抽样方法调查该单位正常成人血白细胞计数的平均水平。据文献记载，正常成人血白细胞计数的标准差为 1×10^9/L。若允许误差不超过 0.1×10^9/L，α 取 0.05，则需要调查多少人？

已知 $\delta = 0.1 \times 10^9$/L，$\sigma = 1 \times 10^9$/L，$N = 4000$，$\alpha = 0.05$，$z_{0.05/2} = 1.96$，将数据代入公式(12-10)、公式(12-12)算得

$$n = \left(\frac{1.96 \times 1}{0.1}\right)^2 = 384.16 \approx 385(\text{人})$$

$$n_c = \frac{385}{1 + \frac{385}{4000}} = 351.2 \approx 352(\text{人})$$

因此需要调查 352 人。

例 12-14　某区有 103 所小学,50000 名学生。某防治机构欲开展龋齿防治工作,须先对儿童的龋齿患病率有较准确的估计,决定用单纯随机抽样方法进行抽样调查。根据以往的经验和其他学校的调查结果,儿童龋齿的患病率为 60%,其允许误差为 3%,$\alpha = 0.05$。试问:需要调查多少人?

已知 $\delta = 0.03$,$\pi = 0.6$,$\alpha = 0.05$,$z_{0.05/2} = 1.96$,将已知数据代入公式(12-11)算得

$$n = \frac{1.96^2 \times 0.60 \times (1 - 0.60)}{0.03^2} = 1024(\text{人})$$

$n/N = 1024/500000 = 0.02048 < 0.05$,故 n 可以不校正。

因此,需要调查 1024 人。

(二) 分层抽样所需样本量的估算

分层抽样样本量的估计可通过公式(12-13)或公式(12-15)计算。当样本量确定后,各层观察单位数的确定有两种分配方法:(1) 按比例分配(proportional allocation),即按总体各层单位数 N_i 的比例分配,$n_i = n\dfrac{N_i}{N}$;(2) 最优分配(optimum allocation),即同时按总体各层观察单位数的多少和各层内个体间的变异大小分配。按公式(12-14)或公式(12-16)计算各层观察单位数,可使抽样误差最小。

估计总体均数的样本量估算公式如下:

$$n = \frac{\sum W_i^2 S_i^2 / \omega_i}{V + \sum \dfrac{W_i S_i^2}{N}} \qquad (12\text{-}13)$$

$$n_i = n\frac{N_i S_i}{\sum N_i S_i} \qquad (12\text{-}14)$$

公式(12-13)与公式(12-14)中,$W_i = \dfrac{N_i}{N}$,$\omega_i = \dfrac{N_i S_i}{\sum N_i S_i}$,$S_i^2$ 为第 i 层的方差,N_i 为第 i 层的单位个数,N 为总例数,V 为估计总体均数的方差,一般 $V = \left(\dfrac{\delta}{u_{\alpha/2}}\right)^2$。

估计总体率的样本量估算公式如下:

$$n = \frac{\left(\sum W_i \sqrt{p_i q_i}\right)^2}{V + \sum \dfrac{W_i p_i q_i}{N}} \qquad (12\text{-}15)$$

$$n_i = \frac{n N_i \sqrt{p_i q_i}}{\sum N_i \sqrt{p_i q_i}} \qquad (12\text{-}16)$$

公式(12-15)与公式(12-16)中,$W_i = \dfrac{N_i}{N}$,p_i 为第 i 层的阳性率,$q_i = 1 - p_i$,为第 i 层的阴

性率，N_i 为第 i 层的单位个数，N 为总例数，V 为估计总体率的方差，一般 $V=\left(\frac{\delta}{u_{\alpha/2}}\right)^2$。

例 12-15 某研究者拟采用分层抽样方法在一个拥有 12 万人口的居民区调查某病的患病率。全体居民按所属街道的经济状况被分为四层，各层的总人数分别为 $N_1=35000$，$N_2=25000$，$N_3=50000$，$N_4=10000$。既往调查资料显示，各层居民该病的患病率分别为 $p_1=0.04$，$p_2=0.40$，$p_3=0.20$，$p_4=0.10$。若允许误差不超过 $\delta=0.10p$，α 取 0.05，则需要调查多少人？如果按比例分配，各层应分别抽取多少人？按最优分配，各层又应该分别抽取多少人？

已知 $p_1=0.04$，$p_2=0.40$，$p_3=0.20$，$p_4=0.10$，算得

$$p=\frac{35000\times0.04+25000\times0.40+50000\times0.20+10000\times0.10}{35000+25000+50000+10000}=0.187$$

$\delta=0.10p$，$\alpha=0.05$，将已知数据代入公式（12-15）算得

$$n=\frac{\left(\frac{35000}{120000}\sqrt{0.04\times0.96}+\frac{25000}{120000}\sqrt{0.40\times0.60}+\frac{50000}{120000}\sqrt{0.20\times0.80}+\frac{10000}{120000}\sqrt{0.10\times0.90}\right)^2}{\left(\frac{0.1\times0.187}{1.96}\right)^2+\left(\frac{\frac{35000}{120000}\times0.04\times0.96}{120000}+\ldots+\frac{\frac{10000}{120000}\times0.10\times0.90}{120000}\right)}$$

$=1368$

根据公式 $n_i=n\times\frac{N_i}{N}$，按比例分配抽样各层的抽取结果见表 12-3。

表 12-3 按比例分配抽样各层应抽取的人数

层	人口数（N_i）	抽样比例（N_i/N）	样本量（n_i）
1	35000	0.292	399
2	25000	0.208	285
3	50000	0.417	570
4	10000	0.083	114
合计	120000	1.000	1368

根据公式（12-16），按最优分配抽样，各层的抽取结果见表 12-4。

表 12-4 按最优分配抽样方法各层应抽取的人数

层	人口数 N_i	患病率 p_i	$q_i=1-p_i$	$\sqrt{p_iq_i}$	$N_i\sqrt{p_iq_i}$	$\frac{N_i\sqrt{p_iq_i}}{\sum N_i\sqrt{p_iq_i}}$	$n_i=n\frac{N_i\sqrt{p_iq_i}}{\sum N_i\sqrt{p_iq_i}}$
1	35000	0.040	0.96	0.196	6860	0.163	223
2	25000	0.400	0.60	0.490	12250	0.291	398
3	50000	0.200	0.80	0.400	20000	0.475	650
4	10000	0.100	0.90	0.300	3000	0.071	97
合计	120000	0.187	—	—	42110	1.000	1368

（三）整群抽样所需样本量的估算

从无限总体抽样时，按公式（12-17）或公式（12-18）估算。

估计总体均数的样本量估算公式如下：

$$k_0 = z_{\alpha/2}^2 \sum \frac{m_i^2(\bar{x}_i - \bar{x})}{(k_y - 1)\,\bar{m}^2\delta^2} \tag{12-17}$$

上式中，k_0 为无限总体应调查的群体数；k_y 为预调查的群体数；m_i 为预调查的群体中第 i 群调查人数；$\bar{m}$ 为 k_y 群的平均调查人数；$\bar{x}_i$ 为预调查的群体中第 i 群某项观察指标的均数；$\bar{x}$为 k_y 群该项观察指标的均数；δ 为容许误差。

估计总体率的样本量估算公式如下：

$$k_0 = z_{\alpha}^2 \sum \frac{m_i^2(p_i - p)}{(k_y - 1)\,\bar{m}^2\delta^2} \tag{12-18}$$

上式中，k_0 为无限总体应调查的群体数；k_y 为预调查的群体数；m_i 和 p_i 分别为预调查的群体中第 i 群调查人数和某事件的发生频率；$\bar{m}$ 和 p 分别为群的平均调查人数和平均发生频率；δ 为容许误差。

从有限总体抽样时，用公式（12-19）进行校正：

$$k_1 = k_0\left(1 - \frac{k_0}{K}\right) \tag{12-19}$$

上式中，k_1 为应调查的群体数，K 为所有的群体数。

例 12-16 为了解某市 40 岁以上人群高血压患病率，拟对全市 55 个街区采用整群抽样方法进行调查。随机预调查了 2 个街区：第一街区调查了 4180 人，发现高血压病人 1060 人，患病率为25.36%；第二街区调查了 4970 人，发现高血压病人 720 人，患病率为 14.49%。试问：需要调查几个街区（$\alpha = 0.05, \delta = 0.10$）？

已知 $\delta = 0.10$，$\bar{m} = (4180 + 4970)/2 = 4575$，$k_y = 2$，$K = 55$。计算两个街区的总患病率得：

$$p = (1060 + 720)/(4180 + 4970) = 0.1945$$

将上述数据代入公式（12-18）计算得

$$k_0 = \frac{1.96^2[4180^2 \times (0.2536 - 0.1945)^2 + 4970^2 \times (0.1449 - 0.1945)^2]}{(2-1) \times 4575^2 \times 0.1^2} = 2.24 \approx 3$$

因为该市为有限总体，$K = 55$，需要用公式（12-19）对估算的抽样群数 k_0 进行校正，得到校正后的抽样群数 k_1 为

$$k_1 = 3 \times \left(1 - \frac{3}{55}\right) = 2.84 \approx 3$$

故需抽样调查 3 个街区。

上面介绍了单纯随机抽样、分层抽样和整群抽样的样本量估计方法。对系统抽样而言，抽样间隔不同，其抽样误差也不同，故系统抽样尚无专用的样本量估计公式，往往按单纯随机抽样方法估计样本量。而对多阶段抽样而言，设计一般较为复杂，要想得到精确的方差估

计公式很困难,尤其是多种抽样方法结合使用时。单独按上述各类方法估算的样本量一般偏小,可以采用设计效应(design effect,Deff)进行调整。首先使用单纯随机抽样方法估算样本量,再在此基础上采用设计效应进行调整,即样本量为 $n \times \mathrm{Deff}$ 值。

此外,上述讨论的是单项调查指标样本量的估计,在实际工作中往往要对同一观察对象调查多项指标,因此需要对各项指标分别估计样本量后再加以综合判定。如能在经费预算范围内满足最大样本量的要求,则取最大样本量作为共同的样本量。若部分指标所需样本量过大,难以满足,则可适当降低对精度的要求,以减少样本量,或者放弃一些次要指标,以集中人力和财力,保证重点指标。

【知识点】

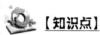

(1) 实验研究有三个基本要素,即受试对象、处理因素和实验效应。受试对象的选择应有明确的纳入标准和排除标准,以保证同质性和代表性。处理因素在实验实施过程中要标准化。实验效应尽可能选择客观指标,要考虑指标的灵敏性和特异性。除处理因素会影响实验效应外,很多非处理因素也会影响实验效应。

(2) 实验研究必须遵循三个基本原则,即对照原则、随机化原则和重复原则。常用的对照形式包括空白对照、实验对照、安慰剂对照、标准对照、相互对照、自身对照、历史对照等。选用何种对照形式要根据实际研究的专业背景来决定。随机化原则可使非处理因素在各对比组间的分布均衡,保证了对比组间齐同、可比。常用的随机化分配方法包括完全随机化和区组随机化。重复原则多指实验研究需要一定的样本量。

(3) 常用的实验设计类型包括完全随机设计、配对设计、随机区组设计、交叉设计和析因设计等。

(4) 临床试验以人为研究对象,试验过程中易产生多种偏倚,因此多采用随机对照双盲试验。数据分析应采用意向性原则,需要事先定义全分析集、符合方案集和安全集。根据研究目的,临床试验可分为优效性试验、等效性试验和非劣效试验。不同的试验对应不同的统计推断方法。

(5) 调查研究又称观察性研究,通常是在对研究事物或现象不太了解或在研究的初始阶段进行的。它只是客观地观察和记录调查对象的真实情况,既不能人为施加干预措施,也不能将调查对象随机分组。所以,研究中干扰因素很难控制,有时还会影响到因果结论的推断。

(6) 调查研究根据调查涉及的研究对象范围可划分为全面调查和抽样调查。抽样调查又可划分为概率抽样调查及非概率抽样调查。根据调查涉及的时间可划分为横断面(现况)调查、病例对照研究及队列研究。

(7) 不论应用哪种方法进行调查研究,都需要事先制订一个周密、完善的调查设计方案。这样才能保证研究的真实性,达到调查研究的目的。通常,调查设计的基本内容包括明确调查目的和指标、确定调查对象和观察单位、选择调查方法、估计样本大小、编制调查表、评价问卷的信度和效度、制订资料的收集计划、制订资料的整理与分析计划和制订调查的组织实施方案。

(8) 抽样方法分为概率抽样和非概率抽样。所谓概率抽样,是指总体中每个研究对象都有被抽中的可能,任何一个对象被抽中的概率是已知的或可计算的。概率抽样是调查设计中常用的抽样方法,包括单纯随机抽样、系统抽样、分层抽样及整群抽样。非概率抽样是指每个个体被抽样抽中的概率是未知的和无法计算的,主要是依据研究者的主观意愿或是否方便等条件来抽取调查对象。非概率抽样主要用于无法确知总体的调查研究,常用方法包括方便抽样、雪球抽样、立意抽样、配额抽样及空间抽样等。

(9) 影响调查研究质量、造成研究结果偏离真实情况的原因主要有两个方面:一是随机误差;二是系统误差,即偏倚。研究者应尽可能采取措施减少这两类误差的发生,以提高研究的精确性和真实性。

(10) 样本量是指抽样研究中每个样本所包含的观察单位的数量。估计样本量的目的是在保证一定精度和检验效能的前提下,确定最少的观察单位数。

(11) 样本量估计的前提条件:假设检验的Ⅰ型错误概率 α 或区间估计中的可信度 $1-\alpha$;假设检验的Ⅱ型错误概率 β 或检验效能 $1-\beta$;观察指标的总体标准差 σ 或总体概率 π;容许误差或差值 δ。

(12) 样本量的估计公式和方法众多,计算也较为复杂,估计结果常因研究目的、资料性质、处理组数、比较的参数种类以及估计方法与公式等的不同而异。

练 习 题

一、最佳选择题

1. 下列关于实验研究的三个基本要素的叙述,不正确的是________。

A. 受试对象应有明确的纳入和排除标准

B. 处理因素在实验过程中应保持一致

C. 尽量选择客观的效应指标

D. 实验效应指标要有一定的灵敏性和特异性

E. 临床试验中不能选择主观效应指标

2. 下列关于实验研究的三个基本原则的叙述,不正确的是________。

A. 实验研究中必须设立对照

B. 各比较组间必须齐同、可比

C. 随机化分配可保证各组间样本量相等,检验效能更高

D. 随机化分配可保证各组间非处理因素均衡、可比

E. 实验研究需要一定的样本量

3. 临床试验常采用盲法进行研究的目的是________。

A. 使非处理因素在各组间分布均衡

B. 使各对比组间齐同、可比

C. 使研究具有较高的检验效能

D. 消除受试者或观察者主观因素对研究结果产生偏倚

E. 更符合伦理学要求

4. 以下抽样方法属于非概率抽样的是________。

A. 单纯随机抽样　　B. 系统抽样　　C. 配额抽样

D. 分层抽样　　E. 整群抽样

5. 在调查研究中,确定调查项目研究对象的依据是________。

A. 工作方便　　B. 研究者的主观意愿　　C. 研究对象所能提供的信息

D. 研究的目的所决定的预期分析指标　　E. 任意选择

6. 下列关于样本量估计的描述,正确的是________。

A. 经济条件允许的情况下,尽可能增大样本量

B. 调查时间允许的情况下,尽可能增大样本量

C. 根据实际情况确定样本量

D. 不必估计,尽量调查整个总体

E. 其目的是在保证一定精度和检验效能的前提下,确定最少的观察单位数

二、简述题

1. 简述实验研究的基本要素和基本原则。

2. 简述完全随机设计和随机区组设计的概念及优缺点。

3. 在调查研究的设计阶段,控制研究质量的措施主要包括哪些?

4. 估计样本量时需要考虑哪些前提条件?

三、计算分析题

1. 为研究利血平对小鼠脑中去甲肾上腺素的影响,研究者将20只小鼠随机分为两组,第一组用利血平,第二组用蒸馏水。治疗一个疗程后测量小鼠脑中去甲肾上腺素水平。请分析该实验设计的类型及实验设计中的三个基本要素,并将20只小鼠随机分组。

2. 为了解高温作业工人的心率是否高于一般人群,某研究者随机抽取了10名高温作业工人做预试验,测得其标准差 $S=6.2$ 次/分。若高温作业工人的心率高于一般人群3.0次/分才有专业意义,试问:$\alpha=0.05$,$\beta=0.10$ 时,需要多大样本量?

3. 欲调查某中学学生的近视眼患病情况,已知该校有学生2000人,邻近中学学生的近视眼患病率为40%。若采用单纯随机抽样,允许误差不超过 0.10π,α 取0.05,则需要调查多少人?

第十三章　生存分析

有些临床或队列研究常需要对患者进行随访观察，例如患者从手术后到康复出院和出院后定期的随访，通过记录各个时点上终点事件或者结局的发生情况来评价临床或者手术疗效差异。在比较不同疗法的疗效时，不仅要考虑是否有效，还要考虑患者的治疗时间或者存活时间长短的影响。例如，采用甲、乙两种方法治疗某病，虽然两种方法的治愈率均为70%，但不能简单地认为两种药物的疗效相同。如果采用甲药治疗的患者需要平均5天治愈或出院，而乙药则需要平均10天才能治愈或出院，则综合治愈率和治疗时间考虑，应该认为甲药比乙药的疗效好。既要考虑结局或事件的发生，也要考虑发生所经历的时间长短，类似这样的数据被称为生存数据或随访数据。这类数据需要用专门的统计方法进行分析处理，这种方法就是生存分析（survival analysis）。

第一节　生存数据的特点和基本概念

下面通过一个实例来说明生存数据的特点和基本概念。

例 13-1　为了研究恶性胆道梗阻患者的生存时间及其影响因素，研究人员随访收集了1995年1月1日到1997年12月31日95例住院患者的生存数据，随访至患者死亡，研究截止时间为1998年12月31日。记录了起点事件（即手术）日期、随访截止日期、终点结局（死亡为“1”、删失为“0”）、支架类型（金属支架为“1”、塑料内涵管为“0”）、性别（男为“1”、女为“0”）、是否有并发症（无为“0”，有为“1”）、肿瘤体积等信息，结果见表13-1。

表 13-1　95 名恶性胆道梗阻患者的随访数据

ID	起点日期	随访截止日期	随访时间/d	终点结局	支架类型	性别	并发症	肿瘤体积/cm^3
1	1995-09-20	1996-03-24	186	1	1	1	0	6.20
2	1997-12-17	1997-12-23	6	0	1	1	1	35.75
3	1996-06-12	1996-08-29	78	0	1	1	0	70.00
4	1995-01-21	1995-07-20	180	0	1	0	1	28.20
5	1996-11-02	1997-06-14	224	0	1	1	0	0.27

续表

ID	起点日期	随访截止日期	随访时间/d	终点结局	支架类型	性别	并发症	肿瘤体积/cm^3
6	1997-03-24	1997-10-06	196	0	1	1	0	0.84
7	1997-10-19	1998-05-14	207	0	1	1	0	7.44
8	1996-11-15	1997-07-15	242	0	1	1	0	3.71
9	1995-04-03	1995-11-05	216	0	1	0	0	1.68
10	1997-07-11	1997-10-05	86	0	1	1	0	7.36
11	1995-11-27	1996-07-24	240	0	1	1	0	9.00
12	1995-07-12	1995-12-15	156	0	1	1	0	35.00
13	1996-08-05	1997-06-03	302	1	1	1	0	20.00
14	1997-12-06	1998-12-31	390	0	1	1	0	8.64
15	1997-12-31	1998-12-31	365	0	1	0	0	14.28
16	1995-06-03	1995-06-06	3	0	1	1	0	7.68
17	1996-06-27	1997-07-27	395	1	1	1	0	1.44
18	1997-05-11	1997-05-19	8	0	1	1	1	15.00
19	1995-09-17	1995-11-06	50	1	1	1	0	15.81
20	1995-06-17	1996-05-17	335	1	1	0	0	40.50
21	1995-09-10	1996-08-12	337	1	1	1	0	12.00
22	1996-12-09	1997-04-27	139	1	1	1	1	24.00
23	1995-12-06	1996-04-04	120	1	1	0	0	9.92
24	1995-09-07	1996-09-01	360	1	1	1	0	0.54
25	1997-10-25	1998-01-30	97	1	1	1	0	5.04
26	1995-05-04	1995-06-11	38	1	1	1	1	8.82
27	1995-06-12	1995-08-28	77	1	1	1	0	178.02
28	1997-01-03	1997-07-12	190	1	1	1	0	58.76
29	1997-07-03	1998-02-15	227	1	1	1	1	2.52
30	1996-12-12	1997-01-17	36	0	1	1	1	7.44
31	1995-12-21	1996-01-04	14	0	1	1	0	16.43
32	1997-06-19	1997-07-05	16	0	1	1	0	7.14
33	1997-07-21	1997-08-25	35	0	1	1	0	30.80
34	1996-11-07	1997-04-15	159	1	1	0	0	15.81
35	1995-08-10	1995-09-22	43	1	1	0	0	16.96
36	1995-09-20	1995-10-30	40	1	1	1	0	13.50
37	1996-06-14	1997-05-17	337	1	1	1	1	7.50
38	1995-10-04	1997-01-01	455	1	1	1	0	9.60

续表

ID	起点日期	随访截止日期	随访时间/d	终点结局	支架类型	性别	并发症	肿瘤体积/cm^3
39	1995-08-27	1996-08-03	342	1	1	0	1	13.02
40	1997-11-27	1998-05-06	160	1	1	1	1	2.40
41	1996-11-22	1998-02-10	445	1	1	0	0	8.58
42	1996-12-04	1997-09-14	284	1	1	1	0	4.41
43	1996-09-05	1996-10-01	26	0	1	1	0	22.68
44	1996-12-06	1997-08-21	258	1	1	1	0	29.60
45	1997-11-06	1998-09-14	312	1	1	1	1	13.33
46	1996-04-25	1997-11-21	575	1	1	0	0	19.80
47	1997-02-26	1998-03-11	378	1	1	1	0	6.30
48	1997-04-06	1997-07-03	88	0	1	1	1	25.08
49	1997-07-04	1998-02-13	224	1	1	1	0	25.01
50	1997-04-12	1997-08-14	124	1	1	1	0	8.68
51	1997-12-21	1998-02-17	58	0	1	1	1	8.14
52	1997-07-10	1997-12-03	146	1	1	0	0	9.03
53	1997-06-24	1997-12-19	178	1	1	1	0	4.41
54	1997-06-03	1997-10-01	120	1	1	0	0	0.60
55	1996-05-07	1997-05-23	381	1	1	1	0	9.00
56	1995-05-30	1996-01-09	224	1	1	1	0	7.25
57	1997-07-15	1997-10-13	90	1	1	1	0	46.36
58	1996-01-07	1996-07-14	189	1	1	1	0	6.72
59	1997-09-04	1998-03-03	180	1	1	1	0	8.64
60	1995-05-16	1996-05-02	352	1	1	1	0	8.40
61	1995-09-07	1996-06-13	280	1	1	0	0	20.16
62	1996-02-25	1996-02-26	1	0	0	1	1	4.41
63	1997-07-29	1997-10-27	90	1	0	1	1	7.50
64	1997-03-05	1997-05-04	60	1	0	1	1	9.20
65	1995-07-08	1995-10-06	90	0	0	1	1	4.00
66	1995-05-17	1995-06-14	28	0	0	0	1	2.25
67	1997-11-09	1998-10-05	330	1	0	0	1	3.84
68	1995-05-13	1995-06-18	36	1	0	0	0	51.84
69	1996-05-08	1996-07-14	67	1	0	1	1	25.00
70	1995-01-01	1995-11-13	316	1	0	0	1	2.38
71	1995-07-02	1996-07-15	379	1	0	1	0	3.90

续表

ID	起点日期	随访截止日期	随访时间/d	终点结局	支架类型	性别	并发症	肿瘤体积/cm^3
72	1997-06-03	1997-10-16	135	1	0	1	0	11.10
73	1996-05-03	1996-08-10	99	1	0	1	0	25.64
74	1997-12-04	1998-03-27	113	1	0	1	0	5.76
75	1997-02-25	1997-06-02	97	1	0	1	1	24.00
76	1997-02-28	1997-06-02	94	1	0	0	1	9.90
77	1995-06-06	1995-11-04	151	1	0	0	1	3.45
78	1996-11-25	1996-12-23	28	1	0	1	1	30.00
79	1996-10-14	1996-11-12	29	1	0	1	0	28.62
80	1995-01-18	1995-07-11	174	1	0	1	1	7.29
81	1995-06-01	1995-07-28	57	1	0	1	1	13.50
82	1995-05-03	1996-04-27	360	1	0	1	1	2.40
83	1996-08-06	1996-10-13	68	1	0	1	0	30.25
84	1997-11-18	1997-12-02	14	0	0	1	0	77.35
85	1997-08-28	1997-09-25	28	0	0	1	0	31.92
86	1996-08-23	1996-10-10	48	1	0	1	1	4.42
87	1995-05-26	1995-10-01	128	1	0	1	1	10.92
88	1997-01-20	1997-02-14	25	0	0	1	1	4.64
89	1997-10-15	1997-10-29	14	0	0	1	1	7.44
90	1997-11-21	1997-12-22	31	0	0	1	1	48.91
91	1996-01-01	1996-01-07	6	0	0	1	1	30.00
92	1995-10-05	1996-02-12	130	1	0	0	0	8.40
93	1996-07-26	1996-11-15	112	1	0	1	0	13.02
94	1996-02-18	1996-11-17	273	1	0	0	0	1.80
95	1997-12-01	1998-02-20	81	1	0	1	0	5.04

1. 生存时间

生存时间(survival time)是起点事件(starting event)与终点事件(outcome event)之间的时间间隔,常用符号"T"表示。狭义的生存时间指患某种疾病的患者从发病到死亡所经历的时间,广义的生存时间定义为从某种起始事件到终点事件所经历的时间。本章为了叙述方便,将终点事件称为"死亡"。例13-1中恶性胆道梗阻患者的起点事件是手术放支架,终点事件是死亡,而起点和终点事件之间的间隔就是生存时间,单位是"天"。其他的例子如急性白血病患者从治疗开始到复发为止之间的缓解期、接触有害物质到发病的时间、从患者入院治疗到康复出院的时间等。生存分析中最基本的问题就是计算生存时间,因此要明确规定随访的起点、终点及时间的测度单位(如小时、日、月、年等)。

2. 删失

例 13-1 中,终点结局会有两种结果:一种是如表 13-1 中 ID 为“1”的患者,在随访截止时患者死亡(即结局为“1”),这种能从起点一直随访观察至终点事件(死亡)发生的数据被称为完整数据。另一种是如表 13-1 中 ID 为“2”的患者,随访截止时患者未被观察到死亡(即结局为“0”),或者说死亡可能会发生在该患者随访截止之后,该类数据被称为右删失数据(在本章中简称为删失数据)。观察到死亡发生的称为生存时间,否则称为删失时间。

删失产生的原因有随访对象(患者)失访(如患者搬迁导致失去联系)、中途退出治疗或其他原因死亡(如车祸)等,这些导致事先规定的终点事件(死亡)无法在研究期间被观察到,如表 13-1 中 ID 为“2”“3”等患者。除此之外,另一种删失是患者在研究期间一直能被观察到,但到研究截止时,终点事件(死亡)依然未发生,如表 13-1 中 ID 为“14”“15”的患者。

3. 死亡概率和生存概率

死亡概率(mortality probability)是指在某段时间开始时存活的患者在该段时间内死亡的可能性,记为 q。如果在该段时间内无删失数据,则其计算公式为

$$q=\frac{\text{该人群某时段总死亡例数}}{\text{该人群同时段的期初观察例数}}$$

生存概率(survival probability)是指在某段时间开始时存活的患者至该段时间结束时仍存活的可能性,记为 p。对于一般情况,$p=1-q$。如果在该段时间内无删失数据,则其计算公式为

$$p=\frac{\text{某人群活过某时段例数}}{\text{某人群同时段的期初观察例数}}=1-q$$

4. 生存率

生存率(survival rate)是指患者经历 t 时间后仍存活的概率,也称为生存函数,用 $S(t)$ 表示。令 T 为患者的生存时间(即死亡发生的时间),则生存率函数定义为

$$S(t)=P(T\geqslant t) \tag{13-1}$$

如果没有删失,则生存函数为

$$S(t)=\frac{\text{活到 } t \text{ 时刻的患者例数}}{\text{研究开始时的患者总例数}} \tag{13-2}$$

如果有删失,则公式(13-2)不再适用,须按下式进行计算:

$$S(t_k)=P(T\geqslant t_k)=p_1\cdot p_2\cdot\cdots\cdot p_k \tag{13-3}$$

上式中,$p_1,p_2,\cdots,p_k$ 分别表示$(0,t_1]$,$(t_1,t_2]$,$\cdots$,$(t_{k-1},t_k]$时段的生存概率。由此可以发现,生存率是多个时段生存概率的累积,因此生存率也称为累积生存概率(cumulative probability of survival)。

5. 生存曲线和中位生存时间

生存曲线(survival curve)是指以随访时间为横轴,生存率为纵轴,将各个时点的生存率连接在一起的曲线图。生存曲线一般是一个递减的台阶式曲线。

中位生存时间(median survival time)又称中数生存期、半数生存期,是指当生存率等于 0.5 时所对应的生存时间点,表示只有 50% 的个体可以活这么长时间。中位生存时间是生存分析中最常用的描述统计量,其计算方法主要有生存曲线图解法和线性内插法。要注意:

中位生存时间一般不等于生存时间的中位数。

第二节　生存率的估计和生存曲线

生存率(即累积生存概率)的计算可采用乘积极限法(product limited method)。该方法是由 Kaplan 和 Meier 于 1958 年提出的,因此常被称为 Kaplan-Meier 法。该法直接用概率乘法的原理来计算生存率,不需要对数据分布做任何假设,所以属于非参数方法。通常用生存曲线来描述生存率的估计值和趋势。下面根据实例来说明生存率的计算和生存曲线的绘制方法。

例 13-2　为了比较不同疗法治疗白血病患者的情况,现随机将 44 例患者分成两组,A 组 25 例,B 组 19 例,终点事件为死亡,具体生存时间(天)数据如下:

A 组:4,5,9,10,11,12,13,20 + ,23,28,28,28,29,31,32,37,41,41,57,62,74,100,139,258 + ,269 + ;

B 组:10,18,20,20 + ,22,24,48,70,75,99,103,161 + ,162,169,195,199 + ,217 + ,220,245 + 。

上述数据中带" + "号的为删失时间。用 Kaplan-Meier 法计算 A 组的生存率,并绘出其对应的生存曲线。

例 13-2 生存分析具体步骤如下:

(1) 将生存时间按从小到大的顺序排列,见表 13-2 第(2)栏,第(1)栏为编号。

(2) 列出各个时间点的死亡数 d_i[表 13-2 第(3)栏]和删失数 c_i[表 13-2 第(4)栏]、各 t_i 时点的期初例数 n_i[表 13-2 第(5)栏]。

(3) 计算各 t_i 时刻的死亡概率 $q_i = d_i/n_i$[表 13-2 第(6)栏]。例如,生存时间为 10 d 时,死亡概率为 $q_4 = 1/22 = 0.0455$。

(4) 计算各 t_i 时刻的生存概率 $p_i = 1 - q_i$[表 13-2 第(7)栏]。例如,生存时间为 10 d 时,生存概率为 $p_4 = 1 - 0.0455 = 0.9545$。

(5) 计算各 t_i 时刻的生存率,即各时间点生存概率的乘积:$S(t_i) = p_1 \times p_2 \times \cdots \times p_i$[表 13-2 第(8)栏]。例如,生存时间为 10 d 时,生存率为 $S(10) = \frac{24}{25} \times \frac{23}{24} \times \frac{22}{23} \times \frac{21}{22} = \frac{21}{25} = 0.8400$。

(6) 最后一列[表 13-2 第(9)栏]是各 t_i 时刻生存率的标准误,其计算公式为

$$\mathrm{SE}[S(t_i)] = S(t_i) \times \sqrt{\sum_{j=1}^{i} \frac{d_j}{n_j(n_j - d_j)}} \tag{13-4}$$

在大样本下生存率近似服从正态分布,则对应总体生存率的 100(1 - α)% 可信区间为

$$S(t_i) \pm z_{\alpha/2} \times \mathrm{SE}[S(t_i)] \tag{13-5}$$

(7) 以生存时间 t_i 为横轴,生存率为纵轴,绘制生存曲线(图 13-1),用以描述其生存过

程。可以根据两条生存曲线的高低,直观地比较不同治疗方式之间的生存过程。

表 13-2　Kaplan-Meier 法计算 A 组生存率

序号 i(1)	时间/d t_i(2)	死亡数 d_i(3)	删失数 c_i(4)	期初例数 n_i(5)	死亡概率 q_i(6)	生存概率 p_i(7)	生存率 $\hat{S}(t_i)$(8)	生存率标准误 $SE[\hat{S}(t_i)]$(9)
1	4	1	0	25	0.0400	0.9600	0.9600	0.0392
2	5	1	0	24	0.0417	0.9583	0.9200	0.0543
3	9	1	0	23	0.0435	0.9565	0.8800	0.0650
4	10	1	0	22	0.0455	0.9545	0.8400	0.0733
5	11	1	0	21	0.0476	0.9524	0.8000	0.0800
6	12	1	0	20	0.0500	0.9500	0.7600	0.0854
7	13	1	0	19	0.0526	0.9474	0.7200	0.0898
8	20	0	1	18	0.0000	1.0000	0.7200	0.0898
9	23	1	0	17	0.0588	0.9412	0.6776	0.0940
10	28	3	0	16	0.1875	0.8125	0.5506	0.1010
11	29	1	0	13	0.0769	0.9231	0.5082	0.1017
12	31	1	0	12	0.0833	0.9167	0.4659	0.1017
13	32	1	0	11	0.0909	0.9091	0.4235	0.1009
14	37	1	0	10	0.1000	0.9000	0.3812	0.0993
15	41	2	0	9	0.2222	0.7778	0.2965	0.0936
16	57	1	0	7	0.1429	0.8571	0.2541	0.0893
17	62	1	0	6	0.1667	0.8333	0.2118	0.0838
18	74	1	0	5	0.2000	0.8000	0.1694	0.0770
19	100	1	0	4	0.2500	0.7500	0.1271	0.0684
20	139	1	0	3	0.3333	0.6667	0.0847	0.0572
21	258	0	1	2	0.0000	1.0000	0.0847	0.0572
22	269	0	1	1	0.0000	1.0000	0.0847	0.0572

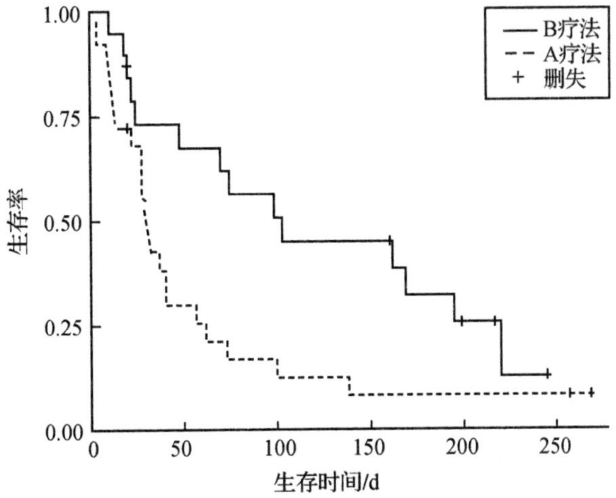

图 13-1　两种治疗方法的生存曲线

（8）中位生存时间即生存曲线(图 13-1)中生存率等于 0.5 时对应的 X 轴生存时间，但该图示法很难得到一个较精确的估计值。因此一般可以用生存率表(表 13-2)估计，若生存率恰好有等于 0.5 时对应的生存时间，则该时间即中位生存时间；若表中生存率没有直接等于 0.5 的，则可以将生存率降到 0.5 以下的首个生存时间作为中位生存时间，如本例表 13-2 中 $S(29)=0.5082$ 和 $S(31)=0.4659$，所以中位生存时间是 31 天。另外一种方法是进行线性内插估计，对应的中位生存时间为 $\frac{S(29)-0.5}{S(29)-S(31)}\times 31+\frac{0.5-S(31)}{S(29)-S(31)}\times 29=29.3877$。

第三节　生存率的比较——log-rank 检验

医学研究经常需要评价不同治疗或干预方式之间的效果差异，而生存数据评价指标通常是生存率，因此需要对不同情况下的生存率进行统计检验。log-rank 检验是生存数据中最常用的假设检验方法，其基本思想是实际死亡数与期望死亡数之间的比较。该方法不要求生存数据服从任何统计分布，仅要求每个观察对象的资料是独立的，故其应用范围较广，是一种非参数分析方法。它适用于两组及多组生存率之间的比较。下面只介绍两组生存率之间的比较方法。

例 13-3　试比较例 13-2 两种疗法治疗白血病后的生存率有无差异。

具体分析步骤如下：

（1）建立检验假设。

$H_0: S_1(t)=S_2(t)$，即两种疗法的总体生存率相同；

$H_1: S_1(t)\neq S_2(t)$，即两种疗法的总体生存率不相同。

检验水准 $\alpha=0.05$。

（2）计算检验统计量。

① 将两组资料混合后统一排序。n_{1i}、n_{2i}分别表示两组观察的期初患者数，$n_i=n_{1i}+n_{2i}$，为合计的期初患者总数。将这两组的生存时间按由小到大的顺序统一排序列于表 13-3，d_{1i}、d_{2i}分别表示两组在生存时间上的死亡人数，两组的合计死亡人数为 $d_i=d_{1i}+d_{2i}$，c_{1i}、c_{2i}分别表示两组的删失数据。n_{1i}、d_{1i}、c_{1i}和 n_{2i}、d_{2i}、c_{2i}等数据值分别见表 13-3 第(3)、(4)、(5)栏和第(7)、(8)、(9)栏，合计数据 n_i、d_i 见表 13-3 第(11)、(12)栏。不同时间点的期初人数等于其前一个生存时间的期初人数减去死亡人数与删失人数。

表 13-3 两组生存率比较的 log-rank 检验计算表

序号	时间/d	A 疗法				B 疗法				合计	
i(1)	t_i(2)	n_{1i}(3)	d_{1i}(4)	c_{1i}(5)	T_{1i}(6)	n_{2i}(7)	d_{2i}(8)	c_{2i}(9)	T_{2i}(10)	n_i(11)	d_i(12)
1	4	25	1	0	0.5682	19	0	0	0.4318	44	1
2	5	24	1	0	0.5581	19	0	0	0.4419	43	1
3	9	23	1	0	0.5476	19	0	0	0.4524	42	1
4	10	22	1	0	1.0732	19	1	0	0.9268	41	2
5	11	21	1	0	0.5385	18	0	0	0.4615	39	1
6	12	20	1	0	0.5263	18	0	0	0.4737	38	1
7	13	19	1	0	0.5135	18	0	0	0.4865	37	1
8	18	18	0	0	0.5000	18	1	0	0.5000	36	1
9	20	18	0	1	0.5143	17	1	0	0.4857	35	1
10	20	17	0	0	0.0000	16	0	1	0.0000	33	0
11	22	17	0	0	0.5313	15	1	0	0.4688	32	1
12	23	17	1	0	0.5484	14	0	0	0.4516	31	1
13	24	16	0	0	0.5333	14	1	0	0.4667	30	1
14	28	16	3	0	1.6552	13	0	0	1.3448	29	3
15	29	13	1	0	0.5000	13	0	0	0.5000	26	1
16	31	12	1	0	0.4800	13	0	0	0.5200	25	1
17	32	11	1	0	0.4583	13	0	0	0.5417	24	1
18	37	10	1	0	0.4348	13	0	0	0.5652	23	1
19	41	9	2	0	0.8182	13	0	0	1.1818	22	2
20	48	7	0	0	0.3500	13	1	0	0.6500	20	1
21	57	7	1	0	0.3684	12	0	0	0.6316	19	1
22	62	6	1	0	0.3333	12	0	0	0.6667	18	1
23	70	5	0	0	0.2941	12	1	0	0.7059	17	1
24	74	5	1	0	0.3125	11	0	0	0.6875	16	1
25	75	4	0	0	0.2667	11	1	0	0.7333	15	1
26	99	4	0	0	0.2857	10	1	0	0.7143	14	1
27	100	4	1	0	0.3077	9	0	0	0.6923	13	1
28	103	3	0	0	0.2500	9	1	0	0.7500	12	1
29	139	3	1	0	0.2727	8	0	0	0.7273	11	1
30	161	2	0	0	0.0000	8	0	1	0.0000	10	0
31	162	2	0	0	0.2222	7	1	0	0.7778	9	1
32	169	2	0	0	0.2500	6	1	0	0.7500	8	1

续表

序号	时间/d	A 疗法				B 疗法				合计	
i(1)	t_i(2)	n_{1i}(3)	d_{1i}(4)	c_{1i}(5)	T_{1i}(6)	n_{2i}(7)	d_{2i}(8)	c_{2i}(9)	T_{2i}(10)	n_i(11)	d_i(12)
33	195	2	0	0	0.2857	5	1	0	0.7143	7	1
34	199	2	0	0	0.0000	4	0	1	0.0000	6	0
35	217	2	0	0	0.0000	3	0	1	0.0000	5	0
36	220	2	0	0	0.5000	2	1	0	0.5000	4	1
37	245	2	0	0	0.0000	1	0	1	0.0000	3	0
38	258	2	0	1	0.0000	0	0	0	0.0000	2	0
39	269	1	0	1	0.0000	0	0	0	0.0000	1	0
合计	—	—	22	3	15.5982	—	14	5	20.4018	—	36

② 计算各组的期望死亡数。$T_{1i}=n_{1i}\times\frac{d_i}{n_i}$，$T_{2i}=n_{2i}\times\frac{d_i}{n_i}$，$T_{1i}$、$T_{2i}$分别表示两组对应的某个生存时间上的期望死亡数。例如，在生存时间为 4 d 时，A 组的期初患者人数为 25，两组对应合计死亡人数为 1，合计的期初患者人数为 44，则 A 组的期望死亡数 $T_{11}=25\times1/44=0.5682$；$B$ 组的期望死亡数 $T_{21}=19\times1/44=0.4318$。两组的期望死亡人数分别列于表 13-3 的第(6)栏和第(10)栏。

③ 求各组的期望死亡人数之和。将第(6)、第(10)栏分别求和得各组的期望死亡数之和，A 组期望死亡总数为 15.5982，B 组期望死亡总数为 20.4018。对两组实际的死亡数统计可见，A 组实际死亡 22 例，B 组实际死亡 14 例。

④ 计算检验统计量χ^2 值。χ^2 值的近似法计算公式为

$$\chi^2=\sum_g\frac{(D_g-T_g)^2}{T_g},\quad \nu=2-1=1 \tag{13-6}$$

上式中，g 为组号($g=1,2$)，D_g 和 T_g 分别为第 g 组的实际死亡数和期望死亡总数。在无效假设下，该统计量服从自由度 ν 为 1(ν = 组数 − 1)的χ^2 分布。

$$\chi^2=\frac{(22-15.5982)^2}{15.5982}+\frac{(14-20.4018)^2}{20.4018}=4.636$$

(3) 查界值表，下结论。

$\nu=1$，查χ^2 界值表得 $P<0.05$。按 $\alpha=0.05$ 水准，拒绝 H_0，接受 H_1，可以认为采用两种方法治疗后病人的生存率有统计学差异。同时结合生存曲线(图 13-1)可以看出，B 疗法的生存率相对更高，说明 B 疗法的治疗效果更好。

两组生存率的比较方法有近似法和精确法两种。上述方法是近似法，其计算较为简便。两种方法的计算步骤相同，只是计算统计量的方法不同，精确法计算χ^2 统计量的分母是对应的方差估计，一般统计软件中常用精确法进行计算。两种方法的结果在样本例数较少时稍有不同，近似法的结果稍微有些保守。该例采用计算机软件精确法的计算结果是：$\chi^2=4.951$，$P=0.026$。

第四节　Cox 比例风险回归模型

Kaplan-Meier 法提供生存率的估计，给出了最基本的生存数据描述，log-rank 检验提供了组间生存率比较的统计推断方法，也就是单因素分析。生存数据同样也是一个多变量的数据，如例 13-1，不仅有不同支架的治疗方法，而且还有伴随的性别、年龄、住院天数、是否有并发症和肿瘤体积等信息，因此需要考虑多个协变量的影响。由于生存数据中包含有删失数据，用前面一般回归模型难以解决，因此 1972 年英国统计学家 D. R. Cox 提出了比例风险回归模型（proportional hazard regression model），简称 Cox 回归。

一、Cox 回归的基本形式

Cox 回归不直接分析生存函数 $S(t,\boldsymbol{X})$ 与协变量的关系，而是用风险率函数 $h(t,\boldsymbol{X})$ 作为应变量。模型的基本形式是

$$h(t,\boldsymbol{X})=h_0(t)\exp(\beta' X)=h_0(t)\exp(\beta_1X_1+\beta_2X_2+\cdots+\beta_pX_p) \qquad (13\text{-}7)$$

公式(13-7)是具有 p 维协变量 $\boldsymbol{X}$ 的个体在时刻 t 时的风险率函数。其中，t 表示估计时间，$\boldsymbol{X}=(X_1,X_2,\cdots,X_p)'$表示与生存时间可能有关的协变量。其中的协变量可能是定量的或定性的，在整个观察期间内它不随时间的变化而变化。$h_0(t)$是所有风险因素为 0 时的基线风险率，一般是未知的，但假设与 $h(t,\boldsymbol{X})$是呈比例关系的。$\boldsymbol{\beta}=(\beta_1,\beta_2,\cdots,\beta_p)'$为 Cox 回归的回归系数，须根据实际数据来估计。

Cox 回归公式(13-7)的右侧可分为两部分：一部分是基线风险函数 $h_0(t)$，其分布与形状无明确的假定，具有非参数的特点；另一部分是指数部分，其协变量效应具有参数模型形式，回归系数可以通过样本的实际观察值来估计。由于 Cox 回归由非参数和参数两部分组成，故又称为半参数模型。

公式(13-7)可以转换为另外一种形式：

$$\frac{h(t,\boldsymbol{X})}{h_0(t)}=\exp(\beta_1X_1+\beta_2X_2+\cdots+\beta_pX_p)$$

上式中，β_j 与风险函数 $h(t,\boldsymbol{X})$之间有如下关系：① $\beta_j>0$，则 X_j 取值越大，$h(t,\boldsymbol{X})$的值越大，表示病人死亡（或发生终点事件）的风险越大。② $\beta_j=0$，则 X_j 的取值对 $h(t,\boldsymbol{X})$没有影响。③ $\beta_j<0$，则 X_j 取值越大，$h(t,\boldsymbol{X})$的值越小，表示病人死亡的风险越小。

假设存在一个暴露风险因素 X_1，在暴露组取值为 1，否则取值为 0，经过计算得回归系数估计值 b_1 等于 2.201，则暴露组的风险函数为

$$h(t,X_1=1)=h_0(t)\exp(\beta_1X_1=1)=h_0(t)\exp(\beta_1\times 1)=2.201\times h_0(t)$$

非暴露组的风险函数为

$$h(t,X_1=0)=h_0(t)\exp(\beta_1X_1=0)=h_0(t)\exp(\beta_1\times 0)=h_0(t)$$

二者的比值为

$$\frac{h(t,X_1=1)}{h(t,X_1=0)}=\exp(\beta_1)=e^{2.201}=9.034$$

即暴露组病人的死亡风险是非暴露组的9.034倍。此值叫作风险比(hazard ratio,HR),是一个与时间无关的量,即

$$\frac{h(t,\boldsymbol{X})}{h(t,\boldsymbol{X}^*)}=\exp[\beta(\boldsymbol{X}-\boldsymbol{X}^*)] \tag{13-8}$$

上式中,$\boldsymbol{X}$ 和 $\boldsymbol{X}^*$ 分别表示两个个体所具有的协变量。当协变量 $\boldsymbol{X}_j$ 取值为0、1时,按公式(13-8),其对应的HR估计值为

$$\widehat{\mathrm{HR}}=\exp(b_j) \tag{13-9}$$

当协变量取值为连续性变量时,按公式(13-8),则其对应的HR估计值为

$$\widehat{\mathrm{HR}}=\exp[b_j(X_j-X_j^*)] \tag{13-10}$$

HR的 $1-\alpha$ 置信区间为

$$\exp(b_i \pm z_{\alpha/2}\times S_{b_j}) \tag{13-11}$$

二、参数估计与假设检验

Cox回归中的参数(回归系数)是根据偏似然函数(partial likelihood function)进行估计的。回归模型的假设检验常用似然比检验(maximum likelihood ratio test)、得分检验(score test)和Wald检验,这些检验统计量均为 χ^2 分布,自由度为模型中待检验的协变量个数。

多因素分析时,协变量的筛选方法与其他回归模型类似,通常采用逐步回归法。

三、实例应用

例13-4 针对例13-1研究恶性胆道梗阻患者生存时间及影响因素,随访收集了95例住院患者的生存数据(随访至患者死亡)及支架类型、性别、是否有并发症、肿瘤体积(cm^3)等信息,原始数据见表13-1,变量的赋值说明见表13-4。试用Cox回归进行分析。

表13-4 恶性胆道梗阻的影响因素及量化值

变量	因素	赋值说明
X_1	支架类型	金属支架“1”,塑料内涵管“0”
X_2	性别	男“1”,女“0”
X_3	是否有并发症	有“1”,无“0”
X_4	肿瘤体积	计量单位为 cm^3
T	生存时间	计量单位为d
Y	终点结局	死亡“1”,删失“0”

采用逐步回归的方法进行Cox回归分析,进入模型和从模型中剔除变量的检验水准分别定为0.05和0.10。筛选后的最佳模型包含两个协变量,即 X_1 和 X_4。危险因素及参数估

计结果见表 13-5。

表 13-5 Cox 模型筛选的危险因素及参数估计

变量	b_j	S_{b_j}	P 值	$\widehat{HR}$	95%置信区间	
					上限	下限
X_1	-1.252	0.282	<0.001	0.286	0.465	0.497
X_4	0.018	0.005	<0.001	1.018	1.009	1.028

从协变量 X_1（支架类型）来看：其对应的回归系数为 -1.252，标准误为 0.282，$P<0.001$，说明该协变量对生存时间有影响，其对应的风险比 HR 为 0.286，表示金属支架的病人死亡风险只是塑料内涵管的 0.286 倍（或 28.6%），该 HR 对应的 95% 的置信区间为 0.465 ~ 0.497。协变量 X_4 对应的 HR 值为 1.018，说明肿瘤体积越大，死亡风险就越高。

四、Cox 回归应用中的注意事项

1. Cox 回归分析结论的正确性要以科学的设计、有代表性的数据为前提

（1）在收集资料时，要注意研究资料的代表性及可靠性，保证研究对象是总体中的一个随机样本，尽量避免观察对象的失访。若删失比例过高，Cox 回归的结果偏差会较大。

（2）协变量在研究对象中的分布要适中，否则会给参数（回归系数）的估计带来困难。多因素分析中死亡（终点事件）例数一般应在自变量个数的 10 倍以上。

（3）所研究的生存时间要有明确的规定。如果以"发病"作为观察的起点，则要对"发病"有一个明确的定义，对终点事件也要有一个明确的定义。

2. 满足风险率成比例假设

Cox 回归要求病人的风险函数与基线风险函数成比例。如果这一假设不成立，或者某个协变量不同水平的 Kaplan-Meier 曲线有明显交叉，则不能使用本章介绍的 Cox 回归进行分析，可以考虑各种扩展的 Cox 回归模型，比如分层 Cox 回归或时间相依协变量 Cox 回归模型等。

3. 适用范围

Cox 回归的应用不受生存时间分布的影响，故比生存分析中参数模型方法的应用范围更广。在医学研究中经常会遇到诸如病人的生存期、疾病的潜伏期、慢性病的复发期、病人的治愈期及药物的生效时间等资料，这些资料具有以下特点：一个起点和一个终点，有一个时间跨度。这类资料可以用多种参数或非参数方法进行分析。非参数分析方法在利用资料的信息方面存在一定的缺陷，参数分析方法要求资料服从特定的参数分布，在应用上有一定的局限性。Cox 回归属半参数模型，对资料没有特殊的要求，不仅能估计各因素的参数，同时还可根据各因素的参数估计值得到个体的生存率。另外，该模型还能排除混杂因素的影响，筛选出影响生存时间的因素。Cox 回归能利用删失数据提供的信息，这是其他线性回归和 logistic 回归模型无法做到的。Cox 回归在其他风险因素固定的情况下，可以比较某一风险因素不同水平对风险率的影响。在病人各因素已知的情况下，可以预测不同时刻病人的

风险率。Cox 回归与 logistic 回归分析有相似之处,但 logistic 回归分析只考虑了事件的结果,而没有考虑生存时间的长短,因此,Cox 回归更多地利用了数据的信息。

【知识点】

(1) 生存数据的收集、分析要明确研究的起止时间,对起点和终点事件给出定义,明确什么情况是删失发生。

(2) 正确理解中位生存时间的概念。它是指当生存率等于 0.5 时所对应的生存时间点,表示只有 50% 的个体可以活这么长时间。

(3) 生存率和 Kaplan-Meier 法。生存率实际上是累积生存率,简称生存率。生存率和生存概率是不同的概念。最常用的生存率估计方法是 Kaplan-Meier 法。

(4) log-rank 检验是非参数检验,不需要假设生存数据服从特定的分布,但当生存曲线出现明显交叉时,检验效能会降低。

(5) Cox 比例风险回归模型分析是最经典的生存数据多变量分析方法。它同样不需要假设生存数据服从特定的分布,但在应用 Cox 回归时须满足风险率成比例假设这个条件。Cox 回归的参数估计、假设检验等过程较复杂,一般直接运用统计软件来完成。

练 习 题

一、最佳选择题

1. 生存分析中的生存时间是指__________。

A. 治疗开始至失访的时间　　B. 用药至失访的时间

C. 观察开始至终点发生的时间　　D. 观察开始至失访的时间

E. 入院至出院的时间

2. 针对宫颈癌的随访资料进行生存分析时,获得完全数据是指观察到患者__________。

A. 死于宫颈癌　　B. 死于车祸

C. 死于肺癌　　D. 研究结束时依然存活

E. 搬迁至其他城市导致失访

3. 生存分析中的结局变量是__________。

A. 生存时间　　B. 右删失

C. 生存率　　D. 生存时间与随访结局

E. 生存时间与生存率

4. 生存分析里的中位生存时间是指__________。

A. 所有个体生存时间的中位数　　B. 生存曲线中点对应的时间

C. 所有个体所观察到时间的中位数　D. 所有个体生存时间和删失时间合计的中位数

E. 生存率等于50%时所对应的生存时间

5. 多元线性回归、logistic 回归和 Cox 回归分析都可用于__________。

A. 预测自变量　B. 预测应变量 Y 取某个值的概率

C. 预测风险函数　D. 筛选危险因素

E. 预测生存时间

二、简述题

1. 在白血病患者骨髓移植后的随访数据分析中，非白血病致死患者的数据如何处理？

2. Cox 回归能否比较某一因素不同水平对生存时间的影响？Cox 回归与 logistic 回归模型有何异同之处？

三、计算分析题

1. 某医院10例肺鳞癌患者接受新治疗方法，终点事件为死亡，其生存时间（月）如下：5，7，12，14，15+，20，23，28，34+，36+。试估计各时间点生存率、中位生存时间，并绘制生存曲线图。

2. 某医院用免疫疗法、药物与免疫结合疗法治疗黑色素瘤患者，随访收集到各患者的生存时间（月）如下：

免疫疗法：1，2，3，4，6，7，12+，14，18，20+；

药物与免疫结合疗法：3，5+，9，10，14+，17，18+，25，28+，29，36+，40+。

试比较两种疗法的生存时间有无差异。

第十四章 多元回归分析简介

疾病的发生、发展和预后往往受多个因素的影响。例如，一个人是否患肺癌受年龄、性别、遗传、环境、生活行为方式等诸多因素的影响；肺癌患者的预后不仅与治疗方法有关，还受病情严重程度、疾病分型等因素的影响。如何从众多可能的影响因素中，筛选出对结局指标（即因变量）有影响的因素（即自变量），并量化各因素的影响大小以及如何基于多个自变量对结局变量进行预测等问题，都需要用到多元分析。多元回归分析有三种常用方法，即多重线性回归、logistic 回归和 Cox 回归。Cox 回归分析法见第十三章，本章简要介绍前两种方法。

第一节 多重线性回归

本书第十一章介绍了分析一个自变量和一个因变量线性关系的简单线性回归方法。多重线性回归（multiple linear regression）是指将简单线性回归扩展到多个自变量，分析它们与一个定量化测量的因变量之间的线性关系。

一、多重线性回归模型

将简单线性回归模型拓展到多个自变量的情形，得到如下模型：

$$Y=\beta_0+\beta_1X_1+\cdots+\beta_pX_p+\varepsilon \tag{14-1}$$

上式中，Y 为独立、随机、定量的因变量；$X_1,\cdots,X_p$ 为 p 个自变量，它们的类型不限，可以是定量变量、半定量变量或定性变量。β_0 为常数项，$\beta_1,\cdots,\beta_p$ 称为偏回归系数（partial regression coefficient）。$\beta_i(i=1,2,\cdots,p)$ 表示模型中其他自变量均保持不变，仅自变量 X_i 改变一个单位时，因变量 Y 平均改变 β_i 个单位，β_i 的符号表示 X_i 对 Y 影响的方向。ε 是残差，指 Y 的变异中不能由模型中的自变量解释的部分。公式（14-1）为总体回归方程，由样本数据估计得到样本回归方程，可表示为

$$Y=b_0+b_1X_1+b_2X_2+\cdots+b_pX_p+\varepsilon$$

或

$$\hat{Y}=b_0+b_1X_1+b_2X_2+\cdots+b_pX_p \tag{14-2}$$

上式中，$b_0,b_1,b_2,\cdots,b_p$ 分别为总体回归模型（公式 14-1）中 $\beta_0,\beta_1,\beta_2,\cdots,\beta_p$ 的估计值。

$b_0+b_1X_1+\cdots+b_pX_p$ 是 p 个自变量对 Y 的估计值 $\hat{Y}$。$\hat{Y}$ 与实际观察值 Y 之间存在差别，即残差 ε。与简单线性回归一样，多重线性回归的分析前提是残差服从相互独立、均数为0、方差相等的条件正态分布。

与简单线性回归一样，多重线性回归亦采用最小二乘法估计未知参数，因变量的残差平方和 $\sum(Y-\hat{Y})^2$ 达到最小值时的 b 即为相应 β 的估计值。虽然多重线性回归参数估计的原理和方法与简单线性回归分析相同，但是随着自变量个数的增加，其计算量变得相当大，通常利用统计软件来完成。

二、假设检验和拟合效果评价

（一）回归模型的假设检验

通过样本数据拟合得到样本回归方程后，需要检验整个回归模型是否有统计学意义。$H_0:\beta_1=\beta_2=\cdots=\beta_p=0$，各偏回归系数均为零，表示各自变量均与因变量不存在线性关系，回归模型不成立。和简单线性回归一样，多重线性回归采用方差分析进行检验。

（二）回归系数的假设检验

回归方程具有统计学意义，只能说明至少有一个自变量与因变量有线性回归关系，还须分别检验每个总体偏回归系数是否等于零。$H_0:\beta_i=0$，即自变量 X_i 与因变量不存在线性回归关系。采用 t 检验，其检验统计量计算公式为

$$t=\frac{b_i}{s_{b_i}} \qquad (14\text{-}3)$$

上式中，s_{b_i} 为偏回归系数 b_i 的标准误。

（三）模型的拟合效果及各自变量影响大小评价

回归方程具有统计学意义，说明拟合的模型成立，可以用这些自变量估计 Y。进一步可采用决定系数 R^2 对模型的拟合效果进行定量化评价，R^2 表示回归平方和在总平方和中所占百分比，即 Y 的变异有百分之多少是由模型中的自变量解释的。

$$R^2=\frac{SS_{回}}{SS_{总}}=1-\frac{SS_{残}}{SS_{总}} \qquad (14\text{-}4)$$

决定系数取值范围为：$0\leqslant R^2\leqslant 1$。$R^2$ 越接近1，表示线性回归模型的拟合效果越好。$R^2=1$ 说明模型完美地拟合了当前的样本数据，可用自变量准确地计算因变量 Y 的值。

决定系数的平方根称为复相关系数（multiple correlation coefficient），用 R 表示。可以证明，复相关系数等于 Y 与其回归估计值 $\hat{Y}$ 的简单相关系数，反映了因变量 Y 与所有自变量 $(X_1,X_2,\cdots,X_p)$ 的线性相关程度。

在决定系数的计算公式中，$SS_{回}$ 为各自变量的偏回归平方和的合计，体现了它们共同的贡献。它随着自变量个数增多而增大，即使引入没有统计学意义的自变量，决定系数也会增大。因此，考虑到模型的简洁性，比较自变量个数不同的模型的拟合效果时，通常采用调整决定系数：

$$\text{调整} R^2 = 1 - (1 - R^2)\frac{n-1}{n-p-1} = 1 - \frac{MS_{残}}{MS_{总}} \tag{14-5}$$

除了评价整个模型的拟合效果以外,往往还需要评估各个自变量对模型的贡献。因为 p 个自变量都具有各自的计量单位及不同的变异程度,因此,各个偏回归系数的单位也就不同,不能直接以它的数值大小比较方程中各个自变量对因变量 Y 的影响大小。可先将所有自变量和因变量的原始数据进行标准化,即统一转化为均数为 0,标准差为 1。然后用标准化后的数据拟合回归模型,此时得到的回归系数称为标准化偏回归系数(standardized partial regression coefficient)。标准化偏回归系数绝对值越大表示该自变量对因变量 Y 的影响越大。标准化偏回归系数的符号与普通偏回归系数的一致。

(四)自变量的筛选

在多重线性回归中,自变量是研究者根据文献、经验和研究假设等预先确定的,有时所拟合的回归模型经假设检验不成立;或者虽然模型成立,但模型中有些变量经检验无统计学意义;将没有意义的自变量纳入模型,待估计的参数个数增多,会导致回归系数的估计精度下降。这些时候,我们希望从众多变量中挑选出对因变量有统计学意义的变量,同时剔除那些对因变量没有统计学意义的变量,建立基于备选自变量最优子集的"最优"回归方程。通过统计分析遴选自变量的主要方法有以下四种。

1. 最优子集回归法

最优子集回归法是指从全部自变量所有可能组合的子集回归模型中挑选最优者,如调整决定系数最大者。但这样全面遴选,计算量极大,尤其不适用于自变量众多的情况。例如,若有 10 个自变量,则需要拟合的模型有 $2^{10} - 1 = 1023$ 个。

2. 向后剔除法(backward selection)

向后剔除法是指先建立一个包含全部自变量的回归方程,然后按照贡献从低到高依次剔除没有统计学意义的自变量(如 $P > 0.05$ 或 $P > 0.10$),直到模型中所有自变量都不再满足剔除条件为止。

3. 向前引入法(forward selection)

向前引入法是指一开始模型中不包含任何自变量,按照贡献从高到低,依次将有统计学意义(如 $P < 0.05$)的自变量引入模型,直到模型外的所有自变量都不满足纳入条件为止。

4. 逐步筛选法(stepwise selection)

逐步筛选法是指综合向后剔除法和向前引入法的优点,每引入一个新变量后,都重新检验前面已选入的自变量是否满足剔除条件(退化成不显著),直到模型外的变量不满足进入的条件且模型里的变量也不满足剔除条件为止。

三、实例分析

例 14-1 为了解新生儿出生后几天内的血压波动及其影响因素,研究人员收集了 20 名足月新生儿出生后 1 ~4 d 内的收缩压和胎龄、性别、体重和日龄数据(表 14-1),编号为1 ~20。

表 14-1　20 名足月新生儿出生后 1～4 d 内的数据

编号	胎龄/d	性别(0:女,1:男)	体重/g	日龄/d	收缩压/mmHg
1	282	1	3400	1	70
2	264	0	3600	4	78
3	274	1	3450	2	67
4	285	1	3320	1	65
5	279	1	3110	2	65
6	200	1	4000	1	67
7	278	0	2950	4	78
8	285	1	3320	3	76
9	268	0	2880	2	68
10	272	0	3370	1	65
11	375	0	2910	2	72
12	266	1	2720	1	61
13	285	0	3500	3	71
14	275	1	3150	2	65
15	280	0	3000	5	78
16	282	0	2950	4	79
17	261	1	3430	3	68
18	285	1	3400	3	71
19	282	1	3420	4	69
20	281	0	3275	3	75

对上述资料拟合多重线性回归模型,表 14-2 是回归模型整体检验的方差分析结果,各部分变异来源的含义与简单线性回归相同。$SS_{总}=544.800$ 表示 20 个新生儿收缩压的总变异,自由度为 $n-1=20-1=19$;Y 的总变异中由四个自变量能解释的部分为 $SS_{回}=404.723$,自由度等于自变量个数 4;Y 的总变异中不能由自变量解释的部分为 $SS_{残}=SS_{总}-SS_{回}=140.077$,残差自由度为 $n-p-1=20-4-1=15$。各自的 SS 与自由度相除,分别求得两部分的平均离均差平方和,即 $MS_{回}$ 和 $MS_{残}$,当 $H_0(\beta_1=\beta_2=\beta_3=\beta_4=0)$ 成立时,回归模型对应的 $MS_{回}$ 与残差对应的 $MS_{残}$之比服从 F 分布。根据 F 值及其分子分母自由度可以得到相应的 P 值。表 14-2 显示 $P<0.001$,可按 0.05 的水准拒绝 H_0,结果说明这四个自变量构成的回归方程具有统计学意义。

$$R^2=\frac{404.723}{544.800}=0.743,\text{调整 } R^2=1-\frac{9.338}{544.800/19}=0.674$$

决定系数为 0.743,说明胎龄、性别、体重和日龄这四个因素可以解释新生儿收缩压变异的 74.3%。

表 14-2 回归方程的方差分析表

变异来源	SS	ν	MS	F 值	P 值
回归模型	404.723	4	101.181	10.835	<0.001
残差	140.077	15	9.338		
总变异	544.800	19			

表 14-3 列出了模型中四个自变量的偏回归系数及假设检验结果，只有日龄有统计学意义($P<0.001$)。可进一步筛选自变量，优化模型。

表 14-3 偏回归系数的 t 检验与标准化偏回归系数

变量	偏回归系数	标准误	t 值	P 值	标准化偏回归系数
截距	47.517	14.591	3.257	0.005	—
胎龄	0.023	0.028	0.804	0.434	0.125
性别	-3.386	1.595	-2.122	0.051	-0.323
体重	0.003	0.003	1.221	0.241	0.190
日龄	2.929	0.626	4.661	<0.001	0.673

以 $P\leqslant0.05$ 为纳入标准，$P>0.10$ 为剔除标准，用统计软件拟合逐步回归模型，拟合过程见表 14-4。第一步引入模型的是日龄，第二步引入模型的是性别，最终的模型中包含日龄和性别两个自变量。表 14-5 显示，二者的偏回归系数均具有统计学意义($P\leqslant0.05$)。虽然模型的 R^2 为 0.716，低于包含四个自变量的原模型(0.743)，但调整后的 R^2 为 0.683，高于原模型(0.674)，结果提示模型有所改善。模型可以表示成：收缩压 $\hat{Y}=64.681+2.924\times$日龄$-3.158\times$性别。新生儿出生后 1~4 d 内，每长大一天收缩压平均升高 2.924 mmHg，男孩的收缩压比女孩的收缩压平均低 3.158 mmHg。标准化偏回归系数的绝对值大小提示日龄对收缩压的影响更大(表 14-5)。

表 14-4 逐步回归的变量筛选过程

步骤	引入变量	剔除变量	方程内变量数	模型 R^2	调整 R^2	F 值	P 值
1	日龄	-	1	0.642	0.622	32.333	<0.001
2	性别	-	2	0.716	0.683	21.448	<0.001

表 14-5 逐步回归的变量筛选结果

变量	偏回归系数	标准误	t 值	P 值	标准化偏回归系数
截距	64.681	2.170	29.803	<0.001	—
日龄	2.924	0.618	4.730	<0.001	0.674
性别	-3.158	1.495	-2.112	0.050	-0.301

四、注意事项

（一）多重共线性问题（multi-colinearity）

多重共线性是多重回归分析时经常遇到的一个问题，是指由于自变量之间高度相关可能导致的一系列问题。例如，回归系数的抽样误差即标准误增大，使得有统计学意义的变量变得无意义；回归系数估计值大小发生改变，甚至符号也发生改变；数据分析结果不稳定，增加或减少部分样本数据会使得结果发生很大改变。当一个分析中存在很多自变量时，很难一眼发现变量间的共线性，需要用专门的方法和统计量（如相关系数、方差膨胀因子等）来判断。消除多重共线性的主要方法有：在自变量中剔除某个造成共线性的自变量，重新建立回归方程；定义新的自变量代替具有高度多重共线性的自变量，或将一组具有多重共线性的自变量合并成一个变量等。采用逐步回归方法也可在一定程度上避免多重共线性问题。

（二）交互作用（interaction）

当一个回归模型中有多个自变量时，变量间即可能存在交互作用。如果某一自变量对因变量 Y 的作用大小与另一个自变量的取值有关，则这两个自变量有交互作用。为了检验两个变量是否具有交互作用，普遍的做法是在方程中加入它们的乘积项。如果这一乘积项有统计学意义，则说明两个变量有交互作用。应注意，引入变量间交互作用时，各变量的主效应必须纳入模型中。例如，表 14-5 已显示日龄和性别是影响新生儿收缩压的两个重要因素。为了分析日龄和性别之间是否有交互作用，在原模型的基础上引入二者的交互项后重新拟合回归模型，然后对交互项的偏回归系数进行检验，得到 $P=0.202$。结果说明日龄和性别之间不存在交互作用，也就是说日龄对收缩压的影响在男孩和女孩之间不存在差异。

第二节　logistic 回归

线性回归模型要求因变量是定量化测量的变量。然而，疾病的病因学研究经常需要分析疾病的发生与各因素之间的关系，比如，定量化评估高血压的发生与高血脂、家族史、不良生活习惯等因素的关系，此时结局变量（即因变量）为二分类变量（发生与不发生）。医学研究中还经常遇到结局变量为多分类或等级变量（如疾病分级）的情形，均不能用线性回归分析，此时就需要用到 logistic 回归分析。logistic 回归是研究某个二分类、多分类或等级变量与某个（些）影响因素之间关系的一种回归分析方法。它是医学研究，特别是流行病学病因研究中最常用的分析方法之一。按照因变量的变量类型，logistic 回归又分为二分类 logistic 回归（binomial logistic regression）、多分类 logistic 回归（multinomial logistic regression）与等级 logistic 回归（ordinal logistic regression）。下面仅介绍最简单、最常用的二分类 logistic 回归，简称 logistic 回归。

一、logistic 回归模型

logistic 回归模型的因变量 Y 为二分类结局变量，如发病与未发病、阳性与阴性、有效与无效、复发与不复发等。通常以 $y=1$ 代表出现了研究者关注的结局，以 $y=0$ 代表与之对立或相反的结局。假设对因变量 Y 可能有影响的因素（即解释变量）有 p 个，记为 $X_1, X_2, \cdots, X_p$，它们的变量类型不限。Y 为二分类变量，不宜直接建立 Y 与 $X_1, X_2, \cdots, X_p$ 的多重线性回归。若将在 $X_1, X_2, \cdots, X_p$ 的作用下，$y=1$ 发生的概率记为 π，$y=0$ 的概率为 $1-\pi$。欲建立 π 与 $X_1, X_2, \cdots, X_p$ 的回归关系，因 π 为概率，其取值区间为[0,1]，而 $X_1, X_2, \cdots, X_p$ 的线性组合 $(\beta_0+\beta_1X_1+\beta_2X_2+\cdots+\beta_pX_p)$ 取值在区间 $(-\infty, \infty)$ 内变化，二者不符合。因此，对 π 做 logit 变换，$\text{logit}(\pi)=\ln\left(\frac{\pi}{1-\pi}\right)$，变换后 $\text{logit}(\pi)$ 的取值区间转换为 $(-\infty, \infty)$，且其变化趋势与影响因素的线性组合更为一致。此时可建立下面的 logit 模型，也称为 logistic 回归模型：

$$\text{logit}(\pi)=\ln\left(\frac{\pi}{1-\pi}\right)=\beta_0+\beta_1X_1+\beta_2X_2+\cdots+\beta_pX_p \tag{14-6}$$

上式中，β_0 为常数项，$\beta_1, \beta_2, \cdots, \beta_p$ 称为 logistic 回归系数（coefficient of logistic regression）。

基于样本数据，得到的样本回归方程为

$$\text{logit}(P)=\ln\left(\frac{P}{1-P}\right)=b_0+b_1X_1+b_2X_2+\cdots+b_pX_p \tag{14-7}$$

上式中，$b_0, b_1, b_2, \cdots, b_p$ 分别为公式(14-6)中 $\beta_0, \beta_1, \beta_2, \cdots, \beta_p$ 的估计值，可借助于统计软件，用最大似然法（maximum likelihood estimation, MLE）求得。

经代数转换，上述模型也可表达为

$$P=\frac{\exp(b_0+b_1X_1+b_2X_2+\cdots+b_pX_p)}{1+\exp(b_0+b_1X_1+b_2X_2+\cdots+b_pX_p)} \tag{14-8}$$

exp 表示以 e 为底的指数，可用来估计或预测当 $X_1, X_2, \cdots, X_p$ 取某一组确定数值时，个体发生感兴趣的结局（如发病）的概率 P。

二、logistic 回归系数的流行病学意义

偏回归系数 β_i 是指其他解释变量保持不变时，解释变量 X_i 每改变 1 个单位，$\text{logit}(\pi)$ 的平均改变量，并不能直接反映 X_i 对结局变量的影响。然而，β_i 可与流行病学中的优势比（odds ratio, OR）联系起来。OR 具有明确的流行病学意义，是度量暴露与结局关联强度的常用指标，有非常广泛的应用。

优势比又称比值比，它是两个优势（odds）之比。优势是指相互对立的二分类事件中（如发病与未发病），一类事件出现的概率与另一类事件出现的概率之比。例如，发病概率 π 与未发病概率 $1-\pi$ 之比即为发病的优势，$\text{odds}=\frac{\pi}{1-\pi}$。

若 X_i 为二分类变量，如不吸烟（通常用“0”表示）和吸烟（通常用“1”表示），则吸烟人群

的发病优势与不吸烟人群的发病优势之比 OR 为 $\exp(\beta_i)$。若 X_i 为有 k 类的多分类变量（如血型），则 $k-1$ 个 0/1 变量进入模型，得到 $k-1$ 个回归系数及 $k-1$ 个 OR，分别表示各类与基线类的优势比。若 X_i 为定量变量，则 X_i 增大一个单位，发病优势为原来的 OR 倍。

当 $\beta=0$ 时，OR $=1$，暴露与结局间不存在关联；当 $\beta\neq0$ 时，OR $\neq1$，暴露与结局间存在关联。当 $\beta_i>0$ 时，$\mathrm{OR}_i>1$，提示 X_i 为危险因素（增加结局发生的风险）；当 $\beta_i<0$ 时，优势比 $\mathrm{OR}_i<1$，提示 X_i 为保护因素（降低结局发生的风险）。

三、OR 值的区间估计及假设检验

参数 β_i 是未知参数，基于样本数据，通过拟合模型可以得到 β_i 的估计值 b_i 及其标准误 $SE(b_i)$，通过 $\exp(b_i)$ 计算得到 OR_i 的点估计值。当样本含量 n 较大时，b_i 的抽样分布近似服从正态分布，优势比 OR_i 的 95% 置信区间为

$$\exp(b_i \pm 1.96SE(b_i)) \tag{14-9}$$

建立由样本估计参数的 logistic 回归模型后，必须对拟合的 logistic 回归模型进行检验，包括 logistic 回归模型的检验和 logistic 回归系数的检验。

（一）logistic 回归模型的假设检验

检验整体回归模型是否成立常用似然比检验（likelihood ratio test）方法。

$H_0:\beta_1=\beta_2=\cdots=\beta_p=0$，即所有解释变量的偏回归系数均为 0，各因素均与结局变量无关。似然比检验统计量 G 的计算公式为

$$G=2(\ln L_1-\ln L_0) \tag{14-10}$$

上式中，L_1 为包含所有解释变量的似然函数，L_0 为仅包含常数项的似然函数，G 服从自由度为 m（解释变量的个数）的 χ^2 分布。根据 χ^2 分布，确定 P 值，做出推断。若 $P<0.05$，则拒绝 H_0，认为 logistic 回归模型成立。

（二）logistic 回归系数的假设检验

整个模型成立并不意味着模型中的每一个自变量都对结局变量有影响，须逐个检验偏回归系数，判断每一个自变量是否与结局变量有关。回归系数的检验假设 H_0 为：$\beta_i=0$，即 x_i 与结局变量无关。最常用的假设检验方法为 Wald 检验，检验统计量 Wald χ^2 服从自由度为 1 的 χ^2 分布，其计算公式为

$$\text{Wald}\ \chi^2=\left(\frac{b_i}{SE(b_i)}\right)^2 \tag{14-11}$$

四、实例分析

例 14-2 试管婴儿成功受孕后剩余胚胎的处理涉及医学伦理、存储空间和费用等一系列问题。某生殖中心通过电话调查随访了通过体外受精成功诞下至少一名婴儿的 768 对父母，其中 718 对父母明确表达了他们对于剩

余胚胎的处理意见(继续冷冻或舍弃)。调查的相关因素包括母亲年龄、父母文化程度、不孕年限、胚胎已冷冻年限、成功分娩的胎儿数。各因素的变量名及赋值说明见表 14-6,部分原始数据见表 14-7。

表 14-6　剩余胚胎是否继续冷冻及其影响因素的赋值说明

	变量名	赋值说明
结局变量		
是否继续冷冻	Y	继续冷冻 = "0",舍弃 = "1"
影响因素		
母亲年龄	Age	<30 岁 = "1",≥30 岁 = "2"
父母文化程度	Education	双方均大学以下 = "1",一方大学及以上 = "2",双方大学及以上 = "3"
不孕年限	Infertility	<2 年 = "1",2 ~4 年 = "2", >4 年 = "3"
胚胎已冷冻年限	Storage	<2 年 = "1",2 ~4 年 = "2", >4 年 = "3"
成功分娩胎儿数	Children	单胎 = "1",双胎或以上 = "2"

表 14-7　成功分娩后剩余胚胎是否继续冷冻的部分原始调查数据

患者编号	是否继续冷冻(Y)	母亲年龄(Age)	父母文化程度(Education)	不孕年限(Infertility)	胚胎冷冻年限(Storage)	成功分娩胎儿数(Children)
001	1	1	2	2	1	1
002	0	0	1	3	2	1
003	1	1	3	1	1	2
004	0	2	2	2	3	2
…	…	…	…	…	…	…
715	1	2	3	1	1	1
716	0	2	2	2	1	1
717	0	2	3	3	2	2
718	1	1	1	1	1	1

鉴于考虑的因素不多,全部因素均被纳入模型后得到的 logistic 回归分析结果如表14-8所示。表中给出偏回归系数 β 的极大似然估计值 b、估计值的标准误 s_b 以及假设检验的 P 值、优势比 OR 值的点估计值及其 95% 置信区间。根据 P 值及 OR 值的 95% 置信区间可知,父母文化程度、胚胎冷冻年限和成功分娩胎儿数这三个变量对是否继续冷冻有统计学意义的影响($P<0.05$,OR 值的 95% 置信区间不包括 1)。在论文或研究报告中,往往报告 OR 值及其 95% 可信区间,以量化影响大小,可不报告偏回归系数及 P 值。OR 值可近似解释为:受高等教育的父母更倾向于继续冷冻胚胎,与均未受过大学教育的父母相比,一方受过大学教育的选择舍弃胚胎的可能性为 0.38 倍,双方均受过大学教育的舍弃胚胎的可能性为 0.53 倍。与胚胎冷冻年限低于 2 年相比,胚胎冷冻年限为 2 ~4 年以及 4 年以上者舍弃剩余胚胎的可能性分别为 5.05 倍和 3 倍。已诞下双胎或双胎以上的父母选择舍弃剩余胚胎的可能

性为单胎父母的6.41倍。

表14-8　冷冻胚胎处理意向的影响因素分析

变量	偏回归系数	标准误	Wald χ^2 值	P 值	OR值	OR值的95%置信区间
Age	0.402	0.206	3.807	0.051	1.494	(0.998,2.237)
Education 1	−0.982	0.230	18.167	<0.001	0.375	(0.239,0.588)
Education 2	−0.634	0.272	5.425	0.020	0.530	(0.311,0.904)
Infertility 1	−0.085	0.233	0.134	0.714	0.918	(0.581,1.451)
Infertility 2	0.061	0.215	0.080	0.778	1.063	(0.697,1.820)
Storage 1	1.619	0.302	28.733	<0.001	5.046	(2.792,9.119)
Storage 2	1.097	0.225	23.885	<0.001	2.996	(1.929,4.652)
Children	1.857	0.195	90.635	<0.001	6.405	(4.370,9.388)

【知识点】

（1）多重线性回归分析的因变量为定量变量。偏回归系数 β_i 表示模型中其他自变量均保持不变，仅自变量 X_i 改变一个单位时，因变量 Y 平均改变 β_i 个单位，β_i 的符号表示 X_i 对 Y 影响的方向。标准化偏回归系数绝对值越大表示该自变量对因变量 Y 的影响越大。决定系数的平方根被称为复相关系数。复相关系数等于 Y 与其回归估计值 $\hat{Y}$ 的简单相关系数，可反映因变量 Y 与所有自变量的线性相关程度。

（2）logistic回归是研究某个二分类、多分类或等级变量与某个（些）影响因素之间关系的一种回归分析方法。优势比（OR值）与偏回归系数 β_i 的关系为 $\mathrm{OR}=\exp(\beta_i)$。

练　习　题

一、最佳选择题

1. logistic回归适用于因变量为________的资料。

① 二分类变量；② 多分类有序变量；③ 多分类无序变量；④ 定量变量

A. ①④　　B. ①②　　C. ①③　　D. ①②③

2. 多重线性回归和logistic回归都可应用于________。

A. 预测自变量　　B. 预测因变量 Y 取某个值的概率

C. 预测风险函数　　D. 筛选影响因素（自变量）

E. 预测个体的发病风险

3. 多元线性回归的自变量可以为________。

① 二分类变量；② 多分类有序变量；③ 多分类无序变量；④ 定量变量

A. ①④　　B. ①②　　C. ①③　　D. ①②③④

4. 多重线性回归分析中，共线性是指________。

A. 自变量相互之间存在高度相关关系

B. 因变量与各个自变量的相关系数相同

C. 因变量与自变量间有较高的复相关关系

D. 因变量与各个自变量之间的回归系数相同

E. 各个偏回归系数均很大

5. 下列关于 logistic 回归系数与优势比 OR 值关系的说法正确的是________。

A. $\beta>0$ 等价于 OR<1　　B. $\beta\leqslant0$ 等价于 OR≥1

C. $\beta=0$ 等价于 OR=1　　D. 若 OR>1，则该因素为危险因素

E. 回归系数与优势比的假设检验结果不同

6. 基于同一份资料拟合因变量 Y 的多元线性模型，甲模型包括 X_1 和 X_2 两个自变量，乙模型包括 X_1、X_2 和 X_3 三个自变量。如果想对两个模型的拟合效果进行比较，则采用________指标更为合适。

A. 决定系数　　B. 简单相关系数

C. 调整决定系数　　D. 复相关系数

E. 偏回归系数

二、简述题

1. 简述多重线性回归和 logistic 回归的区别与联系。

2. 多元线性回归分析中如何筛选自变量？你认为哪种方法更好？

3. 何为多重共线性？它对数据分析有何影响？

三、计算分析题

1. 为了探索肌酸酐分泌与身高、体重的关系，现测得 20 名男婴三项指标的数据如下表所示：

20 名男婴的肌酸酐分泌量数据

序号	肌酸酐分泌量/(mg/d) Y	体重/kg X_1	身高/cm X_2
1	100	9	72
2	115	10	76
3	52	6	59
4	85	8	68
5	135	10	60
6	58	5	58
7	90	8	70
8	60	7	65
9	45	4	54

续表

序号	肌酸酐分泌量/(mg/d) Y	体重/kg X_1	身高/cm X_2
10	125	11	83
11	86	7	64
12	80	7	66
13	65	6	61
14	95	8	66
15	25	5	57
16	125	11	81
17	40	5	59
18	95	9	71
19	70	6	62
20	120	10	75

(1) 试求 Y 关于 X_1、X_2 的线性回归方程，并解释结果。

(2) 评价回归方程的拟合效果。

(3) 计算当 $X_1=10$ 且 $X_2=60$ 时 Y 的预测值。

2. 某研究小组欲探索服用阿司匹林与心血管疾病(cardiovascular disease，CVD)发生情况的联系，开展了一项队列研究。该项研究招募年龄≥45 岁的女性 39876 名，将其随机分配至两个处理组(一组服用阿司匹林，另一组服用安慰剂)，随访 10 年，观察各组研究对象心血管疾病的发生情况。观察数据如下表所示：

不同年龄和处理组研究对象心血管疾病的发生情况

不同年龄和处理组	是否患心血管疾病		合计
	是	否	
45～54 岁			
阿司匹林组	163	11847	12010
安慰剂组	161	11854	12015
55～64 岁			
阿司匹林组	183	5693	5876
安慰剂组	186	5692	5878
≥65 岁			
阿司匹林组	131	1917	2048
安慰剂组	175	1874	2049

请分析服用阿司匹林与心血管疾病发生情况的关系。

附录　界值表

附表1　标准正态分布曲线下的面积，$\Phi(z)$值

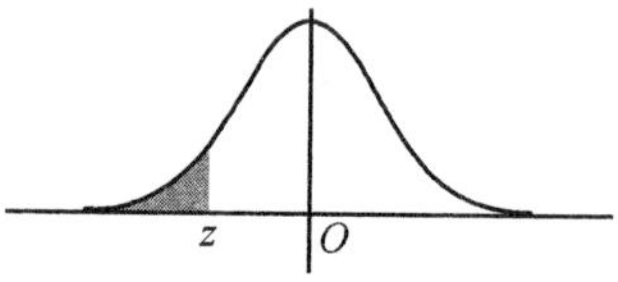

z	0.00	0.01	0.02	0.03	0.04	0.05	0.06	0.07	0.08	0.09
-3.0	0.0013	0.0013	0.0013	0.0012	0.0012	0.0011	0.0011	0.0011	0.0010	0.0010
-2.9	0.0019	0.0018	0.0018	0.0017	0.0016	0.0016	0.0015	0.0015	0.0014	0.0014
-2.8	0.0026	0.0025	0.0024	0.0023	0.0023	0.0022	0.0021	0.0021	0.0020	0.0019
-2.7	0.0035	0.0034	0.0033	0.0032	0.0031	0.0030	0.0029	0.0028	0.0027	0.0026
-2.6	0.0047	0.0045	0.0044	0.0043	0.0041	0.0040	0.0039	0.0038	0.0037	0.0036
-2.5	0.0062	0.0060	0.0059	0.0057	0.0055	0.0054	0.0052	0.0051	0.0049	0.0048
-2.4	0.0082	0.0080	0.0078	0.0075	0.0073	0.0071	0.0069	0.0068	0.0066	0.0064
-2.3	0.0107	0.0104	0.0102	0.0099	0.0096	0.0094	0.0091	0.0089	0.0087	0.0084
-2.2	0.0139	0.0136	0.0132	0.0129	0.0125	0.0122	0.0119	0.0116	0.0113	0.0110
-2.1	0.0179	0.0174	0.0170	0.0166	0.0162	0.0158	0.0154	0.0150	0.0146	0.0143
-2.0	0.0228	0.0222	0.0217	0.0212	0.0207	0.0202	0.0197	0.0192	0.0188	0.0183
-1.9	0.0287	0.0281	0.0274	0.0268	0.0262	0.0256	0.0250	0.0244	0.0239	0.0233
-1.8	0.0359	0.0351	0.0344	0.0336	0.0329	0.0322	0.0314	0.0307	0.0301	0.0294
-1.7	0.0446	0.0436	0.0427	0.0418	0.0409	0.0401	0.0392	0.0384	0.0375	0.0367
-1.6	0.0548	0.0537	0.0526	0.0516	0.0505	0.0495	0.0485	0.0475	0.0465	0.0455
-1.5	0.0668	0.0655	0.0643	0.0630	0.0618	0.0606	0.0594	0.0582	0.0571	0.0559
-1.4	0.0808	0.0793	0.0778	0.0764	0.0749	0.0735	0.0721	0.0708	0.0694	0.0681
-1.3	0.0968	0.0951	0.0934	0.0918	0.0901	0.0885	0.0869	0.0853	0.0838	0.0823
-1.2	0.1151	0.1131	0.1112	0.1093	0.1075	0.1056	0.1038	0.1020	0.1003	0.0985
-1.1	0.1357	0.1335	0.1314	0.1292	0.1271	0.1251	0.1230	0.1210	0.1190	0.1170
-1.0	0.1587	0.1562	0.1539	0.1515	0.1492	0.1469	0.1446	0.1423	0.1401	0.1379
-0.9	0.1841	0.1814	0.1788	0.1762	0.1736	0.1711	0.1685	0.1660	0.1635	0.1611
-0.8	0.2119	0.2090	0.2061	0.2033	0.2005	0.1977	0.1949	0.1922	0.1894	0.1867

续表

z	0.00	0.01	0.02	0.03	0.04	0.05	0.06	0.07	0.08	0.09
-0.7	0.2420	0.2389	0.2358	0.2327	0.2296	0.2266	0.2236	0.2206	0.2177	0.2148
-0.6	0.2743	0.2709	0.2676	0.2643	0.2611	0.2578	0.2546	0.2514	0.2483	0.2451
-0.5	0.3085	0.3050	0.3015	0.2981	0.2946	0.2912	0.2877	0.2843	0.2810	0.2776
-0.4	0.3446	0.3409	0.3372	0.3336	0.3300	0.3264	0.3228	0.3192	0.3156	0.3121
-0.3	0.3821	0.3783	0.3745	0.3707	0.3669	0.3632	0.3594	0.3557	0.3520	0.3483
-0.2	0.4207	0.4168	0.4129	0.4090	0.4052	0.4013	0.3974	0.3936	0.3897	0.3859
-0.1	0.4602	0.4562	0.4522	0.4483	0.4443	0.4404	0.4364	0.4325	0.4286	0.4247
-0.0	0.5000	0.4960	0.4920	0.4880	0.4840	0.4801	0.4761	0.4721	0.4681	0.4641

注：$\Phi(-z)=1-\Phi(z)$。

附表 2 *t* 界值表

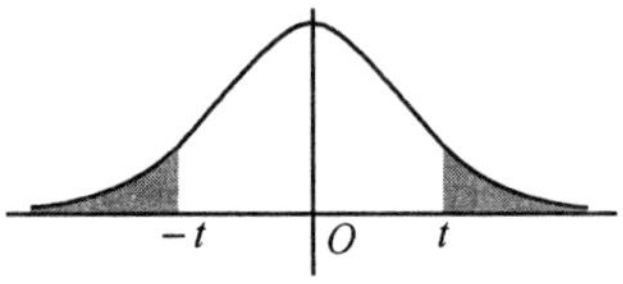

自由度 ν	概率 P										
	单侧:	0.25	0.20	0.10	0.05	0.025	0.01	0.005	0.0025	0.001	0.0005
	双侧:	0.50	0.40	0.20	0.10	0.05	0.02	0.01	0.005	0.002	0.001
1		1.000	1.376	3.078	6.314	12.706	31.821	63.657	127.321	318.309	636.619
2		0.816	1.061	1.886	2.920	4.303	6.965	9.925	14.089	22.327	31.599
3		0.765	0.978	1.638	2.353	3.182	4.541	5.841	7.453	10.215	12.924
4		0.741	0.941	1.533	2.132	2.776	3.747	4.604	5.598	7.173	8.610
5		0.727	0.920	1.476	2.015	2.571	3.365	4.032	4.773	5.893	6.869
6		0.718	0.906	1.440	1.943	2.447	3.143	3.707	4.317	5.208	5.959
7		0.711	0.896	1.415	1.895	2.365	2.998	3.499	4.029	4.785	5.408
8		0.706	0.889	1.397	1.860	2.306	2.896	3.355	3.833	4.501	5.041
9		0.703	0.883	1.383	1.833	2.262	2.821	3.250	3.690	4.297	4.781
10		0.700	0.879	1.372	1.812	2.228	2.764	3.169	3.581	4.144	4.587
11		0.697	0.876	1.363	1.796	2.201	2.718	3.106	3.497	4.025	4.437
12		0.695	0.873	1.356	1.782	2.179	2.681	3.055	3.428	3.930	4.318
13		0.694	0.870	1.350	1.771	2.160	2.650	3.012	3.372	3.852	4.221
14		0.692	0.868	1.345	1.761	2.145	2.624	2.977	3.326	3.787	4.140
15		0.691	0.866	1.341	1.753	2.131	2.602	2.947	3.286	3.733	4.073
16		0.690	0.865	1.337	1.746	2.120	2.583	2.921	3.252	3.686	4.015
17		0.689	0.863	1.333	1.740	2.110	2.567	2.898	3.222	3.646	3.965
18		0.688	0.862	1.330	1.734	2.101	2.552	2.878	3.197	3.610	3.922
19		0.688	0.861	1.328	1.729	2.093	2.539	2.861	3.174	3.579	3.883
20		0.687	0.860	1.325	1.725	2.086	2.528	2.845	3.153	3.552	3.850
21		0.686	0.859	1.323	1.721	2.080	2.518	2.831	3.135	3.527	3.819
22		0.686	0.858	1.321	1.717	2.074	2.508	2.819	3.119	3.505	3.792
23		0.685	0.858	1.319	1.714	2.069	2.500	2.807	3.104	3.485	3.768
24		0.685	0.857	1.318	1.711	2.064	2.492	2.797	3.091	3.467	3.745
25		0.684	0.856	1.316	1.708	2.060	2.485	2.787	3.078	3.450	3.725
26		0.684	0.856	1.315	1.706	2.056	2.479	2.779	3.067	3.435	3.707
27		0.684	0.855	1.314	1.703	2.052	2.473	2.771	3.057	3.421	3.690
28		0.683	0.855	1.313	1.701	2.048	2.467	2.763	3.047	3.408	3.674
29		0.683	0.854	1.311	1.699	2.045	2.462	2.756	3.038	3.396	3.659

续表

自由度 ν		概率 P									
	单侧：	0.25	0.20	0.10	0.05	0.025	0.01	0.005	0.0025	0.001	0.0005
	双侧：	0.50	0.40	0.20	0.10	0.05	0.02	0.01	0.005	0.002	0.001
30		0.683	0.854	1.310	1.697	2.042	2.457	2.750	3.030	3.385	3.646
31		0.682	0.853	1.309	1.696	2.040	2.453	2.744	3.022	3.375	3.633
32		0.682	0.853	1.309	1.694	2.037	2.449	2.738	3.015	3.365	3.622
33		0.682	0.853	1.308	1.692	2.035	2.445	2.733	3.008	3.356	3.611
34		0.682	0.852	1.307	1.691	2.032	2.441	2.728	3.002	3.348	3.601
35		0.682	0.852	1.306	1.690	2.030	2.438	2.724	3.996	3.340	3.591
36		0.681	0.852	1.306	1.688	2.028	2.434	2.719	2.990	3.333	3.582
37		0.681	0.851	1.305	1.687	2.026	2.431	2.715	2.985	3.326	3.574
38		0.681	0.851	1.304	1.686	2.024	2.429	2.712	2.980	3.319	3.566
39		0.681	0.851	1.304	1.685	2.023	2.426	2.708	2.976	3.313	3.558
40		0.681	0.851	1.303	1.684	2.021	2.423	2.704	2.971	3.307	3.551
50		0.679	0.849	1.299	1.676	2.009	2.403	2.678	2.937	3.261	3.496
60		0.679	0.848	1.296	1.671	2.000	2.390	2.660	2.915	3.232	3.460
70		0.678	0.847	1.294	1.667	1.994	2.381	2.648	2.899	3.211	3.435
80		0.678	0.846	1.292	1.664	1.990	2.374	2.639	2.887	3.195	3.416
90		0.677	0.846	1.291	1.662	1.987	2.368	2.632	2.878	3.183	3.402
100		0.677	0.845	1.290	1.660	1.984	2.364	2.626	2.871	3.174	3.390
200		0.676	0.843	1.286	1.653	1.972	2.345	2.601	2.839	3.131	3.340
500		0.675	0.842	1.283	1.648	1.965	2.334	2.586	2.820	3.107	3.310
1000		0.675	0.842	1.282	1.646	1.962	2.330	2.581	2.813	3.098	3.300
∞		0.6745	0.8416	1.2816	1.6449	1.9600	2.3263	2.5758	2.8070	3.0902	3.2905

注：表右上方图中的阴影部分表示概率 P，以下附表同此。

附表3 百分率的置信区间

上行:95%置信区间;下行:99%置信区间

n	X													
	0	1	2	3	4	5	6	7	8	9	10	11	12	13
1	0-98													
	0-100													
2	0-84	1-99												
	0-93	0-100												
3	0-71	1-91	9-99											
	0-83	0-96	4-100											
4	0-60	1-81	7-93											
	0-73	0-89	3-97											
5	0-52	1-72	5-85	15-95										
	0-65	0-81	2-92	8-98										
6	0-46	0-64	4-78	12-88										
	0-59	0-75	2-86	7-93										
7	0-41	0-58	4-71	10-82	18-90									
	0-53	0-68	2-80	6-88	12-94									
8	0-37	0-53	3-65	9-76	16-84									
	0-48	0-63	1-74	5-83	10-90									
9	0-34	0-48	3-60	7-70	14-79	21-86								
	0-45	0-59	1-69	4-78	9-85	15-91								
10	0-31	0-45	3-56	7-65	12-74	19-81								
	0-41	0-54	1-65	4-74	8-81	13-87								
11	0-28	0-41	2-52	6-61	11-69	17-77	23-83							
	0-38	0-51	1-61	3-69	7-77	11-83	17-89							
12	0-26	0-38	2-48	5-57	10-65	15-72	21-79							
	0-36	0-48	1-57	3-66	6-73	10-79	15-85							
13	0-25	0-36	2-45	5-54	9-61	14-68	19-75	25-81						
	0-34	0-45	1-54	3-62	6-69	9-76	14-81	19-86						
14	0-23	0-34	2-43	5-51	8-58	13-65	18-71	23-77						
	0-32	0-42	1-51	3-59	5-66	9-72	13-78	17-83						
15	0-22	0-32	2-41	4-48	8-55	12-62	16-68	21-73	27-79					
	0-30	0-40	1-49	2-56	5-63	8-69	12-74	16-79	21-84					
16	0-21	0-30	2-38	4-46	7-52	11-59	15-65	20-70	25-75					
	0-28	0-38	1-46	2-53	5-60	8-66	11-71	15-76	19-81					
17	0-20	0-29	2-36	4-43	7-50	10-56	14-62	18-67	23-72	28-77				
	0-27	0-36	1-44	2-51	4-57	7-63	10-69	14-74	18-78	22-82				
18	0-19	0-27	1-35	4-41	6-48	10-54	13-59	17-64	22-69	26-74				
	0-26	0-35	1-42	2-49	4-55	7-61	10-66	13-71	17-75	21-79				
19	0-18	0-26	1-33	3-40	6-46	9-51	13-57	16-62	20-67	24-71	29-76			
	0-24	0-33	1-40	2-47	4-53	6-58	9-63	12-68	16-73	19-77	23-81			
20	0-17	0-25	1-32	3-38	6-44	9-49	12-54	15-59	19-64	23-69	27-73			
	0-23	0-32	1-39	2-45	4-51	6-56	9-61	11-66	15-70	18-74	22-78			
21	0-16	0-24	1-30	3-36	5-42	8-47	11-52	15-57	18-62	22-66	26-70	30-74		
	0-22	0-30	1-37	2-43	3-49	6-54	8-59	11-63	14-68	17-71	21-76	24-80		
22	0-15	0-23	1-29	3-35	5-40	8-45	11-50	14-55	17-59	21-64	24-68	28-72		
	0-21	0-29	1-36	2-42	3-47	5-52	8-57	10-61	13-66	16-70	20-73	23-77		
23	0-15	0-22	1-28	3-34	5-39	8-44	10-48	13-53	16-57	20-62	23-66	27-69	31-73	
	0-21	0-28	1-35	2-40	3-45	5-50	7-55	10-59	13-63	15-67	19-71	22-75	25-78	
24	0-14	0-21	1-27	3-32	5-37	7-42	10-47	13-51	16-55	19-59	22-63	26-67	29-71	
	0-20	0-27	0-33	2-39	3-44	5-49	7-53	9-57	12-61	15-65	18-69	21-73	24-76	
25	0-14	0-20	1-26	3-31	5-36	7-41	9-45	12-49	15-54	18-58	21-61	24-65	28-69	31-72
	0-19	0-26	0-32	1-37	3-42	5-47	7-51	9-56	11-60	14-63	17-67	20-71	23-74	26-77
26	0-13	0-20	1-25	2-30	4-35	7-39	9-44	12-48	14-52	17-56	20-60	23-63	27-67	30-70
	0-18	0-25	0-31	1-36	3-41	4-46	6-50	9-54	11-58	13-62	16-65	19-69	22-72	25-75
27	0-13	0-19	1-24	2-29	4-34	6-38	9-42	11-46	14-50	17-54	19-58	22-61	26-65	29-68
	0-18	0-25	0-30	1-35	3-40	4-44	6-48	8-52	10-56	13-60	15-63	18-67	21-70	24-73

续表

n	X													
	0	1	2	3	4	5	6	7	8	9	10	11	12	13
28	0-12	0-18	1-24	2-28	4-33	6-37	8-41	11-45	13-49	16-52	19-56	22-59	25-63	28-66
	0-17	0-24	0-29	1-34	3-39	4-43	6-47	8-51	10-55	12-58	15-62	17-65	20-68	23-71
29	0-12	0-18	1-23	2-27	4-32	6-36	8-40	10-44	13-47	15-51	18-54	21-58	24-61	26-64
	0-17	0-23	0-28	1-33	2-37	4-42	6-46	8-49	10-53	12-57	14-60	17-63	19-66	22-70
30	0-12	1-17	1-22	2-27	4-31	6-35	8-39	10-42	12-46	15-49	17-53	20-56	23-59	26-63
	0-16	0-22	0-27	1-32	2-36	4-40	5-44	7-48	9-52	11-55	14-58	16-62	19-65	21-68
31	0-11	0-17	1-22	2-26	4-30	5-34	8-38	10-41	12-45	14-48	17-51	19-55	22-58	25-61
	0-16	0-22	0-27	1-31	2-35	4-39	5-43	7-47	9-50	11-54	13-57	16-60	18-63	20-66
32	0-11	0-16	1-21	2-25	4-29	5-33	7-36	9-40	11-43	14-47	16-50	19-53	21-56	24-59
	0-15	0-21	0-26	1-30	2-34	4-38	5-42	7-46	8-49	11-52	13-56	15-59	17-62	20-65
33	0-11	0-15	1-20	2-24	3-28	5-32	7-36	9-39	11-42	13-46	16-49	18-52	20-55	23-58
	0-15	0-20	0-25	1-30	2-34	3-37	5-41	7-44	8-48	10-51	12-54	14-57	17-60	19-63
34	0-10	0-15	1-19	2-23	3-28	5-31	7-35	9-38	11-41	13-44	15-48	17-51	20-54	22-56
	0-14	0-20	0-25	1-29	2-33	3-36	5-40	6-43	8-47	10-50	12-53	14-56	16-59	18-62
35	0-10	0-15	1-19	2-23	3-27	5-30	7-34	8-37	10-40	13-43	15-46	17-49	19-52	22-55
	0-14	0-20	0-24	1-28	2-32	3-35	5-39	6-42	8-45	10-49	12-52	14-55	16-57	18-60
36	0-10	0-15	1-18	2-22	3-26	5-29	6-33	8-36	10-39	12-42	14-45	16-48	19-51	21-54
	0-14	0-19	0-23	1-27	2-31	3-35	5-38	6-41	8-44	9-47	11-50	13-53	15-56	17-59
37	0-10	0-14	1-18	2-22	3-25	5-28	6-32	8-35	10-38	12-41	14-44	16-47	18-50	20-53
	0-13	0-18	0-23	1-27	2-30	3-34	4-37	6-40	7-43	9-46	11-49	13-52	15-55	17-58
38	0-10	0-14	1-18	2-21	3-25	5-28	6-32	8-34	10-37	11-40	13-43	15-46	18-49	20-51
	0-13	0-18	0-22	1-26	2-30	3-33	4-36	6-39	7-42	9-45	11-48	12-51	14-54	16-56
39	0-9	0-14	1-17	2-21	3-24	4-27	6-31	8-33	9-36	11-39	13-42	15-45	17-48	19-50
	0-13	0-18	0-21	1-25	2-29	3-32	4-35	6-38	7-41	9-44	10-47	12-50	14-53	16-55
40	0-9	0-13	1-17	2-21	3-24	4-27	6-30	8-33	9-35	11-38	13-41	15-44	17-47	19-49
	0-12	0-17	0-21	1-25	2-28	3-32	4-35	6-38	7-40	9-43	10-46	12-49	13-52	15-54
41	0-9	0-13	1-17	2-20	3-23	4-26	6-29	7-32	9-35	11-37	12-40	14-43	16-46	18-48
	0-12	0-17	0-21	1-24	2-28	3-31	4-34	5-37	7-40	8-42	10-45	11-48	13-50	15-53
42	0-9	0-13	1-16	2-20	3-23	4-26	6-28	7-31	9-34	10-37	12-39	14-42	16-45	18-47
	0-12	0-17	0-20	1-24	2-27	3-30	4-33	5-36	7-39	8-42	9-44	11-47	13-49	15-52
43	0-9	0-12	1-16	2-19	3-23	4-25	5-28	7-31	8-33	10-36	12-39	14-41	15-44	17-46
	0-12	0-16	0-20	1-23	2-26	3-30	4-33	5-35	6-38	8-41	9-43	11-46	13-49	14-51
44	0-9	0-12	1-15	2-19	3-22	4-25	5-28	7-30	8-33	10-35	11-38	13-40	15-43	17-45
	0-11	0-16	0-19	1-23	2-26	3-29	4-32	5-35	6-37	8-40	9-42	11-45	12-47	14-50
45	0-8	0-12	1-15	2-18	3-21	4-24	5-27	7-30	8-32	9-34	11-37	13-39	15-42	16-44
	0-11	0-15	0-19	1-22	2-25	3-28	4-31	5-34	6-37	8-39	9-42	10-44	12-47	14-49
46	0-8	0-12	1-15	2-18	3-21	4-24	5-26	7-29	8-31	9-34	11-36	13-39	14-41	16-43
	0-11	0-15	0-19	1-22	2-25	3-28	4-31	5-33	6-36	7-39	9-41	10-43	12-46	13-48
47	0-8	0-12	1-15	2-17	3-20	4-23	5-26	6-28	8-31	9-34	11-36	12-38	14-40	16-43
	0-11	0-15	0-18	1-21	2-24	2-27	3-30	5-33	6-35	7-38	9-40	10-42	11-45	13-47
48	0-8	0-11	1-14	2-17	3-20	4-22	5-25	6-28	8-30	9-33	11-35	12-37	14-39	15-42
	0-10	0-14	0-18	1-21	2-24	2-27	3-29	5-32	6-35	7-37	8-40	10-42	11-44	13-47
49	0-8	0-11	1-14	2-17	2-20	4-22	5-25	6-27	7-30	9-32	10-35	12-37	13-39	15-41
	0-10	0-14	0-17	1-20	1-24	2-26	3-29	4-32	6-34	7-36	8-39	9-41	11-44	12-46
50	0-7	0-11	1-14	2-17	2-19	3-22	5-24	6-26	7-29	9-31	10-34	11-36	13-38	15-41
	0-10	0-14	0-17	1-20	1-23	2-26	3-28	4-31	5-33	7-36	8-38	9-40	11-43	12-45

n	X											
	14	15	16	17	18	19	20	21	22	23	24	25
26												
27	32 – 71											
	27 – 76											
28	31 – 69											
	26 – 74											
29	30 – 68	33 – 71										
	25 – 72	28 – 75										
30	28 – 66	31 – 69										
	24 – 71	27 – 74										
31	27 – 64	30 – 67	33 – 70									
	23 – 69	26 – 72	28 – 75									
32	26 – 62	29 – 65	32 – 68									
	22 – 67	25 – 70	27 – 73									
33	26 – 61	28 – 64	31 – 67	34 – 69								
	21 – 66	24 – 69	26 – 71	29 – 74								
34	25 – 59	27 – 62	30 – 65	32 – 68								
	21 – 64	23 – 67	25 – 70	28 – 72								
35	24 – 58	26 – 61	29 – 63	31 – 66	34 – 69							
	20 – 63	22 – 66	24 – 68	27 – 71	29 – 73							
36	23 – 57	26 – 59	28 – 62	30 – 65	33 – 67							
	19 – 62	22 – 64	23 – 67	26 – 69	28 – 72							
37	23 – 55	25 – 58	27 – 61	30 – 63	32 – 66	34 – 68						
	19 – 60	21 – 63	23 – 65	25 – 68	28 – 70	30 – 73						
38	22 – 54	24 – 57	26 – 59	29 – 62	31 – 64	33 – 67						
	18 – 59	20 – 61	22 – 64	25 – 66	27 – 69	29 – 71						
39	21 – 53	23 – 55	26 – 58	28 – 60	30 – 63	32 – 65	35 – 68					
	18 – 58	20 – 60	22 – 63	24 – 65	26 – 68	28 – 70	30 – 72					
40	21 – 52	23 – 54	25 – 57	27 – 59	29 – 62	32 – 64	34 – 66					
	17 – 57	19 – 59	21 – 61	23 – 64	25 – 66	27 – 68	30 – 71					
41	20 – 51	22 – 53	24 – 56	26 – 58	29 – 60	31 – 63	33 – 65	35 – 67				
	17 – 55	19 – 58	21 – 60	23 – 63	25 – 65	27 – 67	29 – 69	31 – 71				
42	20 – 50	22 – 52	24 – 54	26 – 57	28 – 59	30 – 61	32 – 64	34 – 66				
	16 – 54	18 – 57	20 – 59	22 – 61	24 – 64	26 – 66	28 – 67	30 – 70				
43	19 – 49	21 – 51	23 – 53	22 – 56	27 – 58	29 – 60	31 – 62	33 – 65	36 – 67			
	16 – 53	18 – 56	19 – 58	21 – 60	23 – 62	25 – 65	27 – 66	29 – 69	31 – 71			
44	19 – 48	21 – 50	22 – 52	24 – 55	26 – 57	28 – 59	30 – 61	33 – 63	35 – 65			
	15 – 52	17 – 55	19 – 57	21 – 59	23 – 61	25 – 63	26 – 65	28 – 68	30 – 70			
45	18 – 47	20 – 49	22 – 51	24 – 54	26 – 56	28 – 58	30 – 60	32 – 62	34 – 64	36 – 66		
	15 – 51	17 – 54	19 – 56	20 – 58	22 – 60	24 – 62	26 – 64	28 – 66	30 – 68	32 – 70		
46	18 – 46	20 – 48	21 – 50	23 – 53	25 – 55	27 – 57	29 – 59	31 – 61	33 – 63	35 – 65		
	15 – 50	16 – 53	18 – 55	20 – 57	22 – 59	23 – 61	25 – 63	27 – 65	29 – 67	31 – 69		
47	18 – 45	19 – 47	21 – 49	23 – 52	25 – 54	26 – 56	28 – 58	30 – 60	32 – 62	34 – 64	36 – 66	
	14 – 49	16 – 52	18 – 54	19 – 56	21 – 58	23 – 60	25 – 62	26 – 64	28 – 66	30 – 68	32 – 70	
48	17 – 44	19 – 46	21 – 48	22 – 51	24 – 53	26 – 55	28 – 57	30 – 59	31 – 61	33 – 63	35 – 65	
	14 – 49	16 – 51	17 – 53	19 – 55	21 – 57	22 – 59	24 – 61	26 – 63	28 – 65	29 – 67	31 – 69	
49	17 – 43	18 – 45	20 – 47	22 – 50	24 – 52	25 – 54	27 – 56	29 – 58	31 – 60	33 – 62	34 – 64	36 – 66
	14 – 48	15 – 50	17 – 52	19 – 54	20 – 56	22 – 58	23 – 60	25 – 62	27 – 64	29 – 66	31 – 68	32 – 70
50	16 – 43	18 – 45	20 – 47	21 – 49	23 – 51	25 – 53	26 – 55	28 – 57	30 – 59	32 – 61	34 – 63	36 – 65
	14 – 47	15 – 49	17 – 51	18 – 53	20 – 55	21 – 57	23 – 59	25 – 61	26 – 63	28 – 65	30 – 67	32 – 68

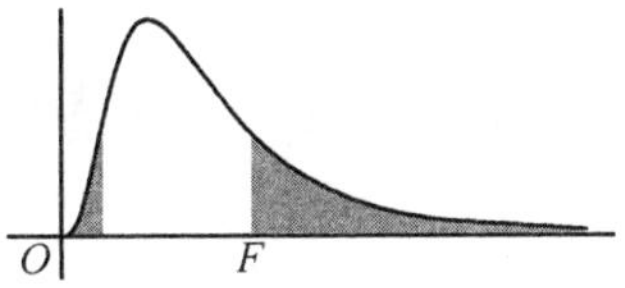

附表 4　F 界值表(方差齐性检验用,双侧界值,P=0.10)

分母的自由度 ν_2	分子的自由度 ν_1 1	2	3	4	5	6	7	8	9	10	11	12
1	161	200	216	225	230	234	237	239	241	242	243	224
2	18.51	19.00	19.16	19.25	19.30	19.33	19.36	19.37	19.38	19.39	19.40	19.41
3	10.13	9.55	9.28	9.12	9.01	8.94	8.88	8.84	8.81	8.78	8.76	8.74
4	7.71	6.94	6.59	6.39	6.26	6.16	6.09	6.04	6.00	5.96	5.93	5.91
5	6.61	5.79	5.41	5.19	5.05	4.95	4.88	4.82	4.78	4.74	4.70	4.68
6	5.99	5.14	4.76	4.53	4.39	4.28	4.21	4.15	4.10	4.06	4.03	4.00
7	5.59	4.74	4.35	4.12	3.97	3.87	3.79	3.73	3.68	3.63	3.60	3.57
8	5.32	4.46	4.07	3.84	3.69	3.58	3.50	3.44	3.39	3.34	3.31	3.28
9	5.12	4.26	3.86	3.63	3.48	3.37	3.29	3.23	3.18	3.13	3.10	3.07
10	4.96	4.10	3.71	3.48	3.33	3.22	3.14	3.07	3.02	2.97	2.94	2.91
11	4.84	3.98	3.59	3.36	3.20	3.09	3.01	2.95	2.90	2.86	2.82	2.76
12	4.75	3.88	3.49	3.26	3.11	3.00	2.92	2.85	2.80	2.76	2.72	2.69
13	4.67	3.80	3.41	3.18	3.02	2.92	2.84	2.77	2.72	2.67	2.63	2.60
14	4.60	3.74	3.34	3.11	2.96	2.85	2.77	2.70	2.65	2.60	2.56	2.53
15	4.54	3.68	3.29	3.06	2.90	2.79	2.70	2.64	2.59	2.55	2.51	2.48
16	4.49	3.63	3.24	3.01	2.85	2.74	2.66	2.59	2.54	2.49	2.45	2.42
17	4.45	3.59	3.20	2.96	2.81	2.70	2.62	2.55	2.50	2.45	2.41	2.38
18	4.41	3.55	3.16	2.93	2.77	2.66	2.58	2.51	2.46	2.41	2.37	2.34
19	4.38	3.52	3.13	2.90	2.74	2.63	2.55	2.48	2.43	2.38	2.34	2.31
20	4.35	3.49	3.10	2.87	2.71	2.60	2.52	2.45	2.40	2.35	2.31	2.28
21	4.32	3.47	3.07	2.84	2.68	2.57	2.49	2.42	2.37	2.32	2.28	2.25
22	4.30	3.44	3.05	2.82	2.66	2.55	2.47	2.40	2.35	2.30	2.26	2.23
23	4.28	3.42	3.03	2.80	2.64	2.53	2.45	2.38	2.32	2.28	2.24	3.20
24	4.26	3.40	3.01	2.78	2.62	2.51	2.43	2.36	2.30	2.26	2.22	2.18
25	4.24	3.38	2.99	2.76	2.60	2.49	2.41	2.34	2.28	2.24	2.20	2.16
26	4.22	3.37	2.98	2.74	2.59	2.47	2.39	2.32	2.27	2.22	2.18	2.15
27	4.21	3.35	2.96	2.73	2.57	2.46	2.37	2.30	2.25	2.20	2.16	2.13
28	4.20	3.34	2.95	2.71	2.56	2.44	2.36	2.29	2.24	2.19	2.15	2.12
29	4.18	3.33	2.93	2.70	2.54	2.43	2.35	2.28	2.22	2.18	2.14	2.10
30	4.17	3.32	2.92	2.69	2.53	2.42	2.34	2.27	2.21	2.16	2.12	2.09
32	4.15	3.30	2.90	2.67	2.51	2.40	2.32	2.25	2.19	2.14	2.10	2.07
34	4.13	3.28	2.88	2.65	2.49	2.38	2.30	2.23	2.17	2.12	2.08	2.05
36	4.11	3.26	2.86	2.63	2.48	2.36	2.28	2.21	2.15	2.10	2.06	2.03
38	4.10	3.25	2.85	2.62	2.46	2.35	2.26	2.19	2.14	2.09	2.05	2.02
40	4.08	3.23	2.84	2.61	2.45	2.34	2.25	2.18	2.12	2.07	2.04	2.00
42	4.07	3.22	2.83	2.59	2.44	2.32	2.24	2.17	2.11	2.06	2.02	1.99
44	4.06	3.21	2.82	2.58	2.43	2.31	2.23	2.16	2.10	2.05	2.01	1.98
46	4.05	3.20	2.81	2.57	2.42	2.30	2.22	2.14	2.09	2.04	2.00	1.97
48	4.04	3.19	2.80	2.56	2.41	2.30	2.21	2.14	2.08	2.03	1.99	1.96
50	4.03	3.18	2.79	2.56	2.40	2.29	2.20	2.13	2.07	2.02	1.98	1.95
60	4.00	3.15	2.76	2.52	2.37	2.25	2.17	2.10	2.04	1.99	1.95	1.92
70	3.98	3.13	2.74	2.50	2.35	2.23	2.14	2.07	2.01	1.97	1.93	1.89
80	3.96	3.11	2.72	2.48	2.33	2.21	2.12	2.05	1.99	1.95	1.91	1.88
100	3.94	3.09	2.70	2.46	2.30	2.19	2.10	2.03	1.97	1.92	1.88	1.85
125	3.92	3.07	2.68	2.44	2.29	2.17	2.08	2.01	1.95	1.90	1.86	1.83
150	3.91	3.06	2.67	2.43	2.27	2.16	2.07	2.00	1.94	1.89	1.85	1.82
200	3.89	3.04	2.65	2.41	2.26	2.14	2.05	1.98	1.92	1.87	1.83	1.80
400	3.86	3.02	2.62	2.39	2.23	2.12	2.03	1.96	1.90	1.85	1.81	1.78
1000	3.85	3.00	2.61	2.38	2.22	2.10	2.02	1.95	1.89	1.84	1.80	1.76
∞	3.84	2.99	2.60	2.37	2.21	2.09	2.01	1.94	1.88	1.83	1.79	1.75

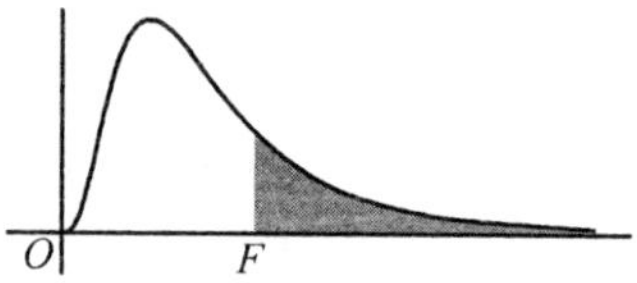

附表 5　F 界值表（方差分析用，单侧界值）

上行：$P=0.05$；下行：$P=0.01$

分母的自由度 ν_2	分子的自由度 ν_1											
	1	2	3	4	5	6	7	8	9	10	11	12
1	161	200	216	225	230	234	237	239	241	242	243	224
	4052	4999	5403	5625	5764	5859	5928	5981	6022	6056	6082	6106
2	18.51	19.00	19.16	19.25	19.30	19.33	19.36	19.37	19.38	19.39	19.40	19.41
	98.49	99.00	99.17	99.25	99.30	99.33	99.34	99.36	99.38	99.40	99.41	99.42
3	10.13	9.55	9.28	9.12	9.01	8.94	8.88	8.84	8.81	8.78	8.76	8.74
	34.12	30.82	29.46	28.71	28.24	27.91	27.67	27.49	27.34	27.23	27.13	27.05
4	7.71	6.94	6.59	6.39	6.26	6.16	6.09	6.04	6.00	5.96	5.93	5.91
	21.20	18.00	16.69	15.98	15.52	15.21	14.98	14.80	14.66	14.54	14.45	14.37
5	6.61	5.79	5.41	5.19	5.05	4.95	4.88	4.82	4.78	4.74	4.70	4.68
	16.26	13.27	12.06	11.39	10.97	10.67	10.45	10.27	10.15	10.05	9.96	9.89
6	5.99	5.14	4.76	4.53	4.39	4.28	4.21	4.15	4.10	4.06	4.03	4.00
	13.74	10.92	9.78	9.15	8.75	8.47	8.26	8.10	7.98	7.87	7.79	7.72
7	5.59	4.74	4.35	4.12	3.97	3.87	3.79	3.73	3.68	3.63	3.60	3.57
	12.25	9.55	8.45	7.85	7.46	7.19	7.00	6.84	6.71	6.62	6.54	6.47
8	5.32	4.46	4.07	3.84	3.69	3.58	3.50	3.44	3.39	3.34	3.31	3.28
	11.26	8.65	7.59	7.01	6.63	6.37	6.19	6.03	5.91	5.82	5.74	5.67
9	5.12	4.26	3.86	3.63	3.48	3.37	3.29	3.23	3.18	3.13	3.10	3.07
	10.56	8.02	6.99	6.42	6.06	5.80	5.62	5.47	5.35	5.26	5.18	5.11
10	4.96	4.10	3.71	3.48	3.33	3.22	3.14	3.07	3.02	2.97	2.94	2.91
	10.04	7.56	6.55	5.99	5.64	5.39	5.21	5.06	4.95	4.85	4.78	4.71
11	4.84	3.98	3.59	3.36	3.20	3.09	3.01	2.95	2.90	2.86	2.82	2.76
	9.65	7.20	6.22	5.67	5.32	5.07	4.88	4.74	4.63	4.54	4.46	4.40
12	4.75	3.88	3.49	3.26	3.11	3.00	2.92	2.85	2.80	2.76	2.72	2.69
	9.33	6.93	5.95	5.41	5.06	4.82	4.65	4.50	4.39	4.30	4.22	4.16
13	4.67	3.80	3.41	3.18	3.02	2.92	2.84	2.77	2.72	2.67	2.63	2.60
	9.07	6.70	5.74	5.20	4.86	4.62	4.44	4.30	4.19	4.10	4.02	3.96
14	4.60	3.74	3.34	3.11	2.96	2.85	2.77	2.70	2.65	2.60	2.56	2.53
	8.86	6.51	5.56	5.03	4.69	4.46	4.28	4.14	4.03	3.94	3.86	3.80
15	4.54	3.68	3.29	3.06	2.90	2.79	2.70	2.64	2.59	2.55	2.51	2.48
	8.68	6.36	5.42	4.89	4.56	4.32	4.14	4.00	3.89	3.80	3.73	3.67
16	4.49	3.63	3.24	3.01	2.85	2.74	2.66	2.59	2.54	2.49	2.45	2.42
	8.53	6.23	5.29	4.77	4.44	4.20	4.03	3.89	3.78	3.69	3.61	3.55
17	4.45	3.59	3.20	2.96	2.81	2.70	2.62	2.55	2.50	2.45	2.41	2.38
	8.40	6.11	5.18	4.67	4.34	4.10	3.93	3.79	3.68	3.59	3.52	3.45
18	4.41	3.55	3.16	2.93	2.77	2.66	2.58	2.51	2.46	2.41	2.37	2.34
	8.28	6.01	5.09	4.58	4.25	4.01	3.85	3.71	3.60	3.51	3.44	3.37
19	4.38	3.52	3.13	2.90	2.74	2.63	2.55	2.48	2.43	2.38	2.34	2.31
	8.18	5.93	5.01	4.50	4.17	3.94	3.77	3.63	3.52	3.43	3.36	3.30
20	4.35	3.49	3.10	2.87	2.71	2.60	2.52	2.45	2.40	2.35	2.31	2.28
	8.10	5.85	4.94	4.43	4.10	3.87	3.71	3.56	3.45	3.37	3.30	3.23
21	4.32	3.47	3.07	2.84	2.68	2.57	2.49	2.42	2.37	2.32	2.28	2.25
	8.02	5.78	4.87	4.37	4.04	3.81	3.65	3.51	3.40	3.31	3.24	3.17
22	4.30	3.44	3.05	2.82	2.66	2.55	2.47	2.40	2.35	2.30	2.26	2.23
	7.94	5.72	4.82	4.31	3.99	3.76	3.59	3.45	3.35	3.26	3.18	3.12
23	4.28	3.42	3.03	2.80	2.64	2.53	2.45	2.38	2.32	2.28	2.24	3.20
	7.88	5.66	4.76	4.26	3.94	3.71	3.54	3.41	3.30	3.21	3.14	3.07
24	4.26	3.40	3.01	2.78	2.62	2.51	2.43	2.36	2.30	2.26	2.22	2.18
	7.82	5.61	4.72	4.22	3.90	3.67	3.50	3.36	3.25	3.17	3.09	3.03
25	4.24	3.38	2.99	2.76	2.60	2.49	2.41	2.34	2.28	2.24	2.20	2.16
	7.77	5.57	4.68	4.18	3.86	3.63	3.46	3.32	3.21	3.13	3.05	2.99

续表

分母的自由度 ν_2	分子的自由度 ν_1											
	14	16	20	24	30	40	50	75	100	200	500	∞
1	245	246	248	249	250	251	252	253	253	254	254	254
	6142	6169	6208	6234	6258	6286	6302	6323	6334	6352	6361	6366
2	19.42	19.43	19.44	19.45	19.46	19.47	19.47	19.48	19.49	19.49	19.50	19.50
	99.43	99.44	99.45	99.46	99.47	99.48	99.48	99.49	99.49	99.49	99.50	99.50
3	8.71	8.69	8.66	8.64	8.62	8.60	8.58	8.57	8.56	8.54	8.54	8.53
	26.92	26.83	26.69	26.60	26.50	26.41	26.35	26.27	26.23	26.18	26.14	26.12
4	5.87	5.84	5.80	5.77	5.74	5.71	5.70	5.68	5.66	5.65	5.64	5.63
	14.24	14.15	14.02	13.93	13.83	13.74	13.69	13.61	13.57	13.52	13.48	13.46
5	4.64	4.60	4.56	4.53	4.50	4.46	4.44	4.42	4.40	4.38	4.37	4.36
	9.77	9.68	9.55	9.47	9.38	9.29	9.24	9.17	9.13	9.07	9.04	9.02
6	3.96	3.92	3.87	3.84	3.81	3.77	3.75	3.72	3.71	3.69	3.68	3.67
	7.60	7.52	7.39	7.31	7.23	7.14	7.09	7.02	6.99	6.94	6.90	6.88
7	3.52	3.49	3.44	3.41	3.38	3.34	3.32	3.29	3.28	3.25	3.24	3.23
	6.35	6.27	6.15	6.07	5.98	5.90	5.85	5.78	5.75	5.70	5.67	5.65
8	3.23	3.20	3.15	3.12	3.08	3.05	3.03	3.00	2.98	2.96	2.94	2.93
	5.56	5.48	5.36	5.28	5.20	5.11	5.06	5.00	4.96	4.91	4.88	4.86
9	3.02	2.98	2.93	2.90	2.86	2.82	2.80	2.77	2.76	2.73	2.72	2.71
	5.00	4.92	4.80	4.73	4.64	4.56	4.51	4.45	4.41	4.36	4.33	4.31
10	2.86	2.82	2.77	2.74	2.70	2.67	2.64	2.61	2.59	2.56	2.55	2.54
	4.60	4.52	4.41	4.33	4.25	4.17	4.12	4.05	4.01	3.96	3.93	3.91
11	2.74	2.70	2.65	2.61	2.57	2.53	2.50	2.47	2.45	2.42	2.41	2.40
	4.29	4.21	4.10	4.02	3.94	3.86	3.80	3.74	3.70	3.66	3.62	3.60
12	2.64	2.60	2.54	2.50	2.46	2.42	2.40	2.36	2.35	2.32	2.31	2.30
	4.05	3.98	3.86	3.78	3.70	3.61	3.56	3.49	3.46	3.41	3.38	3.36
13	2.55	2.51	2.46	2.42	2.38	2.34	2.32	2.28	2.26	2.24	2.22	2.21
	3.85	3.78	3.67	3.59	3.51	3.42	3.37	3.30	3.27	3.21	3.18	3.16
14	2.48	2.44	2.39	2.35	2.31	2.27	2.24	2.21	2.19	2.16	2.14	2.13
	3.70	3.62	3.51	3.43	3.34	3.26	3.21	3.14	3.11	3.06	3.02	3.00
15	2.43	2.39	2.33	2.29	2.25	2.21	2.18	2.15	2.12	2.10	2.08	2.07
	3.56	3.48	3.36	3.29	3.20	3.12	3.07	3.00	2.97	2.92	2.89	2.87
16	2.37	2.33	2.28	2.24	2.20	2.16	2.13	2.09	2.07	2.04	2.02	2.01
	3.45	3.37	3.25	3.18	3.10	3.01	2.96	2.89	2.86	2.80	2.77	2.75
17	2.33	2.29	2.23	2.19	2.15	2.11	2.08	2.04	2.02	1.99	1.97	1.96
	3.35	3.27	3.16	3.08	3.00	2.92	2.86	2.79	2.76	2.70	2.67	2.65
18	2.29	2.25	2.19	2.15	2.11	2.07	2.04	2.00	1.98	1.95	1.93	1.92
	3.27	3.19	3.07	3.00	2.91	2.83	2.78	2.71	2.68	2.62	2.59	2.57
19	2.26	2.21	2.15	2.11	2.07	2.02	2.00	1.96	1.94	1.91	1.90	1.88
	3.19	3.12	3.00	2.92	2.84	2.76	2.70	2.63	2.60	2.54	2.51	2.49
20	2.23	2.18	2.12	2.08	2.04	1.99	1.96	1.92	1.90	1.87	1.85	1.84
	3.13	3.05	2.94	2.86	2.77	2.69	2.63	2.56	2.53	2.47	2.44	2.42
21	2.20	2.15	2.09	2.05	2.00	1.96	1.93	1.89	1.87	1.84	1.82	1.81
	3.07	2.99	2.88	2.80	2.72	2.63	2.58	2.51	2.47	2.42	2.38	2.36
22	2.18	2.13	2.07	2.03	1.98	1.93	1.91	1.87	1.84	1.81	1.80	1.78
	3.02	2.94	2.83	2.75	2.67	2.58	2.53	2.46	2.42	2.37	2.33	2.31
23	2.14	2.10	2.04	2.00	1.96	1.91	1.88	1.84	1.82	1.79	1.77	1.76
	2.97	2.89	2.78	2.70	2.62	2.53	2.48	2.41	2.37	2.32	2.28	2.26
24	2.13	2.09	2.02	1.98	1.94	1.89	1.86	1.82	1.80	1.76	1.74	1.73
	2.93	2.85	2.74	2.66	2.58	2.49	2.41	2.36	2.33	2.27	2.23	2.21
25	2.11	2.06	2.00	1.96	1.92	1.87	1.84	1.80	1.77	1.74	1.72	1.71
	2.89	2.81	2.70	2.62	2.54	2.45	2.40	2.32	2.29	2.23	2.19	2.17

续表

分母的自由度	分子的自由度 ν_1											
ν_2	1	2	3	4	5	6	7	8	9	10	11	12
26	4.22	3.37	2.98	2.74	2.59	2.47	2.39	2.32	2.27	2.22	2.18	2.15
	7.72	5.53	4.64	4.14	3.82	3.59	3.42	3.29	3.17	3.09	3.02	2.96
27	4.21	3.35	2.96	2.73	2.57	2.46	2.37	2.30	2.25	2.20	2.16	2.13
	7.68	5.49	4.60	4.11	3.79	3.56	3.39	3.26	3.14	3.06	2.98	2.93
28	4.20	3.34	2.95	2.71	2.56	2.44	2.36	2.29	2.24	2.19	2.15	2.12
	7.64	5.45	4.57	4.07	3.76	3.53	3.36	3.23	3.11	3.03	2.95	2.90
29	4.18	3.33	2.93	2.70	2.54	2.43	2.35	2.28	2.22	2.18	2.14	2.10
	7.60	5.42	4.54	4.04	3.73	3.50	3.33	3.20	3.08	3.00	2.92	2.87
30	4.17	3.32	2.92	2.69	2.53	2.42	2.34	2.27	2.21	2.16	2.12	2.09
	7.56	5.39	4.51	4.02	3.70	3.47	3.30	3.17	3.06	2.98	2.90	2.84
32	4.15	3.30	2.90	2.67	2.51	2.40	2.32	2.25	2.19	2.14	2.10	2.07
	7.50	5.34	4.46	3.97	3.66	3.42	3.25	3.12	3.01	2.94	2.86	2.80
34	4.13	3.28	2.88	2.65	2.49	2.38	2.30	2.23	2.17	2.12	2.08	2.05
	7.44	5.29	4.42	3.93	3.61	3.38	3.21	3.08	2.97	2.89	2.82	2.76
36	4.11	3.26	2.86	2.63	2.48	2.36	2.28	2.21	2.15	2.10	2.06	2.03
	7.39	5.25	4.38	3.89	3.58	3.35	3.18	3.04	2.94	2.86	2.78	2.72
38	4.10	3.25	2.85	2.62	2.46	2.35	2.26	2.19	2.14	2.09	2.05	2.02
	7.35	5.21	4.34	3.86	3.54	3.32	3.15	3.02	2.91	2.82	2.75	2.69
40	4.08	3.23	2.84	2.61	2.45	2.34	2.25	2.18	2.12	2.07	2.04	2.00
	7.31	5.18	4.31	3.83	3.51	3.29	3.12	2.99	2.88	2.80	2.73	2.66
42	4.07	3.22	2.83	2.59	2.44	2.32	2.24	2.17	2.11	2.06	2.02	1.99
	7.27	5.15	4.29	3.80	3.49	3.26	3.10	2.96	2.86	2.77	2.70	2.64
44	4.06	3.21	2.82	2.58	2.43	2.31	2.23	2.16	2.10	2.05	2.01	1.98
	7.24	5.12	4.26	3.78	3.46	3.24	3.07	2.94	2.84	2.75	2.68	2.62
46	4.05	3.20	2.81	2.57	2.42	2.30	2.22	2.14	2.09	2.04	2.00	1.97
	7.21	5.10	4.24	3.76	3.44	3.22	3.05	2.92	2.82	2.73	2.66	2.60
48	4.04	3.19	2.80	2.56	2.41	2.30	2.21	2.14	2.08	2.03	1.99	1.96
	7.19	5.08	4.22	3.74	3.42	3.20	3.04	2.90	2.80	2.71	2.64	2.58
50	4.03	3.18	2.79	2.56	2.40	2.29	2.20	2.13	2.07	2.02	1.98	1.95
	7.17	5.06	4.20	3.72	3.41	3.18	3.02	2.88	2.78	2.70	2.62	2.56
60	4.00	3.15	2.76	2.52	2.37	2.25	2.17	2.10	2.04	1.99	1.95	1.92
	7.08	4.98	4.13	3.65	3.34	3.12	2.95	2.82	2.72	2.63	2.56	2.50
70	3.98	3.13	2.74	2.50	2.35	2.23	2.14	2.07	2.01	1.97	1.93	1.89
	7.01	4.92	4.08	3.60	3.29	3.07	2.91	2.77	2.67	2.59	2.51	2.45
80	3.96	3.11	2.72	2.48	2.33	2.21	2.12	2.05	1.99	1.95	1.91	1.88
	6.96	4.88	4.04	3.56	3.25	3.04	2.87	2.74	2.64	2.55	2.48	2.41
100	3.94	3.09	2.70	2.46	2.30	2.19	2.10	2.03	1.97	1.92	1.88	1.85
	6.90	4.82	3.98	3.51	3.20	2.99	2.82	2.69	2.59	2.51	2.43	2.36
125	3.92	3.07	2.68	2.44	2.29	2.17	2.08	2.01	1.95	1.90	1.86	1.83
	6.84	4.78	3.94	3.47	3.17	2.95	2.79	2.65	2.56	2.47	2.40	2.33
150	3.91	3.06	2.67	2.43	2.27	2.16	2.07	2.00	1.94	1.89	1.85	1.82
	6.81	4.75	3.91	3.44	3.14	2.92	2.76	2.62	2.53	2.44	2.37	2.30
200	3.89	3.04	2.65	2.41	2.26	2.14	2.05	1.98	1.92	1.87	1.83	1.80
	6.76	4.71	3.88	3.41	3.11	2.90	2.73	2.60	2.50	2.41	2.34	2.28
400	3.86	3.02	2.62	2.39	2.23	2.12	2.03	1.96	1.90	1.85	1.81	1.78
	6.70	4.66	3.83	3.36	3.06	2.85	2.69	2.55	2.46	2.37	2.29	2.23
1000	3.85	3.00	2.61	2.38	2.22	2.10	2.02	1.95	1.89	1.84	1.80	1.76
	6.66	4.62	3.80	3.34	3.04	2.82	2.66	2.53	2.43	2.34	2.26	2.20
∞	3.84	2.99	2.60	2.37	2.21	2.09	2.01	1.94	1.88	1.83	1.79	1.75
	6.64	4.60	3.78	3.32	3.02	2.80	2.64	2.51	2.41	2.32	2.24	2.18

续表

分母的自由度 ν_2	分子的自由度 ν_1											
	14	16	20	24	30	40	50	75	100	200	500	∞
26	2.10	2.05	1.99	1.95	1.90	1.85	1.82	1.78	1.76	1.72	1.70	1.69
	2.86	2.77	2.66	2.58	2.50	2.41	2.36	2.28	2.25	2.19	2.15	2.13
27	2.08	2.03	1.97	1.93	1.88	1.84	1.80	1.76	1.74	1.71	1.68	1.67
	2.83	2.74	2.63	2.55	2.47	2.38	2.33	2.25	2.21	2.16	2.12	2.10
28	2.06	2.02	1.96	1.91	1.87	1.81	1.78	1.75	1.72	1.69	1.67	1.65
	2.80	2.71	2.60	2.52	2.44	2.35	2.30	2.22	2.18	2.13	2.09	2.06
29	2.05	2.00	1.94	1.90	1.85	1.80	1.77	1.73	1.71	1.68	1.65	1.64
	2.77	2.68	2.57	2.49	2.41	2.32	2.27	2.19	2.15	2.10	2.06	2.03
30	2.04	1.99	1.93	1.89	1.84	1.79	1.76	1.72	1.69	1.66	1.64	1.62
	2.74	2.66	2.55	2.47	2.38	2.29	2.24	2.16	2.13	2.07	2.03	2.01
32	2.02	1.97	1.91	1.86	1.82	1.76	1.74	1.69	1.67	1.64	1.61	1.59
	2.70	2.62	2.51	2.42	2.34	2.25	2.20	2.12	2.08	2.02	1.98	1.96
34	2.00	1.95	1.89	1.84	1.80	1.74	1.71	1.67	1.64	1.61	1.59	1.57
	2.66	2.58	2.47	2.38	2.30	2.21	2.15	2.08	2.04	1.98	1.94	1.91
36	1.98	1.93	1.87	1.82	1.78	1.72	1.69	1.65	1.62	1.59	1.56	1.55
	2.62	2.54	2.43	2.35	2.26	2.17	2.12	2.04	2.00	1.94	1.90	1.87
38	1.96	1.92	1.85	1.80	1.76	1.71	1.67	1.63	1.60	1.57	1.54	1.53
	2.59	2.51	2.40	2.32	2.22	2.14	2.08	2.00	1.97	1.90	1.86	1.84
40	1.95	1.90	1.84	1.79	1.74	1.69	1.66	1.61	1.59	1.55	1.53	1.51
	2.56	2.49	2.37	2.29	2.20	2.11	2.05	1.97	1.94	1.88	1.84	1.81
42	1.94	1.89	1.82	1.78	1.73	1.68	1.64	1.60	1.57	1.54	1.51	1.49
	2.54	2.46	2.35	2.26	2.17	2.08	2.02	1.94	1.91	1.85	1.80	1.78
44	1.92	1.88	1.81	1.76	1.72	1.66	1.63	1.58	1.56	1.52	1.50	1.48
	2.52	2.44	2.32	2.24	2.15	2.06	2.00	1.92	1.88	1.82	1.78	1.75
46	1.91	1.87	1.80	1.75	1.71	1.65	1.62	1.57	1.54	1.51	1.48	1.46
	2.50	2.42	2.30	2.22	2.13	2.04	1.98	1.90	1.86	1.80	1.76	1.72
48	1.90	1.86	1.79	1.74	1.70	1.64	1.61	1.56	1.53	1.50	1.47	1.45
	2.48	2.40	2.28	2.20	2.11	2.02	1.96	1.88	1.84	1.78	1.73	1.70
50	1.90	1.85	1.78	1.74	1.69	1.63	1.60	1.55	1.52	1.48	1.46	1.44
	2.46	2.39	2.26	2.18	2.10	2.00	1.94	1.86	1.82	1.76	1.71	1.68
60	1.86	1.81	1.75	1.70	1.65	1.59	1.56	1.50	1.48	1.44	1.41	1.39
	2.40	2.32	2.20	2.12	2.03	1.93	1.87	1.79	1.74	1.68	1.63	1.60
70	1.84	1.79	1.72	1.67	1.62	1.56	1.53	1.47	1.45	1.40	1.37	1.35
	2.35	2.28	2.15	2.07	1.98	1.88	1.82	1.74	1.69	1.62	1.56	1.53
80	1.82	1.77	1.70	1.65	1.60	1.54	1.51	1.45	1.42	1.38	1.35	1.32
	2.32	2.24	2.11	2.03	1.94	1.84	1.78	1.70	1.65	1.57	1.52	1.49
100	1.79	1.75	1.68	1.63	1.57	1.51	1.48	1.42	1.39	1.34	1.30	1.28
	2.26	2.19	2.06	1.98	1.89	1.79	1.73	1.64	1.59	1.51	1.46	1.43
125	1.77	1.72	1.65	1.60	1.55	1.49	1.45	1.39	1.36	1.31	1.27	1.25
	2.23	2.15	2.03	1.94	1.85	1.75	1.68	1.59	1.54	1.46	1.40	1.37
150	1.76	1.71	1.64	1.59	1.54	1.47	1.44	1.37	1.34	1.29	1.25	1.22
	2.20	2.12	2.00	1.91	1.83	1.72	1.66	1.56	1.51	1.43	1.37	1.33
200	1.74	1.69	1.62	1.57	1.52	1.45	1.42	1.35	1.32	1.26	1.22	1.19
	2.17	2.09	1.97	1.88	1.79	1.69	1.62	1.53	1.48	1.39	1.33	1.28
400	1.72	1.67	1.60	1.54	1.49	1.42	1.38	1.32	1.28	1.22	1.16	1.13
	2.12	2.04	1.92	1.84	1.74	1.64	1.57	1.47	1.42	1.32	1.24	1.19
1000	1.70	1.65	1.58	1.53	1.47	1.41	1.36	1.30	1.26	1.19	1.13	1.08
	2.09	2.01	1.89	1.81	1.71	1.61	1.54	1.44	1.38	1.28	1.19	1.11
∞	1.69	1.64	1.57	1.52	1.46	1.40	1.35	1.28	1.24	1.17	1.11	1.00
	2.07	1.99	1.87	1.79	1.69	1.59	1.52	1.41	1.36	1.25	1.15	1.00

附表 6 q 界值表

上行:$P=0.05$;下行:$P=0.01$

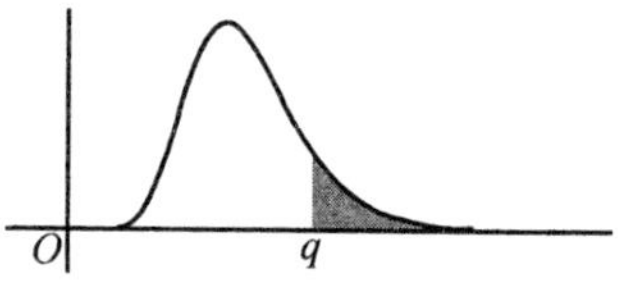

ν	组数,α								
	2	3	4	5	6	7	8	9	10
5	3.64	4.60	5.22	5.67	6.03	6.33	6.58	6.80	6.99
	5.70	6.98	7.80	8.42	8.91	9.32	9.67	9.97	10.24
6	3.46	4.34	4.90	5.30	5.63	5.90	6.12	6.32	6.49
	5.24	6.33	7.03	7.56	7.97	8.32	8.61	8.87	9.10
7	3.34	4.16	4.68	5.06	5.36	5.61	5.82	6.00	6.16
	4.95	5.92	6.54	7.01	7.37	7.68	7.94	8.17	8.37
8	3.26	4.04	4.53	4.89	5.17	5.40	5.60	5.77	5.92
	4.75	5.64	6.20	6.62	6.96	7.24	7.47	7.68	7.86
9	3.20	3.95	4.41	4.76	5.02	5.24	5.43	5.59	5.74
	4.60	5.43	5.96	6.35	6.66	6.91	7.13	7.33	7.49
10	3.15	3.88	4.33	4.65	4.91	5.12	5.30	5.46	5.60
	4.48	5.27	5.77	6.14	6.43	6.67	6.87	7.05	7.21
12	3.08	3.77	4.20	4.51	4.75	4.95	5.12	5.27	5.39
	4.32	5.05	5.50	5.84	6.10	6.32	6.51	6.67	6.81
14	3.03	3.70	4.11	4.41	4.64	4.83	4.99	5.13	5.25
	4.21	4.89	5.32	5.63	5.88	6.08	6.26	6.41	6.54
16	3.00	3.65	4.05	4.33	4.56	4.74	4.90	5.03	5.15
	4.13	4.79	5.19	5.49	5.72	5.92	6.08	6.22	6.35
18	2.97	3.61	4.00	4.28	4.49	4.67	4.82	4.96	5.07
	4.07	4.70	5.09	5.38	5.60	5.79	5.94	6.08	6.20
20	2.95	3.58	3.96	4.23	4.45	4.62	4.77	4.90	5.01
	4.02	4.64	5.02	5.29	5.51	5.69	5.84	5.97	6.09
30	2.89	3.49	3.85	4.10	4.30	4.46	4.60	4.72	4.82
	3.89	4.45	4.80	5.05	5.24	5.40	5.54	5.65	5.76
40	2.86	3.44	3.79	4.04	4.23	4.39	4.52	4.63	4.73
	3.82	4.37	4.70	4.93	5.11	5.26	5.39	5.50	5.60
60	2.83	3.40	3.74	3.98	4.16	4.31	4.44	4.55	4.65
	3.76	4.28	4.59	4.82	4.99	5.13	5.25	5.36	5.45
120	2.80	3.36	3.68	3.92	4.10	4.24	4.36	4.47	4.56
	3.70	4.20	4.50	4.71	4.87	5.01	5.12	5.21	5.30
∞	2.77	3.31	3.63	3.86	4.03	4.17	4.29	4.39	4.47
	3.64	4.12	4.40	4.60	4.76	4.88	4.99	5.08	5.16

附表7　Dunnett-t 界值表(单侧)

上行:$P=0.05$;下行:$P=0.01$

误差的自由度 ν	处理组数(不包括对照组)α								
	1	2	3	4	5	6	7	8	9
5	2.02	2.44	2.68	2.85	2.98	3.08	3.16	3.24	3.30
	3.37	3.90	4.21	4.43	4.60	4.73	4.85	4.94	5.03
6	1.94	2.34	2.56	2.71	2.83	2.92	3.00	3.07	3.12
	3.14	3.61	3.88	4.07	4.21	4.33	4.43	4.51	4.59
7	1.89	2.27	2.48	2.62	2.73	2.82	2.89	2.95	3.01
	3.00	3.42	3.66	3.83	3.96	4.07	4.15	4.23	4.30
8	1.86	2.22	2.42	2.55	2.66	2.74	2.81	2.87	2.92
	2.90	3.29	3.51	3.67	3.79	3.88	3.96	4.03	4.09
9	1.83	2.18	2.37	2.50	2.60	2.68	2.75	2.81	2.86
	2.82	3.19	3.40	3.55	3.66	3.75	3.82	3.89	3.94
10	1.81	2.15	2.34	2.47	2.56	2.64	2.70	2.76	2.81
	2.76	3.11	3.31	3.45	3.56	3.64	3.71	3.78	3.83
11	1.80	2.13	2.31	2.44	2.53	2.60	2.67	2.72	2.77
	2.72	3.06	3.25	3.38	3.48	3.56	3.63	3.69	3.74
12	1.78	2.11	2.29	2.41	2.50	2.58	2.64	2.69	2.74
	2.68	3.01	3.19	3.32	3.42	3.50	3.56	3.62	3.67
13	1.77	2.09	2.27	2.39	2.48	2.55	2.61	2.66	2.71
	2.65	2.97	3.15	3.27	3.37	3.44	3.51	3.56	3.61
14	1.76	2.08	2.25	2.37	2.46	2.53	2.59	2.64	2.69
	2.62	2.94	3.11	3.23	3.32	3.40	3.46	3.51	3.56
15	1.75	2.07	2.24	2.36	2.44	2.51	2.57	2.62	2.67
	2.60	2.91	3.08	3.20	3.29	3.36	3.42	3.47	3.52
16	1.75	2.06	2.23	2.34	2.43	2.50	2.56	2.61	2.65
	2.58	2.88	3.05	3.17	3.26	3.33	3.39	3.44	3.48
17	1.74	2.05	2.22	2.33	2.42	2.49	2.54	2.59	2.64
	2.57	2.86	3.03	3.14	3.23	3.30	3.36	3.41	3.45
18	1.73	2.04	2.21	2.32	2.41	2.48	2.53	2.58	2.62
	2.55	2.84	3.01	3.12	3.21	3.27	3.33	3.38	3.42
19	1.73	2.03	2.20	2.31	2.40	2.47	2.52	2.57	2.61
	2.54	2.83	2.99	3.10	3.18	3.25	3.31	3.36	3.40
20	1.72	2.03	2.19	2.30	2.39	2.46	2.51	2.56	2.60
	2.53	2.81	2.97	3.08	3.17	3.23	3.29	3.34	3.38
24	1.71	2.01	2.17	2.28	2.36	2.43	2.48	2.53	2.57
	2.49	2.77	2.92	3.03	3.11	3.17	3.22	3.27	3.31
30	1.70	1.99	2.15	2.25	2.33	2.40	2.45	2.50	2.54
	2.46	2.72	2.87	2.97	3.05	3.11	3.16	3.21	3.24
40	1.68	1.97	2.13	2.23	2.31	2.37	2.42	2.47	2.51
	2.42	2.68	2.82	2.92	2.99	3.05	3.10	3.14	3.18
60	1.67	1.95	2.10	2.21	2.28	2.35	2.39	2.44	2.48
	2.39	2.64	2.78	2.87	2.94	3.00	3.04	3.08	3.12
120	1.66	1.93	2.08	2.18	2.26	2.32	2.37	2.41	2.45
	2.36	2.60	2.73	2.82	2.89	2.94	2.99	3.03	3.06
∞	1.64	1.92	2.06	2.16	2.23	2.29	2.34	2.38	2.42
	2.33	2.56	2.68	2.77	2.84	2.89	2.93	2.97	3.00

附表 8　Dunnett-t 界值表(双侧)

上行:$P=0.05$;下行:$P=0.01$

误差的自由度 ν	处理组数(不包括对照组)α								
	1	2	3	4	5	6	7	8	9
5	2.57	3.03	3.29	3.48	3.62	3.73	3.82	3.90	3.97
	4.03	4.63	4.98	5.22	5.41	5.56	5.69	5.80	5.89
6	2.45	2.86	3.10	3.26	3.39	3.49	3.57	3.64	3.71
	3.71	4.21	4.51	4.71	4.87	5.00	5.10	5.20	5.28
7	2.36	2.75	2.97	3.12	3.24	3.33	3.41	3.47	3.53
	3.50	3.95	4.21	4.39	4.53	4.64	4.74	4.82	4.89
8	2.31	2.67	2.88	3.02	3.13	3.22	3.29	3.35	3.41
	3.36	3.77	4.00	4.17	4.29	4.40	4.48	4.56	4.62
9	2.26	2.61	2.81	2.95	3.05	3.14	3.20	3.26	3.32
	3.35	3.63	3.85	4.01	4.12	4.22	4.30	4.37	4.43
10	2.23	2.57	2.76	2.89	2.99	3.07	3.14	3.19	3.24
	3.17	3.53	3.74	2.88	3.99	4.08	4.16	4.22	4.28
11	2.20	2.53	2.72	2.84	2.94	3.02	3.08	3.14	3.19
	3.11	3.45	3.65	3.79	3.88	3.98	4.05	4.11	4.16
12	2.18	2.50	2.68	2.81	2.90	2.98	3.04	3.09	3.14
	3.05	3.39	3.58	3.71	3.81	3.89	3.96	4.02	4.07
13	2.16	2.48	2.65	2.78	2.87	2.94	3.00	3.06	3.10
	3.01	3.33	3.52	3.65	3.74	3.82	3.89	3.94	3.99
14	2.14	2.46	2.63	2.75	2.84	2.91	2.97	3.02	3.07
	2.98	3.29	3.47	3.59	3.69	3.76	3.83	3.88	3.93
15	2.13	2.44	2.61	2.73	2.82	2.89	2.95	3.00	3.04
	2.95	3.25	3.43	3.55	3.64	3.71	3.78	3.83	3.88
16	2.12	2.42	2.59	2.71	2.80	2.87	2.92	2.97	3.02
	2.92	3.22	3.39	3.51	3.60	3.67	3.73	3.78	3.83
17	2.11	2.41	2.58	2.69	2.78	2.85	2.90	2.95	3.00
	2.90	3.19	3.36	3.47	3.56	3.63	3.69	3.74	3.79
18	2.10	2.40	2.56	2.68	2.76	2.83	2.89	2.94	2.98
	2.88	3.17	3.33	3.44	3.53	3.60	3.66	3.71	3.75
19	2.09	2.39	2.55	2.66	2.75	2.81	2.87	2.92	2.96
	2.86	3.15	3.31	3.42	3.50	3.57	3.63	3.68	3.72
20	2.09	2.38	2.54	2.65	2.73	2.80	2.86	2.90	2.95
	2.85	3.13	3.29	3.40	3.48	3.55	3.60	3.65	3.69
24	2.06	2.35	2.51	2.61	2.70	2.76	2.81	2.86	2.90
	2.80	3.07	3.22	3.32	3.40	3.47	3.52	3.57	3.61
30	2.04	2.32	2.47	2.58	2.66	2.72	2.77	2.82	2.86
	2.75	3.01	3.15	3.25	3.33	3.39	3.44	3.49	3.52
40	2.02	2.29	2.44	2.54	2.62	2.68	2.73	2.77	2.81
	2.70	2.95	3.09	3.19	3.26	3.32	3.37	3.41	3.44
60	2.00	2.27	2.41	2.51	2.58	2.64	2.69	2.73	2.77
	2.66	2.90	3.03	3.12	3.19	3.25	3.29	3.33	3.37
120	1.98	2.24	2.38	2.47	2.55	2.60	2.65	2.69	2.73
	2.62	2.85	2.97	3.06	3.12	3.18	3.22	3.26	3.29
∞	1.96	2.21	2.35	2.44	2.51	2.57	2.61	2.65	2.69
	2.58	2.79	2.92	3.00	3.06	3.11	3.15	3.19	3.22

附表 9　χ^2 界值表

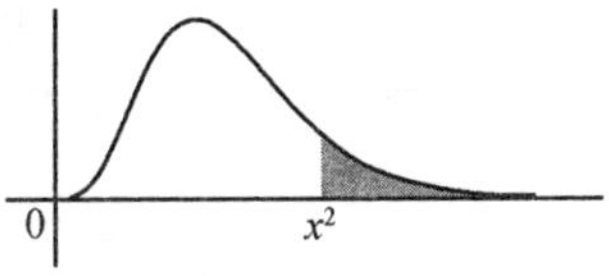

自由度 ν	概率 P												
	0.995	0.990	0.975	0.950	0.900	0.750	0.500	0.250	0.100	0.050	0.025	0.010	0.005
1					0.02	0.10	0.45	1.32	2.71	3.84	5.02	6.63	7.88
2	0.01	0.02	0.05	0.10	0.21	0.58	1.39	2.77	4.61	5.99	7.38	2.91	10.60
3	0.07	0.11	0.22	0.35	0.58	1.21	2.37	4.11	6.25	7.81	9.35	11.34	12.84
4	0.21	0.30	0.48	0.71	1.06	1.92	3.36	5.39	7.78	9.49	11.14	13.28	14.86
5	0.41	0.55	0.83	1.15	1.61	2.67	4.35	6.63	9.24	11.07	12.83	15.09	16.75
6	0.68	0.87	1.24	1.64	2.20	3.45	5.35	7.84	10.64	12.59	14.45	16.81	18.55
7	0.99	1.24	1.69	2.17	2.83	4.25	6.35	9.04	12.02	14.07	16.01	18.48	20.28
8	1.34	1.65	2.18	2.73	3.49	5.07	7.34	10.22	13.36	15.51	17.53	20.09	21.95
9	1.73	2.09	2.70	3.33	4.17	5.90	8.34	11.39	14.68	16.92	19.02	21.67	23.59
10	2.16	2.56	3.25	3.94	4.87	6.74	9.34	12.55	15.99	18.31	20.48	23.21	25.19
11	2.60	3.05	3.82	4.57	5.58	7.58	10.34	13.70	17.28	19.68	21.92	24.72	26.76
12	3.07	3.57	4.40	5.23	6.30	8.44	11.34	14.85	18.55	21.03	23.34	26.22	28.30
13	3.57	4.11	5.01	5.89	7.04	9.30	12.34	15.98	19.81	22.36	24.74	27.69	29.82
14	4.07	4.66	5.63	6.57	7.79	10.17	13.34	17.12	21.06	23.68	26.12	29.14	31.32
15	4.60	5.23	6.26	7.26	8.55	11.04	14.34	18.25	22.31	25.00	27.49	30.58	32.80
16	5.14	5.81	6.91	7.96	9.31	11.91	15.34	19.37	23.54	26.30	28.85	32.00	34.27
17	5.70	6.41	7.56	8.67	10.09	12.79	16.34	20.49	24.77	27.59	30.19	33.41	35.72
18	6.26	7.01	8.23	9.39	10.86	13.68	17.34	21.60	25.99	28.87	31.53	34.81	37.16
19	6.84	7.63	8.91	10.12	11.65	14.56	18.34	22.72	27.20	30.14	32.85	36.19	38.58
20	7.43	8.26	9.59	10.85	12.44	15.45	19.34	23.83	28.41	31.41	34.17	37.57	40.00
21	8.03	8.90	10.28	11.59	13.24	16.34	20.34	24.93	29.62	32.67	35.48	38.93	41.40
22	8.64	9.54	10.98	12.34	14.04	17.24	21.34	26.04	30.81	33.92	36.78	40.29	42.80
23	9.26	10.20	11.69	13.09	14.85	18.14	22.34	27.14	32.01	35.17	38.08	41.64	44.18
24	9.89	10.86	12.40	13.85	15.66	19.04	23.34	28.24	33.20	36.42	39.36	42.98	45.56
25	10.52	11.52	13.12	14.61	16.47	19.94	24.34	29.34	34.38	37.65	40.65	44.31	46.93
26	11.16	12.20	13.84	15.38	17.29	20.84	25.34	30.43	35.56	38.89	41.92	45.64	48.29
27	11.81	12.88	14.57	16.15	18.11	21.75	26.34	31.53	36.74	40.11	43.19	46.96	49.64
28	12.46	13.56	15.31	16.93	18.94	22.66	27.34	32.62	37.92	41.34	44.46	48.28	50.99
29	13.12	14.26	16.05	17.71	19.77	23.57	28.34	33.71	39.09	42.56	45.72	49.59	52.34
30	13.79	14.95	16.79	18.49	20.60	24.48	29.34	34.80	40.26	43.77	46.98	50.89	53.67
40	20.71	22.16	24.43	26.51	29.05	33.66	39.34	45.62	51.81	55.76	59.34	63.69	66.77
50	27.99	29.71	32.36	34.76	27.69	42.94	49.33	56.33	63.17	67.50	71.42	76.15	79.49
60	35.53	37.48	40.48	43.19	46.46	52.29	59.33	66.98	74.40	79.08	83.30	88.38	91.95
70	43.28	45.44	48.76	51.74	55.33	61.70	69.33	77.58	85.53	90.53	95.02	100.42	104.22
80	51.17	53.54	57.15	60.39	64.28	71.14	79.33	88.13	96.58	101.88	106.63	112.33	116.32
90	59.20	61.75	65.65	69.13	73.29	80.62	89.33	98.65	107.56	113.14	118.14	124.12	128.30
100	67.33	70.06	74.22	77.93	82.36	90.13	99.33	109.14	118.50	124.34	129.56	135.81	140.17

附表 10 *T* 界值表(配对比较的符号秩和检验用)

n	单侧:0.05 双侧:0.10	0.025 0.05	0.01 0.02	0.005 0.010
5	0 – 15			
6	2 – 19	0 – 21		
7	3 – 25	2 – 26		
8	5 – 31	3 – 33	1 – 35	0 – 36
9	8 – 37	5 – 40	3 – 42	1 – 44
10	10 – 45	8 – 47	5 – 50	3 – 52
11	13 – 53	10 – 56	7 – 59	5 – 61
12	17 – 61	13 – 65	9 – 69	7 – 71
13	21 – 70	17 – 74	12 – 79	9 – 82
14	25 – 80	21 – 84	15 – 90	12 – 93
15	30 – 90	25 – 95	19 – 101	15 – 105
16	35 – 101	29 – 107	23 – 113	19 – 117
17	41 – 112	34 – 119	27 – 126	23 – 130
18	47 – 124	40 – 131	32 – 139	27 – 144
19	53 – 137	46 – 144	37 – 153	32 – 158
20	60 – 150	52 – 158	43 – 167	37 – 173
21	67 – 164	58 – 173	49 – 182	42 – 189
22	75 – 178	65 – 188	55 – 198	48 – 205
23	83 – 193	73 – 203	62 – 214	54 – 222
24	91 – 209	81 – 219	69 – 231	61 – 239
25	100 – 225	89 – 236	76 – 249	68 – 257
26	110 – 241	98 – 253	84 – 267	75 – 276
27	119 – 259	107 – 271	92 – 286	83 – 295
28	130 – 276	116 – 290	101 – 305	91 – 315
29	140 – 295	126 – 309	110 – 325	100 – 335
30	151 – 314	137 – 328	120 – 345	109 – 356
31	163 – 333	147 – 349	130 – 366	118 – 378
32	175 – 353	159 – 369	140 – 388	128 – 400
33	187 – 374	170 – 391	151 – 410	138 – 423
34	200 – 395	182 – 413	162 – 433	148 – 447
35	213 – 417	195 – 435	173 – 457	159 – 471
36	227 – 439	208 – 458	185 – 481	171 – 495
37	241 – 462	221 – 482	198 – 505	182 – 521
38	256 – 485	235 – 506	211 – 530	194 – 547
39	271 – 509	249 – 531	224 – 556	207 – 573
40	286 – 534	264 – 556	238 – 582	220 – 600
41	302 – 559	279 – 582	252 – 609	233 – 628
42	319 – 584	294 – 609	266 – 637	247 – 656
43	336 – 610	310 – 636	281 – 665	261 – 685
44	353 – 637	327 – 663	296 – 694	276 – 714
45	371 – 664	343 – 692	312 – 723	291 – 744
46	389 – 692	361 – 720	328 – 753	307 – 774
47	407 – 721	378 – 750	345 – 783	322 – 806
48	426 – 750	396 – 780	362 – 814	339 – 837
49	446 – 779	415 – 810	379 – 846	355 – 870
50	466 – 809	434 – 841	397 – 878	373 – 902

附表 11　*T* 界值表（两样本比较的符号秩和检验用）

单侧　　双侧

1 行：$P=0.05$，$P=0.10$。

2 行：$P=0.025$，$P=0.05$。

3 行：$P=0.01$，$P=0.02$。

4 行：$P=0.005$，$P=0.01$。

n_1（较小 n）	n_2-n_1										
	0	1	2	3	4	5	6	7	8	9	10
2				3-13	3-15	3-17	4-18	4-20	4-22	4-24	5-25
							3-19	3-21	3-23	3-25	4-26
3	6-15	6-18	7-20	8-22	8-25	9-27	10-29	10-32	11-34	11-37	12-39
			6-21	7-23	7-26	8-28	8-31	9-33	9-36	10-38	10-41
					6-27	6-30	7-32	7-35	7-38	8-40	8-43
							6-33	6-36	6-39	7-41	7-44
4	11-25	12-28	13-31	14-34	15-37	16-40	17-43	18-46	19-49	20-52	21-55
	10-26	11-29	12-32	13-35	14-38	14-42	15-45	16-48	17-51	18-54	19-57
		10-30	11-33	11-37	12-40	13-43	13-47	14-50	15-53	15-57	16-60
			10-34	10-38	11-41	11-45	12-48	12-52	13-55	13-59	14-62
5	19-36	20-40	21-44	23-47	24-51	26-54	27-58	28-62	30-65	31-69	33-72
	17-38	18-42	20-45	21-49	22-53	23-57	24-61	26-64	27-68	28-72	29-76
	16-39	17-43	18-47	19-51	20-55	21-59	22-63	23-67	24-71	25-75	26-79
	15-40	16-44	16-49	17-53	18-57	19-61	20-65	21-69	22-73	22-78	23-82
6	28-50	29-55	31-59	33-63	35-67	37-71	38-76	40-80	42-84	44-88	46-92
	26-52	27-57	29-61	31-65	32-70	34-74	35-79	37-83	38-88	40-92	42-96
	24-54	25-59	27-63	28-68	29-73	30-78	32-82	33-87	34-92	36-96	37-101
	23-55	24-60	25-65	26-70	27-75	28-80	30-84	31-89	32-94	33-99	34-104
7	39-66	41-71	43-76	45-81	47-86	49-91	52-95	54-100	56-105	58-110	61-114
	36-69	38-74	40-79	42-84	44-89	46-94	48-99	50-104	52-109	54-114	56-119
	34-71	35-77	37-82	39-87	40-93	42-98	44-103	45-109	47-114	49-119	51-124
	32-73	34-78	35-84	37-89	38-95	40-100	41-106	43-111	44-117	45-122	47-128
8	51-85	54-90	56-96	59-101	62-106	64-112	67-117	69-123	72-128	75-133	77-139
	49-87	51-93	53-99	55-105	58-110	60-116	62-122	65-127	67-133	70-138	72-144
	45-91	47-97	49-103	51-109	53-115	56-120	58-126	60-132	62-138	64-144	66-150
	43-93	45-99	47-105	49-111	51-117	53-123	54-130	56-136	58-142	60-148	62-154
9	66-105	69-111	72-117	75-123	78-129	81-135	84-141	87-147	90-153	93-159	96-165
	62-109	65-115	68-121	71-127	73-134	76-140	79-146	82-152	84-159	87-165	90-171
	59-112	61-119	63-126	66-132	68-139	71-145	73-152	76-158	78-165	81-171	83-178
	56-115	58-122	61-128	63-135	65-142	67-149	69-156	72-162	74-169	76-176	78-183
10	82-128	86-134	89-141	92-148	96-154	99-161	103-167	106-174	110-180	113-187	117-193
	78-132	81-139	84-146	88-152	91-159	94-166	97-173	100-180	103-187	107-193	110-200
	74-136	77-143	79-151	82-158	85-165	88-172	91-179	93-187	96-194	99-201	102-208
	71-139	73-147	76-154	79-161	81-169	84-176	86-184	89-191	92-198	94-206	97-213

附表 12　*H* 界值表(三样本比较达斡尔秩和检验用)

n	n_1	n_2	n_3	P	
				0.05	0.01
7	3	2	2	4.71	
	3	3	1	5.14	
8	3	3	2	5.36	
	4	2	2	5.33	
	4	3	1	5.21	
	5	2	1	5.00	
9	3	3	3	5.60	7.20
	4	3	2	5.44	6.44
	4	4	1	4.97	6.67
	5	2	2	5.16	6.53
	5	3	1	4.96	
10	4	3	3	5.73	6.75
	4	4	2	5.45	7.04
	5	3	2	5.25	6.82
	5	4	1	4.99	6.95
11	4	4	3	5.60	7.14
	5	3	3	5.65	7.08
	5	4	2	5.27	7.12
	5	5	1	5.13	7.31
12	4	4	4	5.69	7.65
	5	4	3	5.63	7.44
	5	5	2	5.34	7.27
13	5	4	4	5.62	7.76
	5	5	3	5.71	7.54
14	5	5	4	5.64	7.79
15	5	5	5	5.78	7.98

附表 13　*r* 界值表

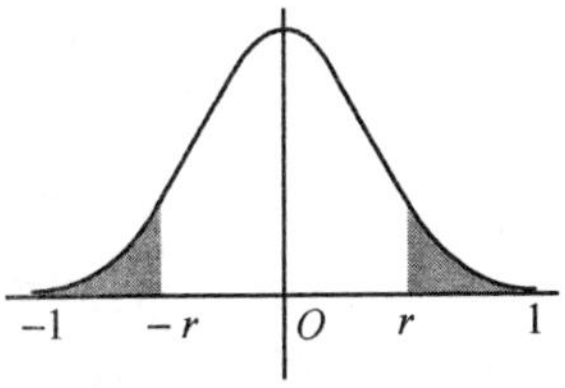

	概率 *P*								
ν 单侧：	0. 25	0. 10	0. 05	0. 025	0. 01	0. 005	0. 0025	0. 001	0. 000
ν 双侧：	0. 50	0. 20	0. 10	0. 05	0. 02	0. 01	0. 005	0. 002	0. 001
1	0. 707	0. 951	0. 988	0. 997	1. 000	1. 000	1. 000	1. 000	1. 000
2	0. 500	0. 800	0. 900	0. 950	0. 980	0. 990	0. 995	0. 998	0. 999
3	0. 404	0. 687	0. 805	0. 878	0. 934	0. 959	0. 974	0. 986	0. 991
4	0. 347	0. 608	0. 729	0. 811	0. 882	0. 917	0. 942	0. 963	0. 974
5	0. 309	0. 551	0. 669	0. 755	0. 833	0. 875	0. 906	0. 935	0. 951
6	0. 281	0. 507	0. 621	0. 707	0. 789	0. 834	0. 870	0. 905	0. 925
7	0. 260	0. 472	0. 582	0. 666	0. 750	0. 798	0. 836	0. 875	0. 898
8	0. 242	0. 443	0. 549	0. 632	0. 715	0. 765	0. 805	0. 847	0. 872
9	0. 228	0. 419	0. 521	0. 602	0. 685	0. 735	0. 776	0. 820	0. 847
10	0. 216	0. 398	0. 497	0. 576	0. 658	0. 708	0. 750	0. 795	0. 823
11	0. 206	0. 380	0. 476	0. 553	0. 634	0. 684	0. 726	0. 772	0. 801
12	0. 197	0. 365	0. 457	0. 532	0. 612	0. 661	0. 703	0. 750	0. 780
13	0. 189	0. 351	0. 441	0. 514	0. 592	0. 641	0. 683	0. 730	0. 760
14	0. 182	0. 338	0. 426	0. 497	0. 574	0. 623	0. 664	0. 711	0. 742
15	0. 176	0. 327	0. 412	0. 482	0. 558	0. 606	0. 647	0. 694	0. 725
16	0. 170	0. 317	0. 400	0. 468	0. 542	0. 590	0. 631	0. 678	0. 708
17	0. 165	0. 308	0. 389	0. 456	0. 529	0. 575	0. 616	0. 662	0. 693
18	0. 160	0. 299	0. 378	0. 444	0. 515	0. 561	0. 602	0. 648	0. 679
19	0. 156	0. 291	0. 369	0. 433	0. 503	0. 549	0. 589	0. 635	0. 665
20	0. 152	0. 284	0. 360	0. 423	0. 492	0. 537	0. 576	0. 622	0. 652
21	0. 148	0. 277	0. 352	0. 413	0. 482	0. 526	0. 565	0. 610	0. 640
22	0. 145	0. 271	0. 344	0. 404	0. 472	0. 515	0. 554	0. 599	0. 629
23	0. 141	0. 265	0. 337	0. 396	0. 462	0. 505	0. 543	0. 588	0. 618
24	0. 138	0. 260	0. 330	0. 388	0. 453	0. 496	0. 534	0. 578	0. 607
25	0. 136	0. 255	0. 323	0. 381	0. 445	0. 487	0. 524	0. 568	0. 597
26	0. 133	0. 250	0. 137	0. 374	0. 437	0. 479	0. 515	0. 559	0. 588
27	0. 131	0. 245	0. 311	0. 367	0. 430	0. 471	0. 507	0. 550	0. 579
28	0. 128	0. 241	0. 306	0. 361	0. 423	0. 463	0. 499	0. 541	0. 570
29	0. 126	0. 237	0. 301	0. 355	0. 416	0. 456	0. 491	0. 533	0. 562
30	0. 124	0. 233	0. 296	0. 349	0. 409	0. 449	0. 484	0. 526	0. 554
31	0. 122	0. 229	0. 291	0. 344	0. 403	0. 442	0. 477	0. 518	0. 546
32	0. 120	0. 225	0. 287	0. 339	0. 397	0. 436	0. 470	0. 511	0. 539
33	0. 118	0. 222	0. 283	0. 334	0. 392	0. 430	0. 464	0. 504	0. 532
34	0. 116	0. 219	0. 279	0. 329	0. 386	0. 424	0. 458	0. 498	0. 525
35	0. 115	0. 216	0. 275	0. 325	0. 381	0. 418	0. 452	0. 492	0. 519
36	0. 113	0. 213	0. 271	0. 320	0. 376	0. 413	0. 446	0. 486	0. 513
37	0. 111	0. 210	0. 267	0. 316	0. 371	0. 408	0. 441	0. 480	0. 507
38	0. 110	0. 207	0. 264	0. 312	0. 367	0. 403	0. 435	0. 474	0. 501
39	0. 108	0. 204	0. 261	0. 308	0. 362	0. 398	0. 430	0. 469	0. 495
40	0. 107	0. 202	0. 257	0. 304	0. 358	0. 393	0. 425	0. 463	0. 490
41	0. 106	0. 199	0. 254	0. 301	0. 354	0. 389	0. 420	0. 458	0. 484
42	0. 104	0. 197	0. 251	0. 297	0. 350	0. 384	0. 416	0. 453	0. 479
43	0. 103	0. 195	0. 248	0. 294	0. 346	0. 380	0. 411	0. 449	0. 474
44	0. 102	0. 192	0. 246	0. 291	0. 342	0. 376	0. 407	0. 444	0. 469
45	0. 101	0. 190	0. 243	0. 288	0. 338	0. 372	0. 403	0. 439	0. 465
46	0. 100	0. 188	0. 240	0. 285	0. 335	0. 368	0. 399	0. 435	0. 460
47	0. 099	0. 186	0. 238	0. 282	0. 331	0. 365	0. 395	0. 431	0. 456
48	0. 098	0. 184	0. 235	0. 279	0. 328	0. 361	0. 391	0. 427	0. 451
49	0. 097	0. 182	0. 233	0. 276	0. 325	0. 358	0. 387	0. 423	0. 447
50	0. 096	0. 181	0. 231	0. 273	0. 322	0. 354	0. 384	0. 419	0.443

附表 14 r_s 界值表

n		概率 P								
	单侧：	0. 25	0. 10	0. 05	0. 025	0. 01	0. 005	0. 0025	0. 0001	0. 0005
	双侧：	0. 50	0. 20	0. 10	0. 05	0. 02	0. 01	0. 005	0. 002	0. 001
4		0. 600	1. 000	1. 000						
5		0. 500	0. 800	0. 900	1. 000	1. 000				
6		0. 371	0. 657	0. 829	0. 886	0. 943	1. 000	1. 000		
7		0. 321	0. 571	0. 714	0. 786	0. 893	0. 929	0. 964	1. 000	1. 000
8		0. 310	0. 524	0. 643	0. 738	0. 833	0. 881	0. 905	0. 952	0. 976
9		0. 267	0. 483	0. 600	0. 700	0. 783	0. 833	0. 867	0. 917	0. 933
10		0. 248	0. 455	0. 564	0. 648	0. 745	0. 794	0. 830	0. 879	0. 903
11		0. 236	0. 427	0. 536	0. 618	0. 709	0. 755	0. 800	0. 845	0. 873
12		0. 217	0. 406	0. 503	0. 587	0. 678	0. 727	0. 769	0. 818	0. 846
13		0. 209	0. 385	0. 484	0. 560	0. 648	0. 703	0. 747	0. 791	0. 824
14		0. 200	0. 367	0. 464	0. 538	0. 626	0. 679	0. 723	0. 771	0. 802
15		0. 189	0. 354	0. 446	0. 521	0. 604	0. 654	0. 700	0. 750	0. 779
16		0. 182	0. 341	0. 429	0. 503	0. 582	0. 635	0. 679	0. 729	0. 762
17		0. 176	0. 328	0. 414	0. 485	0. 566	0. 615	0. 662	0. 713	0. 748
18		0. 170	0. 317	0. 401	0. 472	0. 550	0. 600	0. 643	0. 695	0. 728
19		0. 165	0. 309	0. 391	0. 460	0. 535	0. 584	0. 628	0. 677	0. 712
20		0. 161	0. 299	0. 380	0. 447	0. 520	0. 570	0. 612	0. 662	0. 696
21		0. 156	0. 292	0. 370	0. 435	0. 508	0. 556	0. 599	0. 648	0. 681
22		0. 152	0. 284	0. 361	0. 425	0. 496	0. 544	0. 586	0. 634	0. 667
23		0. 148	0. 278	0. 353	0. 415	0. 486	0. 532	0. 573	0. 622	0. 654
24		0. 144	0. 271	0. 344	0. 406	0. 476	0. 521	0. 562	0. 610	0. 642
25		0. 142	0. 265	0. 337	0. 398	0. 466	0. 511	0. 551	0. 598	0. 630
26		0. 138	0. 259	0. 331	0. 390	0. 457	0. 501	0. 541	0. 587	0. 619
27		0. 136	0. 255	0. 324	0. 382	0. 448	0. 491	0. 531	0. 577	0. 608
28		0. 133	0. 250	0. 317	0. 375	0. 440	0. 483	0. 522	0. 567	0. 598
29		0. 130	0. . 245	0. 312	0. 368	0. 433	0. 475	0. 513	0. 558	0. 589
30		0. 128	0. 240	0. 306	0. 362	0. 425	0. 467	0. 504	0. 549	0. 580
31		0. 126	0. 236	0. 301	0. 356	0. 418	0. 459	0. 496	0. 541	0. 571
32		0. 124	0. 232	0. 296	0. 350	0. 412	0. 452	0. 489	0. 533	0. 563
33		0. 121	0. 229	0. 291	0. 345	0. 405	0. 446	0. 482	0. 525	0. 554
34		0. 120	0. 225	0. 287	0. 340	0. 399	0. 439	0. 475	0. 517	0. 547
35		0. 118	0. 222	0. 283	0. 335	0. 394	0. 433	0. 468	0. 510	0. 539
36		0. 116	0. 219	0. 279	0. 330	0. 388	0. 427	0. 462	0. 504	0. 533
37		0. 114	0. 216	0. 275	0. 325	0. 382	0. 421	0. 456	0. 497	0. 526
38		0. 113	0. 212	0. 271	0. 321	0. 378	0. 415	0. 450	0. 491	0. 519
39		0. 111	0. 210	0. 267	0. 317	0. 373	0. 410	0. 444	0. 485	0. 513
40		0. 110	0. 207	0. 264	0. 313	0. 368	0. 405	0. 439	0. 479	0. 507
41		0. 108	0. 204	0. 261	0. 309	0. 364	0. 400	0. 433	0. 473	0. 501
42		0. 107	0. 202	0. 257	0. 305	0. 359	0. 395	0. 428	0. 468	0. 495
43		0. 105	0. 199	0. 254	0. 301	0. 355	0. 391	0. 423	0. 463	0. 490
44		0. 104	0. 197	0. 251	0. 298	0. 351	0. 386	0. 419	0. 458	0. 484
45		0. 103	0. 194	0. 248	0. 294	0. 347	0. 382	0. 414	0. 453	0. 479
46		0. 102	0. 192	0. 246	0. 291	0. 343	0. 378	0. 410	0. 448	0. 474
47		0. 101	0. 190	0. 243	0. 288	0. 340	0. 374	0. 405	0. 443	0. 469
48		0. 100	0. 188	0. 240	0. 285	0. 336	0. 370	0. 401	0. 439	0. 465
49		0. 098	0. 186	0. 238	0. 282	0. 333	0. 366	0. 397	0. 434	0. 460
50		0. 097	0. 184	0. 235	0. 279	0. 329	0. 363	0. 393	0. 430	0. 456

附表 15　样本均数与总体均数比较(或配对比较)时所需样本量

δ/σ	单侧:α = 0.005 双侧:α = 0.01					α = 0.01 α = 0.02					α = 0.025 α = 0.05					α = 0.05 α = 0.1					δ/σ
1 - β =	.99	.95	.9	.8	.5	.99	.95	.9	.8	.5	.99	.95	.9	.8	.5	.99	.95	.9	.8	.5	
0.05																					0.05
0.10																					0.10
0.15																				122	0.15
0.20										139					99					70	0.20
0.25				110						90				128	64			139	101	45	0.25
0.30				134	78				115	63			119	90	45		122	97	71	32	0.30
0.35			125	99	58			109	85	47		109	88	67	34		90	72	52	24	0.35
0.40		115	97	77	45		101	85	66	37	117	84	68	51	26	101	70	55	40	19	0.40
0.45		92	77	62	37	110	81	68	53	30	93	67	54	41	21	80	55	44	33	15	0.45
0.50	100	75	63	51	30	90	66	55	43	25	76	54	44	34	18	65	45	36	27	13	0.50
0.55	83	63	53	42	26	75	55	46	36	21	63	45	37	28	15	54	38	30	22	11	0.55
0.60	71	53	45	36	22	63	47	39	31	18	53	38	32	24	13	46	32	26	19	9	0.60
0.65	61	46	39	31	20	55	41	34	27	16	46	33	27	21	12	39	28	22	17	8	0.65
0.70	53	40	34	28	17	47	35	30	24	14	40	29	24	19	10	34	24	19	15	8	0.70
0.75	47	36	30	25	16	42	31	27	21	13	35	26	21	16	9	30	21	17	13	7	0.75
0.80	41	32	27	22	14	37	28	24	19	12	31	22	19	15	9	27	19	15	12	6	0.80
0.85	37	29	24	20	13	33	25	21	17	11	28	21	17	13	8	24	17	14	11	6	0.85
0.90	34	26	22	18	12	29	23	19	16	10	25	19	16	12	7	21	15	13	10	5	0.90
0.95	31	24	20	17	11	27	21	18	14	9	23	17	14	11	7	19	14	11	9	5	0.95
1.00	28	22	19	16	10	25	19	16	13	9	21	16	13	10	6	18	13	11	8	5	1.00
1.1	24	19	16	14	9	21	16	14	12	8	18	13	11	9		15	11	9	7		1.1
1.2	21	16	14	12	8	18	14	12	10	7	15	12	10	8	6	13	10	8	6		1.2
1.3	18	15	13	11	8	16	13	11	9	6	14	10	9	7	5	11	8	7	6		1.3
1.4	16	13	12	10	7	14	11	10	9	6	12	9	8	7		10	8	7	5		1.4
1.5	15	12	11	9	7	13	10	9	8	6	11	8	7	6		9	7	6			1.5
1.6	13	11	10	8	6	12	10	9	7	5	10	8	7	6		8	6	6			1.6
1.7	12	10	9	8	6	11	9	8	7		9	7	6	5		8	6	5			1.7
1.8	12	10	9	8	6	10	8	7	7		8	7	6			7	6				1.8
1.9	11	9	8	7	6	10	8	7	6		8	6	6			7	5				1.9
2.0	10	8	8	7	5	9	7	7	6		7	6	5			6					2.0
2.1	10	8	7	7		8	7	6	6		7	6				6					2.1
2.2	9	8	7	6		8	7	6	5		7	6				6					2.2
2.3	9	7	7	6		8	6	6			6	5				5					2.3
2.4	8	7	7	6		7	6	6			6										2.4
2.5	8	7	6	6		7	6	6			6										2.5
3.0	7	6	6	5		6	5	5			5										3.0
3.5	6	5	5			5															3.5
4.0	6																				4.0

附表 16　两样本均数比较所需样本量

δ/σ	单侧：α = 0.005					α = 0.01					α = 0.025					α = 0.05					δ/σ
$\mu_1-\mu_2$	双侧：α = 0.01					α = 0.02					α = 0.05					α = 0.1					$\mu_1-\mu_2$
σ	1 - β = .99	.95	.9	.8	.5	.99	.95	.9	.8	.5	.99	.95	.9	.8	.5	.99	.95	.9	.8	.5	σ
0.05																					0.05
0.10																					0.10
0.15																					0.15
0.20																				137	0.20
0.25															124					88	0.25
0.30										123					87					61	0.30
0.35					110					90					64				102	45	0.35
0.40					85					70				100	50			108	78	35	0.40
0.45				118	68				101	55			105	79	39		108	86	62	28	0.45
0.50				96	55			106	82	45		106	86	64	32		88	70	51	23	0.50
0.55			101	79	46		106	88	68	38		87	71	53	27	112	73	58	42	19	0.55
0.60		101	85	67	39		90	74	58	32	104	74	60	45	23	89	61	49	36	16	0.60
0.65		87	73	57	34	104	77	64	49	27	88	63	51	39	20	76	52	42	30	14	0.65
0.70	100	75	63	50	29	90	66	55	43	24	76	55	44	34	17	66	45	36	26	12	0.70
0.75	88	66	55	44	26	79	58	48	38	21	67	48	39	29	15	57	40	32	23	11	0.75
0.80	77	58	49	39	23	70	51	43	33	19	59	42	34	26	14	50	35	28	21	10	0.80
0.85	69	51	43	35	21	62	46	38	30	17	52	37	31	23	12	45	31	25	18	9	0.85
0.90	62	46	39	31	19	55	41	34	27	15	47	34	27	21	11	40	28	22	16	8	0.90
0.95	55	42	35	28	17	50	37	31	24	14	42	30	25	19	10	36	25	20	15	7	0.95
1.00	50	38	32	26	15	45	33	28	22	13	38	27	23	17	9	33	23	18	14	7	1.00
1.1	42	32	27	22	13	38	28	23	19	11	32	23	19	14	8	27	19	15	12	6	1.1
1.2	36	27	23	18	11	32	24	20	16	9	27	20	16	12	7	23	16	13	10	5	1.2
1.3	31	23	20	16	10	28	21	17	14	8	23	17	14	11	6	20	14	11	9	5	1.3
1.4	27	20	17	14	9	24	18	15	12	8	20	15	12	10	6	17	12	10	8	4	1.4
1.5	24	18	15	13	8	21	16	14	11	7	18	13	11	9	5	15	11	9	7	4	1.5
1.6	21	16	14	11	7	19	14	12	10	6	16	12	10	8	5	14	10	8	6	4	1.6
1.7	19	15	13	10	7	17	13	11	9	6	14	11	9	7	4	12	9	7	6	3	1.7
1.8	17	13	11	10	6	15	12	10	8	5	13	10	8	6	4	11	8	7	5		1.8
1.9	16	12	11	9	6	14	11	9	8	5	12	9	7	6	4	10	7	6	4		1.9
2.0	14	11	10	8	6	13	10	9	7	5	11	8	7	6	4	9	7	6	4		2.0
2.1	13	10	9	8	5	12	9	8	7	5	10	8	6	5	3	8	6	5	4		2.1
2.2	12	10	8	7	5	11	9	7	6	4	9	7	6	5		8	6	5	4		2.2
2.3	11	9	8	7	5	10	8	7	6	4	9	7	6	5		7	5	5	4		2.3
2.4	11	9	8	6	5	10	8	7	6	4	8	6	5	4		7	5	4	4		2.4
2.5	10	8	7	6	4	9	7	6	5	4	8	6	5	4		6	5	4	3		2.5
3.0	8	6	6	5	4	7	6	5	4	3	6	5	4	4		5	4	3			3.0
3.5	6	5	5	4	3	6	5	4	4		5	4	4	3		4	3				3.5
4.0	6	5	4	4		5	4	4	3		4	4	3			4					4.0

附表 17　两样本率比较时所需样本量(单侧)

上行：$\alpha=0.05, 1-\beta=0.80$；中行：$\alpha=0.05, 1-\beta=0.90$；下行：$\alpha=0.01, 1-\beta=0.95$

较小率/%	两组率之差/%, δ													
	5	10	15	20	25	30	35	40	45	50	55	60	65	70
5	330	105	55	35	25	20	16	13	11	9	8	7	6	6
	460	145	76	48	34	26	21	17	15	13	11	9	8	7
	850	270	140	89	63	47	37	30	25	21	19	17	14	13
10	540	155	76	47	32	23	19	15	13	11	9	8	7	6
	740	210	105	64	44	33	25	21	17	14	12	11	9	8
	1370	390	195	120	81	60	46	37	30	25	21	19	16	14
15	710	200	94	56	38	27	21	17	14	12	10	8	7	6
	990	270	130	77	52	38	29	22	19	16	13	10	10	8
	1820	500	240	145	96	69	52	41	33	27	22	20	17	14
20	860	230	110	63	42	30	22	18	15	12	10	8	7	6
	1190	320	150	88	58	41	31	24	20	16	14	11	10	8
	2190	590	280	160	105	76	57	44	35	28	23	20	17	14
25	980	260	120	69	45	32	24	19	15	12	10	8	7	
	1360	360	165	96	63	44	33	25	21	16	14	11	9	
	2510	660	300	175	115	81	60	46	36	29	23	20	16	
30	1080	280	130	73	47	33	24	19	15	12	10	8		
	1500	390	175	100	65	46	33	25	21	16	13	11		
	2760	720	330	185	120	84	61	47	36	28	22	19		
35	1160	300	135	75	48	33	24	19	15	12	9			
	1600	410	185	105	67	46	33	25	20	16	12			
	2960	750	340	190	125	85	61	46	35	27	21			
40	1210	310	135	76	48	33	24	18	14	11				
	1670	420	190	105	67	46	33	24	19	14				
	3080	780	350	195	125	84	60	44	33	25				
45	1230	310	135	75	47	32	22	17	13					
	1710	430	190	105	65	44	31	22	17					
	3140	790	350	190	120	81	57	41	30					
50	1230	310	135	73	45	30	21	15						
	1710	420	185	100	63	41	29	21						
	3140	780	340	185	115	76	52	37						

附表 18　两样本率比较时所需样本量(双侧)

上行:$\alpha=0.05, 1-\beta=0.80$;中行:$\alpha=0.05, 1-\beta=0.90$;下行:$\alpha=0.01, 1-\beta=0.95$

较小率/%	两组率之差/%,δ													
	5	10	15	20	25	30	35	40	45	50	55	60	65	70
5	420	130	69	44	31	24	20	16	14	12	10	9	9	7
	570	175	93	59	42	32	25	21	18	15	13	11	10	9
	960	300	155	100	71	54	42	34	28	24	21	19	16	14
10	680	195	96	59	41	30	23	19	16	13	11	10	9	7
	910	260	130	79	54	40	31	24	21	18	15	13	11	10
	1550	440	220	135	92	68	52	41	34	28	23	21	18	15
15	910	250	120	71	48	34	26	21	17	14	12	10	9	8
	1220	330	160	95	64	46	35	27	22	19	16	13	11	10
	2060	560	270	160	110	78	59	47	37	31	25	21	19	16
20	1090	290	135	80	53	38	28	22	18	15	13	10	9	7
	1460	390	185	105	71	51	38	29	23	20	16	14	11	10
	2470	660	310	180	120	86	64	50	40	32	26	21	19	15
25	1250	330	150	88	57	40	30	23	19	15	13	10	9	
	1680	440	200	115	77	54	40	13	24	20	16	13	11	
	2840	740	340	200	130	92	68	52	41	32	26	21	18	
30	1380	360	160	93	60	42	31	23	19	15	12	10		
	1840	480	220	125	80	56	41	31	24	20	16	13		
	3120	810	370	210	135	95	69	53	41	32	25	21		
35	1470	380	170	96	61	42	31	23	18	14	11			
	1970	500	225	130	82	57	41	31	23	19	15			
	3340	850	380	215	140	96	69	52	40	31	23			
40	1530	390	175	97	61	42	30	22	17	13				
	2050	520	230	130	82	56	40	29	22	18				
	3480	880	390	220	140	95	68	50	37	28				
45	1560	390	175	96	60	40	28	21	16					
	2100	520	230	130	80	54	38	27	21					
	3550	890	390	215	135	92	64	47	34					
50	1560	390	170	93	57	38	26	19						
	2100	520	225	125	77	51	35	24						
	3550	880	380	210	130	86	59	41						

参考文献

[1] 李晓松. 卫生统计学[M]. 8 版. 北京: 人民卫生出版社, 2017.

[2] FU QL, MA JX, OU CQ, et al. Influence of self-reported chronic rhinosinusitis on health-related quality of Life: A population-based survey[J]. PLOS One, 2015, 10(5): e0126881.

[3] LIU CL, LIU J, LIANG PL, et al. Factors associated with the disposition of frozen embryos after a live birth through IVF treatment in China[J]. Eur J Obstet Gynecol Reprod Biol, 2017, 217: 23 -28.

[4] 赵耐青, 陈峰. 卫生统计学[M]. 北京: 高等教育出版社, 2008.

[5] 李晓松. 医学统计学[M]. 3 版. 北京: 高等教育出版社, 2014.

[6] 于浩. 医学统计学[M]. 3 版. 北京: 中国统计出版社, 2013.

[7] 陆守曾, 陈峰. 医学统计学[M]. 3 版. 北京:中国统计出版社, 2016.

[8] 魏高文. 卫生统计学[M]. 新世纪第 2 版. 北京:中国中医药出版社, 2018.

[9] 谢益辉. 统计图形在数据分析中的应用[M]. //张波. 统计学评论. 北京: 中国财政经济出版社, 2008.

[10] 王炳顺. 医学统计学及 SAS 应用[M]. 修订版. 上海:上海交通大学出版社, 2009.

[11] 张铁军, 陈兴栋, 刘振球. R 语言与医学统计图形[M]. 北京: 人民卫生出版社, 2018.

[12] 张明芝, 李红美, 吕大兵. 实用医学统计学与 SAS 应用[M]. 苏州: 苏州大学出版社, 2015.

[13] 孙振球. 医学统计学[M]. 3 版. 北京: 人民卫生出版社, 2010.

[14] 方积乾. 卫生统计学[M]. 7 版. 北京: 人民卫生出版社, 2012.

[15] 黄丽丽, 王亚萍, 潘雪萍, 等. 升温毯联合自发热贴在老年患者前列腺电切术中的应用效果评价[J]. 中华护理杂志, 2019, 54(1): 67 -69.

[16] 李敏, 耿晓莉, 王欣然, 等. 压力传感器的设计及在预防乳腺癌改良根治术后皮下积液中的应用[J]. 中华护理杂志, 2019, 54(1): 135 -137.

[17] 郎荣蓉, 邹萍, 焦莉娟, 等. 加温 CO_2 气体对腹腔镜手术新生儿及小婴儿体温的影响[J]. 中华护理杂志, 2018, 53(6): 684 -687.

[18] 陈媛儿, 徐晓燕, 冯莺, 等. 腰椎间盘突出症辨证分型评估表的编制及应用研究[J]. 中华护理杂志, 2018, 53(2): 207 -211.

[19] 王春立，吴心怡，王旭梅，等．白血病患儿鞘内注射后去枕平卧时间对并发症的影响研究[J]．中华护理杂志，2019，54(1)：25－30.

[20] 郭燕梅，林雁娟，邵菲，等．三种鼻空肠管置管方法在机械通气患者中的应用研究[J]．中华护理杂志，2018，53(5)：558－561.

[21] 易于鞶，朱玉泉，段东，等．分化型甲状腺癌患者131I治疗后大量饮水开始时间的研究[J]．中华护理杂志，2018，53(1)：8－11.

[22] PEAT J，BARTON B. Medical statistics：A guide to data analysis and critical appraisal[M]．New York：John Wiley & Sons，2005.

[23] MENDENHALL W，SINCICH T. A second course in statistics：regression analysis[M]．7th edition. Upper Saddle River：Prentice Hall，2011.

[24] 杨晓光，孔灵芝，翟凤英，等．中国居民营养与健康状况调查的总体方案[J]．中华流行病学杂志，2005，26(7)：471－474.

[25] 朴建华，张坚，赵文华，等．中国居民营养与健康状况调查的质量控制[J]．中华流行病学杂志，2005，26(7)：474－477.

[26] 李立明，饶克勤，孔灵芝，等．中国居民2002年营养与健康状况调查[J]．中华流行病学杂志，2005，26(7)：478－484.

[27] 方积乾．卫生统计学[M]．5版．北京：人民卫生出版社，2003.

[28] 丁元林，高歌．卫生统计学[M]．北京：科学出版社，2008.

[29] 詹思延．流行病学[M]．7版．北京：人民卫生出版社，2012.

[30] 高歌，范玉波，王冕．敏感问题随机应答技术模型分层整群抽样下参数的估计[J]．第二军医大学学报，2009，30(2)：170－177.

[31] 宋本莉，刘倩萍，邓丽春，等．敏感问题随机应答技术在西昌市女性性工作者调查中的应用[J]．中华疾病控制杂志，2015，19(3)：261－264.

[32] 金丕焕，陈峰．医用统计方法[M]．3版．上海：复旦大学出版社，2009.

[33] 万崇华，罗家洪．卫生统计学学习辅导[M]．3版．昆明：云南民族出版社，2010.

[34] 杨树勤．卫生统计学 [M]．3版．北京：人民卫生出版社，1993.

[35] 马燕．卫生统计学 [M]．北京：人民卫生出版社，2006.

[36] 陈平雁，黄浙明．SPSS13.0统计软件应用教程[M]．北京：人民卫生出版社，2005.

[37] 孙振球，徐勇勇．医学统计学[M]．4版．北京：人民卫生出版社，2014.

[38] 徐勇勇．医学统计学[M]．3版．北京：高等教育出版社，2014.

[39] 颜虹．医学统计学[M]．北京：人民卫生出版社，1999.

[40] 郭秀花，范群．医学统计学[M]．南京：江苏科学技术出版社，2011.

[41] 邹飞，凌文华．预防医学导论[M]．北京：人民卫生出版社，2010.